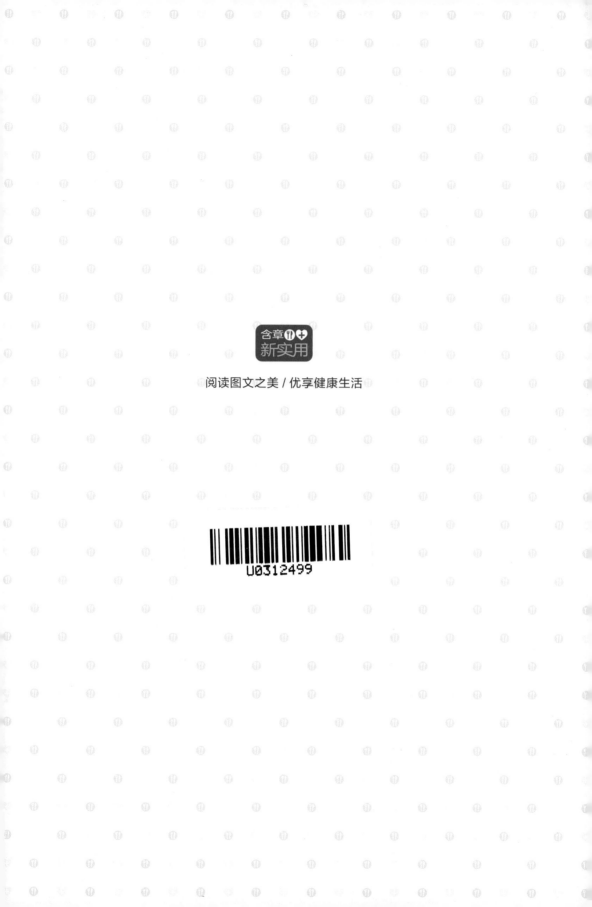

含章ⁿ♥
新实用

阅读图文之美 / 优享健康生活

U0312499

图解本草纲目

极简养生速查全书

张中华　编著

江苏凤凰科学技术出版社·南京

图书在版编目（CIP）数据

图解本草纲目极简养生速查全书/张中华编著.——
南京：江苏凤凰科学技术出版社，2022.2（2022.8重印）
ISBN 978-7-5713-2550-3

Ⅰ.①图… Ⅱ.①张… Ⅲ.①《本草纲目》－养生（
中医）－图解 Ⅳ.①R281.3-64

中国版本图书馆 CIP 数据核字 (2021) 第 235786 号

图解本草纲目极简养生速查全书

编　　　著	张中华	
责 任 编 辑	汤景清	
责 任 校 对	仲　敏	
责 任 监 制	方　晨	

出 版 发 行	江苏凤凰科学技术出版社
出版社地址	南京市湖南路 1 号 A 楼，邮编：210009
出版社网址	http://www.pspress.cn
印　　　刷	文畅阁印刷有限公司

开　　　本	718 mm×1 000 mm　1/16
印　　　张	16
插　　　页	1
字　　　数	400 000
版　　　次	2022年2月第1版
印　　　次	2022年8月第2次印刷

标 准 书 号	ISBN 978-7-5713-2550-3
定　　　价	49.80元

图书如有印装质量问题，可随时向我社印务部调换。

序 言

我国的中医药文化历史悠久、影响深远，从"神农尝百草"的故事至今仍广为流传可窥见一斑。因地大物博、中草药资源丰富，我国成了名副其实的中医药大国。几千年来，我国中医药学经过不断的自我完善和发展，逐渐形成了完整的体系。

成书于明代的《本草纲目》历时近30年编纂而成，共52卷，约190万字，可谓卷帙浩繁，集几千年来食物、药物的种植、收采、调制及医养功效之大成，吸收了历代本草著作的精华，尽可能地纠正了以前的错误，补充了不足，并有很多重要的发现和突破，是16世纪之前我国最系统、最完整、最科学的一部药学著作，被誉为"东方药物巨典"。由于文言文晦涩难懂，大大妨碍了读者对《本草纲目》的正确理解，因此我们特地为读者量身定做了《图解本草纲目极简养生速查全书》一书，以帮助读者更加轻松地认识和使用中草药。

本书以图解的方式对《本草纲目》进行了全新的编写，精心挑选了120多种常用、常见的中草药，分为功效、别名、药用价值、医家名论、使用禁忌、形态特征、成品选鉴、实用妙方和中药趣味文化等板块，言简意赅、通俗明了，符合现代人的阅读习惯和阅读方式；同时力求翔实严谨地为读者展现古书的精华，力图使读者在最短时间内了解博大精深的中医养生文化。每种药材都配以珍贵的金陵古图、逼真细致的手绘彩图和纯实物图片，全方位、立体地为读者展现出中草药的形态。其中，金陵古图是古刻本罕见的珍品，线条简洁、古朴大气，极具收藏价值；手绘彩图色彩逼真，将植物的细节展现得淋漓尽致，并运用直观的牵线图解，用浅显的文字对植物的花、叶、果实、根等部位进行了详细的说明；纯实物图片则向读者展现了植物入药时的形态，加上对药材成品的文字描述，可以帮助读者更加快速地鉴别中草药。

本书知识性、美观性与实用性并重，在科学普及中草药知识的同时，给读者以美的阅读享受，帮助读者根据自身状况选择适合自己的养生保健药方，提高生活质量。

→ 本书选取了120多种常见的中草药，语言生动形象、通俗易懂，符合现代人的阅读习惯。每种药材都配有逼真细致的彩色手绘图和纯实物图片，并用牵线图解的方法分解说明药材功效，让读者更直观、快速地了解药材。体例上则打破常规，按照药效进行分类，实用性更强。

珍贵金陵古图

书中每种药材都配有一幅金陵古图。该版本比原来流行的江西本插图更加简洁生动、古朴大方，具有很高的收藏价值。

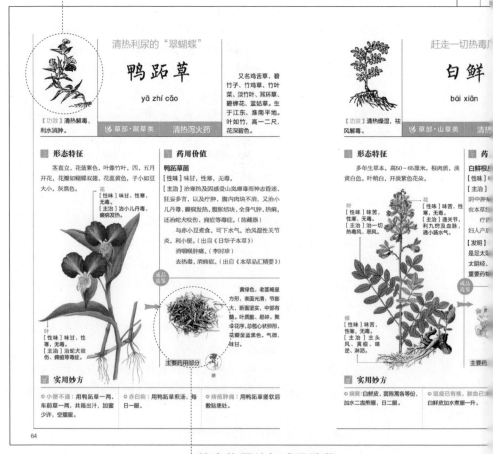

清热利尿的"翠蝴蝶"

鸭跖草

yā zhí cǎo

又名鸡舌草、碧竹子、竹鸡草、竹叶菜、淡竹叶、耳环草、碧蝉花、蓝姑草。生于江东、淮南平地。叶如竹，高一二尺，花深碧色。

【功效】清热解毒，利水消肿。

草部·隰草类　　清热泻火药

■ 形态特征

茎直立，花蓝紫色，叶像竹叶，四、五月开花，花瓣如蝴蝶双翅，花蕊黄色，子小如豆大小，灰黑色。

花
[性味] 味甘，性寒，无毒。
[主治] 治小儿丹毒、癫痫发热。

叶
[性味] 味甘，性寒，无毒。
[主治] 治蛇犬咬伤、痈疽等毒症。

■ 药用价值

鸭跖草苗
[性味] 味甘，性寒，无毒。
[主治] 治寒热及因感受山岚瘴毒而神志昏迷、狂妄多言，以及疔肿、腹内肉块不消，又治小儿丹毒、癫痫发热、腹胀结块、全身气肿、热痢，还治蛇犬咬伤、痈疽等毒症。（陈藏器）

与赤小豆煮食，可下水气，治风湿性关节炎，利小便。（出自《日华子本草》）

消咽喉肿痛。（李时珍）

去热毒，消痈疽。（出自《本草品汇精要》）

黄绿色，老茎略呈方形，表面光滑，节膨大，断面坚实，中部有髓。叶皱缩、易碎。聚伞花序，总苞心状卵形，花瓣呈蓝黑色。气微，味甘。

成品选鉴

主要药用部分

苗

■ 实用妙方

◇ 小便不通：用鸭跖草一两、车前草一两，共捣出汁，加蜜少许，空腹服。

◇ 赤白痢：用鸭跖草煎汤，每日一服。

◇ 痔疮肿痛：用鸭跖草搓软后敷贴患处。

赶走一切热毒风

白鲜

bái xiǎn

【功效】清热燥湿，祛风解毒。

草部·山草类　　清

■ 形态特征

多年生草本，高50~65厘米，根肉质，淡黄白色。叶柄白，开淡紫色花朵。

叶
[性味] 味苦，性寒，无毒。
[主治] 治一切热痹风、恶风。

花
[性味] 味苦，性寒，无毒。
[主治] 通关节，利九窍及血脉，通小肠水气。

根
[性味] 味苦，性寒，无毒。
[主治] 主头风、黄疸、咳逆、淋沥。

白鲜根皮
[性味] 味苦
[主治]
农本草经
疗
妇人产后
[发明]
是足太阳
太阴经、
重要药
成品选鉴

主要药

■ 实用妙方

◇ 病黄：白鲜皮、茵陈蒿各等份，加水二盅煎服，日二服。

◇ 鼠瘘已有核，脓血已出：白鲜皮加水煮取一升。

纯实物图片与成品选鉴

120多种中草药的实物照片及详尽的文字描述，全方位地为读者呈现植物入药时的形态，方便读者在药店或药材市场进行鉴别及赏析。

逼真彩色手绘

120多幅彩色手绘图中，对植物的根、茎、叶、花、子都进行了细致入微的描绘，同时还附上了直观的牵线说明，不仅能给读者带来强烈的视觉冲击，还可以让读者更加全面地了解植物的药用价值。

妇孺童妪的滋补佳珍

莲藕

lián ǒu

莲藕是莲根的名字，它的茎、叶名荷。莲原产于印度，很早就传入我国，南北朝时，种植已相当普遍。它的根、叶、花、果都可入药，具有较好的滋补效果。

收涩药

[性味] 味苦、甘，性温，无毒。
[主治] 主镇心、养颜、轻身。（出自《日华子》）

名白膽、白羊羊鲜、金雀儿谷地，河中、滁州、润州有分布的，四，其根阴干入可当菜吃。

[性味] 味苦、涩，性温，无毒。
[主治] 止血痢、下血、尿血。（李时珍）

[性味] 味苦，性平，无毒。
[主治] 补助脾胃，涩精气，散瘀血，消水肿痈发经痛，治吐血、咯血、鼻出血、便血、崩中、产后恶血、损伤败血等诸多血证。（李时珍）

医家名论

李时珍说，莲藕，各处湖泊、池塘皆可生长中可达一丈多，五六月嫩时可采取作菜竹生两茎，一为藕荷，其叶贴水，其旁生花、叶后生。六、七月开花，花有红、白、粉红三色，有黄葆，内带为莲蓬，花瓣后，结莲子。

林沥，治女子。（出自《神，小儿惊痫，，味苦性腰，药，兼入手黄瘟和风痹的

使用禁忌

凡外感前后、疟、疸、痔、气胀，溏赤便秘，食不运化，以及新产后诸忌之。

形态特征

根茎横生，肥厚，有多个通气孔洞。节上生叶，露出水面。叶柄生于叶背中央，叶片圆形。花芳香，红色、粉红色或白色，花瓣椭圆形或倒卵形。花后结莲蓬，锥形，有小孔，孔内含果实一枚。坚果椭圆形或卵形，果皮革质，坚硬，熟时黑褐色。

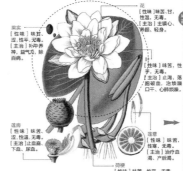

[花]
[性味] 味苦、甘，性温，无毒。
[主治] 主镇心、养颜、轻身。

[果实]
[性味] 味甘、涩，性平，无毒。
[主治] 补中养神，益气力，除百病。

[性味] 味苦，性平
[主治] 止痢，落胞破血，治烦躁口干、心烦频躁。

[莲房]
[性味] 味苦、涩，性温，无毒。
[主治] 止血痢、下血、尿血。

[莲蓬]
[性味] 味苦，性平，无毒。
[主治] 治疗血痢、产后痛。

[荷蒂]
[性味] 味苦，性平，无毒。
[主治] 主吐血，散瘀血，生肌。

成品选鉴

莲子呈椭圆形或类球形，表面浅黄棕色至红棕色，有细级纹和较宽的脉纹，常有裂口。质硬，具棕色莲子心。气无，味甜、涩，莲子心味苦。以个大、饱满者为佳。

主要药用部位

实用妙方

▶ 阳水浮肿：用败荷叶烧存性，研为末，每次用米汤调服二钱，一日三次。

▶ 各种痈肿：取叶乘不限量，煎汤淋洗患处。洗后擦干，用飞过的寒水石调猪油涂患处。

▶ 产后心痛，恶血不尽或胎衣不下：荷叶炒香研为末，每次用开水调服一钱。

▶ 久痢不止：老莲子（去壳）二两，研为末，每服一钱，陈米汤调下。

▶ 下痢，饮食不下，俗名噎口痢：鲜莲子肉一两、黄连五钱、人参五钱，水煎浓，细细服下。

采收周期

使用禁忌说明

对药材的宜忌、与之相恶相反的药材、使用药材时的注意事项等都进行了简单说明，让读者能够进一步了解中草药。

趣味文化专题

精心打造100多个中草药趣味文化专题，以考证、典故和历史故事等方式挖掘中草药的内在文化价值，提炼品物精华，提升品物的文化价值。

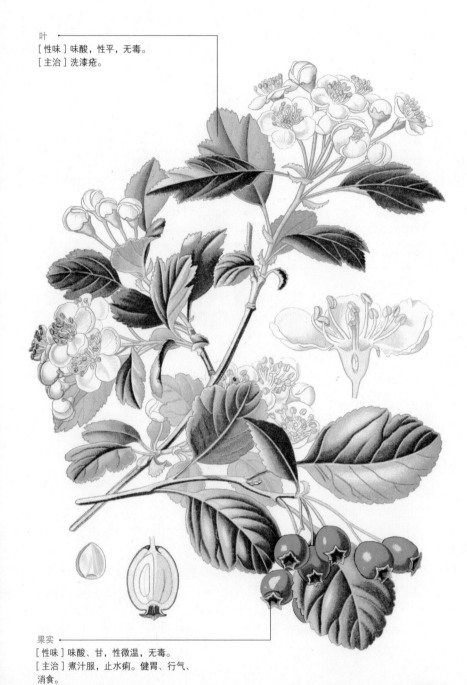

叶
[性味] 味酸，性平，无毒。
[主治] 洗漆疮。

果实
[性味] 味酸、甘，性微温，无毒。
[主治] 煮汁服，止水痢。健胃、行气、
消食。

山楂

目 录

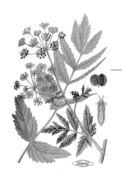

1 图解《本草纲目》

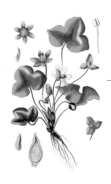

2 解表药

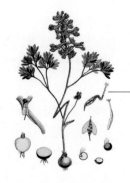

3
清热药

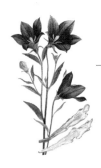

4

祛风湿、利湿、渗湿药

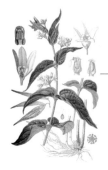

5

温里理气、开窍安神药

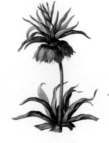

6
泻下消食药

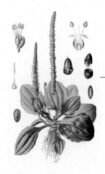

7
止血活血药

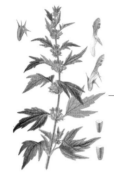

8

止咳化痰药

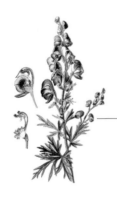

9

补虚健体药

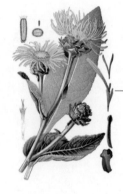

10

收涩驱虫药

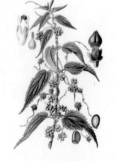

图解《本草纲目》

补泻温凉，换个方法讲《本草纲目》

李时珍在编写《本草纲目》的时候，决定采用"以纲挈目"的体例来编，改变了原有上、中、下三品的药物分类法，按照矿物药、植物药、动物药来划分。矿物药又分为金部、玉部、石部、卤部等四部。植物药则根据植物的性能、形态及其生长的环境，分为草部、谷部、菜部、果部、木部等五部；草部又分为山草、芳草、隰草、毒草、水草、蔓草、石草等小类。动物药从低级到高级排列，为虫部、鳞部、介部、禽部、兽部、人部等六部。还有服器部。

中医有"虚则补之，实则泻之，热则寒之，寒则热之"的说法，讲的是不同病症有不同的用药方法，药物本身也有不同的功效。其中，"实"，指实证；"虚"，指虚证。如肝木受心火所伤，出现肝实证，由于肝是母，心是子，依照上述治病原则，应先泻心火，这就是所谓的"泻其子"；但若出现肝木虚弱证，则疗法不同，应先补生肝的肾，这就是所谓的"补其母"。故治病应根据病症的标本、急缓，而有相应的补泻方法。

本书正是以药物的功效对中药进行分类，打破了《本草纲目》原有的按自然类别区分的框架，使《本草纲目》的内容得到全新的诠释和延伸。本书依据药物的功效，把各种药物分成了解表药、清热药、祛风治湿药、利湿药、渗湿药、温里理气药、开窍安神药、泻下消食药、止血活血药、止咳化痰药、补虚健体药和收涩驱虫药。每一分类中介绍若干种药物，这样，在使用本书时就可以对症找药、对症用方，把学术性的《本草纲目》变成更具实用性的家庭保健书。

《本草纲目》

· 是明朝医药学家李时珍为纠正古代医书的错误而编写的。

· 编写过程历时近30年，共有52卷、约190万字。

· 载有药物1892种，其中374种是李时珍新发现的。

· 收集医方11096个，其中8100多个是他自己拟定或收集的。

· 书中还精心绘制了1160幅精美的中药插图。

玄参

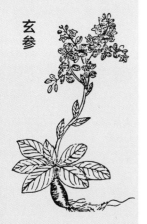

玄参：

根茎断面呈黑色，且像人参，所以得名玄参。有清热凉血、养阴生津之功效。

《本草纲目》书名的由来

公元1578年，年届六旬的李时珍已经完成《本草纲目》的编撰，但尚未确定书名。一天，他出诊归来，坐在桌前，看到案头上摆着昨天读的《通鉴纲目》，突然心中一动，立即提笔蘸墨，在书稿的封面上写下了"本草纲目"四个字。于是这本流传于世数百年的药学巨著就叫作《本草纲目》了。

气味阴阳，了解中药的第一步

气味阴阳

指药物的四气、五味和升降浮沉的阴阳属性。药有温、凉、寒、热之气，辛、甘、酸、苦、咸之味，还有升、降、浮、沉的区别和厚、薄、阴、阳的不同。其中，四气里的热、温属阳，寒、凉属阴。五味里的辛、甘属阳，酸、苦、咸属阴。升、浮属阳，沉、降属阴。

金代名医李杲根据药物的气味阴阳作了进一步的阐述，他认为味薄者能通利，如酸、苦、咸、平等性味；味厚者能下泻，如咸、苦、酸、寒等性味。气厚者能发热，如辛、甘、温、热等性味；气薄者能使人出汗及通利小便，如甘、淡、平、凉等性味。《素问·六节脏象论》中说："天给人以五气，地给人以五味。"五气由鼻吸入，藏于心、肺，使得面部五色明润光泽、音声能辨；五味则由口进入，藏于肠胃，以养五气（此指人类内在的气），气和而生，形成津液，滋润五脏，补精益髓，所以神气旺盛。故形体瘦弱者用气厚的药食温养，精血不足者用味厚的药食补益。后天营养充足，心神才能自然而生。

根据古书记载，五味是五脏精气之本，对五脏各有其利。远古名医岐伯表示，木气生酸味，火气生苦味，土气生甘味，金气生辛味，水气生咸味。辛味主散，酸味主收，甘味主缓，苦味主坚，咸味主软。药物可以祛邪，五谷为给养，五果为辅助，五畜为增益，五菜为补充，故气味相合而服用，能达到补精益气的效果。此外，根据四季、五脏的不同，五味也会有所差异，且要与病症相配合才适宜。

由于五味是根本，故五脏精气受其影响。岐伯曾说，五味入胃，各归所喜。酸先入肝，苦先入心，甘先入脾，辛先入肺，咸先入肾。然而，若长期多食便会增加脏气，最后造成人体负担，容易致人早亡。因此，五味太过，会损伤五脏精气。只有五味调和得当，才能使骨正筋柔、气血流畅、腠理致密、精养骨气，进而延年益寿。根据古人养生原则，圣人春夏养阳、秋冬养阴，以顺从四季阴阳变化的规律，调和体内阴阳而互为根本，如此阴阳二气便可常存。

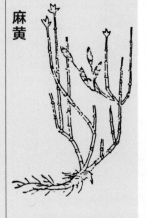

麻黄

麻黄：
根皮黄赤色，长一尺，生于晋地及河东。据说因其味麻、色黄，故名。

五味的宜忌

五味之气生成阴精，阴精又靠气化生成。五味太过会损伤形体，元气太过则耗损阴精。阴精能化生人体的元气，饮食五味太过又会耗伤人体的元气。脏腑对五味的需求、适宜性味、禁忌、过度食用所造成的不良影响等，可分为五欲、五宜、五禁，以及五走、五伤、五过等解释。

五味与五脏、五行

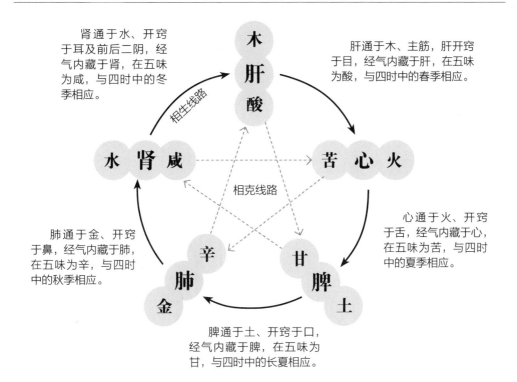

肾通于水、开窍于耳及前后二阴，经气内藏于肾，在五味为咸，与四时中的冬季相应。

肝通于木、主筋，肝开窍于目，经气内藏于肝，在五味为酸，与四时中的春季相应。

肺通于金、开窍于鼻，经气内藏于肺，在五味为辛，与四时中的秋季相应。

心通于火、开窍于舌，经气内藏于心，在五味为苦，与四时中的夏季相应。

脾通于土、开窍于口，经气内藏于脾，在五味为甘，与四时中的长夏相应。

五味的五入、五宜、五禁、五走、五伤、五过

五入	五宜	五禁	五走、五伤	五过
酸入肝	青色宜酸，肝病宜食麻、犬、李、韭	脾病禁酸，宜食咸：大豆、栗	酸走筋，过酸伤筋，筋病不宜多食酸，酸令人小便不利	味过于酸，肝气去滋养，脾气乃绝，因此肉坚厚、皱缩且唇裂
苦入心	赤色宜苦，心病宜食麦、羊、杏、薤	肺病禁苦，宜食甜：麦、羊、杏	苦走骨，过苦伤气，骨病不宜多食苦，多食令人呕吐	味过于苦，脾气不能润泽，胃气便胀满留滞，因此皮肤枯槁而毛发脱落
甘入脾	黄色宜甘，脾病宜食粳、牛、枣	肾病禁甘，宜食辛：黄黍、鸡、桃	甘走肉，过甘伤肉，肉病不宜多食甘，多食令人心中烦闷	味过于甘，令人心气喘满，脸色发黑，肾气不平，胃痛，毛发脱落
辛入肺	白色宜辛，肺病宜食黄黍、鸡、桃	肝病禁辛，宜食甘：粳、牛、枣	辛走气，过辛伤皮毛，气病不宜多食辛，多食令人心热	味过于辛，筋脉阻绝，则精神耗伤，筋急而手足干枯
咸入肾	黑色宜咸，肾病宜食大豆、黄黍、栗	心病禁咸，宜食酸：犬、李	咸走血，过咸伤血，血病不宜多食咸，多食令人渴	味过于咸，劳伤大骨之气，肌肉瘦削、萎缩，心气抑郁不舒，血脉凝滞而变色

君臣佐使，功效也有轻重之分

方剂就是治病的药方，是将几种药物配合起来，经过一定的方法制成丸、散、膏、丹等多种剂型。方剂一般由君药、臣药、佐药、使药四部分组成，彼此相互配合、制约。一般的配置是君药一味、臣药二味，或君药一味、臣药三味、佐药五味，也可以是君药一味、臣药二味、佐药九味。

中医讲，上药一百二十种，为君，主养命以顺应上天，无毒，长期服用不伤人。想要轻身益气、延年益寿者以上经为本，如人参、枸杞子、当归等皆是上药。中药一百二十种，为臣，主养性以顺应人事，有的无毒，有的有毒，须斟酌服用。想要遏病、滋补，虚弱者以中经为本，如百合、黄连、麻黄等皆是中药。下药一百二十五种，为佐、使，主治病以顺应土地，大多有毒，不能长期服用。想要除寒热邪气、破积聚、疗疾病者以下经为本，如大黄、附子皆为下药。

药物还有阴阳相配的属性，常见的药物有以下几种关系。

单行：单味药即能发挥预期效果，不需其他药辅助。如独参汤，只用人参一味药就能治疗元气大脱。

相须：性味、功效相类似的药物配合使用，这样疗效可以增强。如石膏配知母，清热泻火的功效更好。

相使：在性味、功效方面有某种共性的药物配合使用，单分一主一辅，能提高主药物的疗效。如黄芪与茯苓配合时，健脾利水的茯苓能增强黄芪补气利水的效果。

相畏：一种药物的毒性或副作用，能被另一种药物减轻或消除。如生半夏畏生姜，即生姜能减轻或消除生半夏的毒性。

相恶：一种药物能使另一种药物的功效降低，甚至丧失药效。如人参恶萝卜，即萝卜能削弱人参的补气作用。

相反：两种药物合用能产生毒性或副作用。

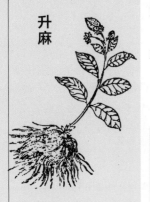

升
麻

升麻：
　　叶像麻，性上升，所以叫升麻。又名周升麻，因其产于周地。

中药搭配的使用注意

李时珍说，古方中多有用相恶、相反的。相须、相使同用的，此为用药的帝道；而相畏、相杀同用者，为用药的王道；相恶、相反同用者，是用药的霸道。因此在中药的临床应用中，如果配伍得当，可以产生更好的疗效。

方剂中的"君臣佐使"

君 是不可缺少的药物，针对主病或主症起主要治疗作用的药物。 药力居方中之首，用量较大。

臣
一是辅助君药加强对主症治疗效果的药物。 二是针对兼病或兼症起治疗作用的药物。 药力小于君药，比君药用量小。

佐
一是佐助药，即协助君药和臣药加强治疗作用，或直接治疗兼症。 二是佐制药，即用以减缓或消除君药或臣药的烈性或毒性。 三是反佐药，能在治疗中起相成作用的与君药性味相反的药物。 佐药的药力比臣药更弱，一般用量较轻。

使
一是引经药，能引导方中诸药直达病灶的药物。 二是调和药，能够调和诸药药性的药物。 使药的药力较轻，用量也小。

药物的上、中、下品

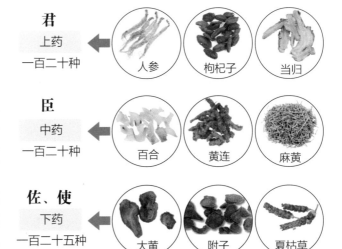

主养命以顺应上天，无毒，长期服用不伤人。可用于轻身益气、延年益寿。

君
上药
一百二十种

人参　枸杞子　当归

主养性以顺应人事，有的有毒，须斟酌服用。可遏病、补虚弱。

臣
中药
一百二十种

百合　黄连　麻黄

主治病以顺应土地，大多有毒，不能长期服用。可除寒热邪气、破积聚、疗疾病。

佐、使
下药
一百二十五种

大黄　附子　夏枯草

升降浮沉，用药须顺应四时

升降浮沉

　　升降浮沉是指中药作用于人体的四种趋向。其中，升是指提升、上升；降是指下降、降逆；沉是指内行泻利；浮是指外行发散。解表、散寒、升阳的中药，其药性属升浮并具有上行、向外的作用；清热、泻下、利水、收敛、降逆的中药，其药性属沉降并具有下行、向里的作用。

　　一般来说，药物的作用趋向可分升、降、浮、沉。升指上升，降指下降，浮指发散上行，沉指泻利下行。药物可分升浮药与沉降药，前者上行而向外，具有升阳、发表、散寒等功效；后者下行而向内，具有潜阳、降逆、收敛、清热、渗湿、泻下的功效。凡阳性药物之气属于温热，味用于辛、甘者，多有升浮作用，如麻黄、桂枝；而阴性药物之气属于寒凉，味用于苦、酸者，多有沉降作用，如大黄、芒硝。

　　李时珍认为，酸、咸二味没有升的作用，甘、辛二味没有降的作用，寒无浮的作用，热无沉的作用，这是由各自的性质所决定的。治疗上升的病症，用气味咸寒的药物引之，就能使其沉而直达肚脐以下至骨盆的器官，包含肾、小肠、大肠、膀胱等；治疗沉降的病症，用酒引之，就能使其上浮至头顶。此外，亦有药物同时具备升降的特性，例如根主升而梢主降，生主散而熟主降。升降虽是药物的固有属性，但也会因人们症状不同导致药物的使用部位与炮制有异。

　　李杲认为，药物的升、降、浮、沉、化可出现生、收、长、藏、成的反应，故服药应与四季相配合。因为春季主升，夏季主浮，秋季主收，冬季主藏，土居中主化，所以味薄者升而生，气薄者降而收，气厚者浮而长，味厚者沉而藏，气平者化而成。如果人们补之以辛、甘、温、热及气味薄者，就能助春夏之气升浮，同时也是泻秋冬收藏之气的药物。如果补之以酸、苦、咸、寒及气味厚者，就能助秋冬之气沉降，同时也是泻春夏生长之气的药物。

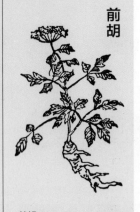

前胡

前胡：
　　苗高二尺，色似斜蒿，叶如野菊而细瘦，秋月开黪白花，其根皮黑、肉白，有香气。

春夏秋冬的用药之法

　　春季宜加辛温之药，如麻黄、荆芥，以顺应春季上升之气；夏季宜加辛热之药，如香薷、生姜，以顺应夏季浮动之气；长夏季节宜加甘苦、辛温之药，如人参、白术、苍术、黄檗，以顺应化成之气；秋季宜加酸温之药，如芍药、乌梅，以顺应秋季下降之气；冬季宜加苦寒之药，如黄芩、知母，以顺应冬季沉郁之气。故应以此规律顺时气而养天和。

中药的升降浮沉

	升	浮	沉	降
本义	指上升、提升	指外行发散	指内行泻利	指下降、降逆
性味	凡是温性、热性及味辛、味甘的中药，大多为升浮性中药		凡是凉性、寒性及味苦、味酸、味咸的中药，大多为沉降性中药	
功效	具有解表、散寒、升阳作用的中药，均药性升浮并具有上行、向外的作用		具有清热、泻下、利水、收敛、降逆作用的中药，药性都属于沉降并具有下行、向内的作用	
对症	病邪下陷的，应使用药性升浮的药物		病邪上逆的，应使用药性沉降的药物	

四季的用药选择

　　《神农本草经》中记载，四时用药要先顺应时令，不能杀伐天地间的祥和之气，故药物的升、降、浮、沉要顺应其气。

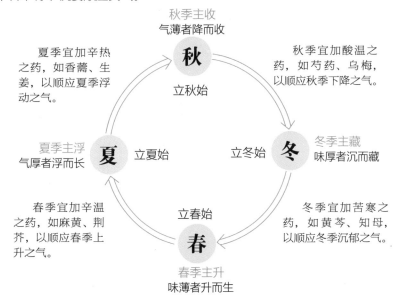

秋季主收
气薄者降而收
秋
立秋始

夏季宜加辛热之药，如香薷、生姜，以顺应夏季浮动之气。

秋季宜加酸温之药，如芍药、乌梅，以顺应秋季下降之气。

夏季主浮
气厚者浮而长
夏 立夏始　　立冬始 **冬**
冬季主藏
味厚者沉而藏

春季宜加辛温之药，如麻黄、荆芥，以顺应春季上升之气。

立春始

春

冬季宜加苦寒之药，如黄芩、知母，以顺应冬季沉郁之气。

春季主升
味薄者升而生

影响药性的因素

　　影响药性升降浮沉的主要因素是炮制和配伍。例如，药物用酒炒则升，用姜汁炒则散，用醋炒则收敛，用盐水炒则下行。在复方配伍中，药性升浮的药物在和较多药性沉降药配伍时，其升浮之性会受到一定的制约。反之，药性沉降的药物也会受到较多属性升浮药物的制约。

优劣鉴别，眼鼻手口四大法

现在市面上，中药材的质量可谓良莠不齐，以假乱真者有之，以次充好者有之，商家可以从中牟取利益，但对于患者来说，这将会直接影响药物临床应用的效果和自身的生命安全。因此，学会如何鉴别中药材的优劣十分重要。

手触

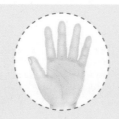

手摸法：以手感受药材的软硬。例如盐附子质软，黑附子则质地坚硬。

手捏法：以手感受药材的干湿、黏附性等。例如天仙子手捏有黏性，土茯苓手捏有弹性等。

手掂法：以手感受药材的轻重、疏松或致密。例如荆三棱坚实体重，泡三棱则体轻。

口尝

药材亦可通过味感来鉴别，即直接放入口中品尝，用舌头稍微感觉，或是咀嚼，或用水浸泡过后尝汁液的味道。味分为辛、甘、酸、苦、咸五种，如山楂的酸、黄连的苦、甘草的甜等。不过，以此鉴别药材应特别小心，避免误尝有毒药物而中毒。

鼻嗅

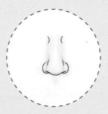

直接鼻嗅法：将药材靠近鼻子来闻它们的气味。例如薄荷的香、阿魏的臭等。

蒸气鼻嗅法：将药材放在热水中浸泡，闻它们通过蒸气所散发出来的气味。例如犀角有清香而不腥，水牛角则略有腥气。

搓揉鼻嗅法：因为有些药材的气味微弱，所以可以将其搓揉后再闻味道。例如鱼腥草的腥味，细辛的清香味等。

眼观

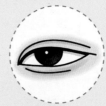

观察表面：药材因用药部位不同，其外形特征亦会有所差异。如根类药材多为圆柱形或纺锤形，皮类药材则多为卷筒状。

观察颜色：通过药材颜色的观察，以分辨药材的品种、产地和质量的好坏。例如黄连颜色要黄、丹参颜色要红、玄参颜色偏黑等。

观察断面：许多药材的断面都有明显特征，可通过观察断面来辨别药材。例如黄芪的折断面纹理呈菊花心样；杜仲在折断时，则会出现胶状的黏稠细丝等。

观察质地：指观察药材的软硬或质地，如较黏、较粉等。

煎煮服用小常识

　　煎药给药法在我国中医药历史上得到了广泛的应用，已有两千多年的历史。煎药的目的，是把药物中的有效成分，经过物理、化学作用（如溶解、扩散和渗透等）转入汤里。煎煮药材时，其用具、水质、火候、时间和次数都有一定的讲究。

器具

　　中药汤剂的质量与煎药的器具有密切关系。目前以砂锅煎煮的质量比较好，砂锅的材质稳定，不会与药物成分发生化学反应。使用铁锅或铜锅则做不到这一点。此外，也可以用陶瓷锅、不锈钢锅和玻璃容器等。

水质

　　煎药首先要注意的是水质，现在多用自来水，甚至是山泉水来煎药。在煎药之前，要把水放到至少淹过药物，然后依药材的药性不同来调整水量。不建议用矿泉水来熬煮中药，因为矿泉水的硬度较高，会降低中药药效。

时间

　　由于药性不同，煎煮的时间也长短不一。一般的药用文火煎30分钟左右就可以了，但是发汗药、挥发性药（如解表药）只需要煎煮20分钟（水沸腾后，再煮5分钟左右）即可，避免药效挥发。有些有毒性的药物，要先煎20~30分钟，降低它的毒性。如果是矿物类药物，就要先打碎再煎。

次数

　　中药汤剂，每剂一般需煎两次，第一次的药液称"头汁"，第二次称"二汁"，两次的药汁要去渣混合之后再平分，分数次服用，这样可以让药汁的浓度相同，保证药效。煎头汁前，水应浸没药材2~3厘米为宜；而煎二汁时，水可适当减少一些。此外，针对较难煎出有效成分的药材，则需煎至三次才能析出药效。

火候

　　煎药时的火候，是使药材能析出较多有效成分的重要因素。煎药前，用冷水浸泡中药15分钟，其有效成分可以渗透进入水中。先以大火煮沸，再转成中火或小火熬，这样可以让药物的有效成分慢慢析出，药性也不会被破坏。煎药时不要常常打开锅盖查看，以避免有效成分的流失。花叶类药材可以直接用热水冲泡，但是其他药材还是需要先煎煮，否则难以析出药材的有效成分。依据药性的不同，火候要随之调整，有芳香气味的药物，要用武火急煎，煮沸1~2次就可以服用；质地厚重、不容易煮出汁的根茎类药物，要用文火久煎。

中药使用禁忌

中药作用的发挥最注重的是对症，而且使用的药量和搭配都有一定的标准，要遵照医嘱来使用。如果随意更改组方或者改变使用的量，不仅会影响药效，甚至可能会引起副作用或中毒。因此，在使用中药时，要注意中药的配伍禁忌、服法用量、饮食禁忌等诸多方面。

知母

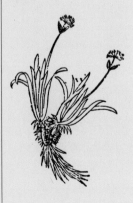

知母：
老根旁初生的子根，形状像蚔虻，所以叫蚔母，后来讹传为知母、蝭母。

中药配伍禁忌

某些药物组方后可产生相反、相恶的作用，使彼此的药效降低，甚至引起毒副反应。《本经·序例》指出："勿用相恶、相反者。"相恶配伍可使药物某些方面的功效减弱，但同时是一种可以利用的配伍关系，并非绝对禁忌。而"相反为害，深于相恶"，是指相反的药物一起使用可能会危害人体健康，甚至危及生命。故相反的药物，原则上禁止配伍应用。

孕妇用药禁忌

某些药物具有损害胎元以致堕胎的副作用，所以应作为妊娠禁忌的药物。根据药物对胎元损害程度的不同，一般可分为慎用与禁用两大类。慎用的药物包括通经祛瘀、行气破滞及辛热滑利之品，如桃仁、红花、牛膝、大黄、枳实、附子、肉桂、干姜、木通、冬葵子、瞿麦等。而禁用的药物是指毒性较强或药性猛烈的药物，如巴豆、牵牛、大戟、商陆、麝香、三棱、莪术、水蛭、斑蝥、雄黄等。凡禁用的药物绝对不能使用，慎用的药物可以根据病情的需要斟酌使用。

服药期间饮食禁忌

在服药期间，一般应忌食生冷、油腻、腥膻、有刺激性的食物。此外，根据病情的不同，饮食禁忌也有区别。如热性病者，应忌食辛辣、油腻、煎炸食物；寒性病者，应忌食生冷食物、清凉饮料等；胸痹患者应忌食肥肉、动物脂肪、动物内脏，并禁烟、酒等；肝阳上亢症见头晕目眩、烦躁易怒者等应忌食胡椒、辣椒、大蒜、白酒等辛热助阳之品；黄疸胁痛者应忌食动物脂肪、辛辣食物；脾胃虚弱者应忌食油炸黏腻、寒冷固硬、不易消化的食物；肾病水肿者应忌食盐、碱过多和酸辣太过的刺激性食物；疮疡、皮肤病患者应忌食鱼、虾、蟹等腥膻发物及辛辣刺激性食物。

中药不可过量使用

虽然中药都是天然成分，但绝不能因此而认为中药没有副作用，是绝对安全的。有些中药是有毒的，如果过量使用会引起中毒，甚至危及生命。有一些中药虽然没有毒性，但大剂量使用后可能会产生副作用。因此，中药的使用一定要遵循医嘱，不能随便改变剂量。

十八反和十九畏

　　某些药物合用会产生剧烈的毒副作用，或降低、破坏药效，因而应该避免配合应用。目前医药界共同认可的配伍禁忌有十八反和十九畏。

十八反歌谣

本草明言十八反，

半蒌贝蔹及攻乌。

藻戟遂芫俱战草，

诸参辛芍叛藜芦。

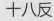

乌头

甘草

藜芦

十八反

乌头与半夏、瓜蒌、川贝母、白蔹、白及相反。

甘草与海藻、大戟、甘遂、芫花相反。

藜芦与人参、丹参、玄参、南沙参、苦参、细辛、芍药相反。

十九畏歌谣

硫黄原是火中精，朴硝一见便相争。

水银莫与砒霜见，狼毒最怕密陀僧。

巴豆性烈最为上，偏与牵牛不顺情。

丁香莫与郁金见，牙硝难合京三棱。

川乌草乌不顺犀，人参最怕五灵脂。

官桂善能调冷气，若逢石脂便相欺。

大凡修合看顺逆，炮煅炙煿莫相依。

十九畏

硫黄畏朴硝。

水银畏砒霜，狼毒畏密陀僧。

巴豆畏牵牛。

丁香畏郁金，牙硝畏三棱。

川乌、草乌畏犀角，人参畏五灵脂。

官桂畏石脂。

服药的饮食禁忌

服用清内热的中药，不宜食用辛热食物；
服温中类药治疗寒证，禁食生冷食物。

甘草、黄连、桔梗、乌梅忌猪肉；

薄荷忌鳖甲；

鳖甲忌苋菜；

鸡肉忌黄鳝；

蜂蜜反生葱；

天门冬忌鲤鱼；

荆芥忌鱼、蟹、河豚、驴肉；

白术忌大蒜、桃、李等。

解表药

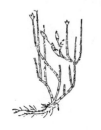

发汗解表第一药

麻黄

má huáng

【功效】止咳逆上气，除寒热，破症坚积聚。

🌿 草部·隰草类　　发散风寒药

又名龙沙、卑相、卑盐，始载于《神农本草经》。根皮黄赤色，长一尺，生于晋地及河东。有人说因其味麻、色黄，故名麻黄，但没有查证。

🌿 药用价值

麻黄茎

[修治] 陶弘景说，要折去节根，水煮十余沸，用竹片掠去水面上的沫。因为沫令人烦，根节能止汗。

[性味] 味苦，性温，无毒。

李时珍说，麻黄微苦而辛，性热而扬。僧人继洪说，中牟有生长麻黄之地，冬日不积雪，因它泄内阳之故。过用麻黄会泄真气。由此可知麻黄性温。服用麻黄出汗不止的，用冷水浸头发，仍用扑法即止。凡是服用麻黄，须避风一日，不然病会复发。凡是使用麻黄，应佐以黄芩，就不会出现眼赤。

[主治] 治伤寒头痛、温疟；可出汗发表，止呃逆上气，除寒热，破症坚积聚。（出自《神农本草经》）

治五脏邪气缓急、风胁痛，止好唾，通腠理，解肌，泄邪恶气，消赤黑斑毒。麻黄不可多服，多服令人虚。（出自《名医别录》）

治身上毒风，皮肉不仁，主壮热温疫、山岚瘴气。（甄权）

通九窍，调血脉，开皮肤毛孔。（出自《日华子本草》）

散赤目肿痛、水肿风肿、产后血滞。（李时珍）

麻黄根、节

[性味] 味甘，性平，无毒。

[主治] 能止汗，夏季杂粉扑之。（陶弘景）

止汗，实表气，固虚，消肺气，梅核气。（出自《滇南本草》）

【发明】李时珍说，麻黄发汗，而麻黄根、节止汗，事物之妙，不可测度。自汗有风湿、伤风、气虚、血虚、脾虚、阴虚、胃热、中暑诸症，都可随症使用。当归六黄汤加麻黄根，治疗盗汗尤其好。因为它性行周身肌表，故能引诸药至卫分而固腠理。历代本草著作只知道用扑法，而不知道服用的效果更好。

▇ 医家名论

苏颂说，荥阳、中牟所产的麻黄为好。春生苗，至夏五月则长及一尺以上。梢上有黄花，结实如百合瓣而小，也似皂荚子，味甜，微有麻黄气，外皮红，里仁子黑。根紫赤色。俗说有雌雄二种：雌的三、四月开花，六月结子；雄的没有花，不结子。立秋后收茎，阴干备用。

使用禁忌
由于麻黄发汗力较强，故表虚自汗或阴虚盗汗者，肾不纳气的虚喘者均应慎用。肺虚作喘、外感风热、痈、疽等症，均不可用麻黄。

形态特征

草本状灌木，高 20 ~ 40 厘米，木质茎匍匐于土中，小枝直伸或微曲，绿色，长圆柱形，细纵槽纹不明显。梢上有黄花，呈鳞球花序，通常雌雄异株，结实如百合瓣而小，味甜。种子外皮红，里仁黑红色或灰褐色，表面有细皱纹。根紫赤色。

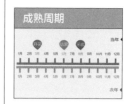

成熟周期

茎
[性味] 味苦，性温，无毒。
[主治] 治伤寒头痛、温疟。

根、节
[性味] 味甘，性平，无毒。
[主治] 能止汗，夏季用杂粉扑上。

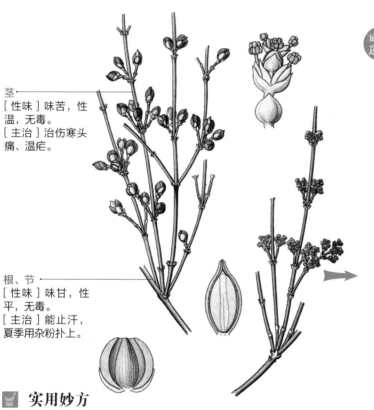

成品选鉴

表面黄绿色，触之微有粗糙感。体轻，质脆，易折断，断面略呈纤维性，髓部红棕色，近圆形。气微香，味苦。

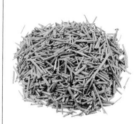

主要药用部分

 根　　 茎

实用妙方

◑ 流行热病，初起一二日：用麻黄（去节）一两，加水四升煎至半干，去渣留汁，加米及豉，煮成粥。先用热水洗完澡，然后喝粥，盖被取汗，汗出即愈。

◑ 一身面目黄肿、脉沉、小便不利，用甘草麻黄汤：用麻黄四两，加水五升煮，去沫，再加甘草二两，煮成三升。每服一升。盖厚被取汗。不汗，须再次服药。注意避风。

◑ 风痹冷痛：用麻黄（去根）五两、桂心二两，共研为末，加酒二升，以慢火熬至黏稠状。每服一匙，热酒调下，汗出见效。注意避风。

中药趣味文化

麻黄的由来

秦代，有个挖药的老人收了一个徒弟。这个徒弟很是狂妄，才学会一点皮毛，就看不起师傅，自立了门户独自卖药。因其学艺不精，没过几天，就用『无叶草』治死了一个人，被判刑三年。出狱后，他找到师傅认错，表示痛改前非。师傅见他有了转变，这才把他留下。从此之后，徒弟再用『无叶草』时就十分小心了。因为这种草给他惹过麻烦，就起名叫作『麻烦草』。后来又因为这草的根是黄色的，才又改叫『麻黄』。

解表药

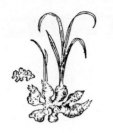

生姜

shēng jiāng

【功效】止嗽温中，治胀满、霍乱不止、腹痛、冷痢。

菜部·荤辛类　发散风寒药

又名姜根、百辣云，宜在微湿沙地种植。东汉许慎的《说文解字》中把姜称为"御湿之菜"。北宋王安石认为姜能御百邪，故称其为姜。

药用价值

生姜根

[性味] 味辛，性微温，无毒。

陈藏器说，生姜性温，要热则去皮，要冷则留皮。

徐之才说，生姜与秦椒相使，可解半夏、莨菪毒，恶黄芩、黄连。

李时珍说，长期吃姜，易积热伤眼。凡是有痔疮的人多吃姜和酒，立刻就会发作。患痔疮的人多吃姜，会长恶肉。

[主治] 归五脏，除风寒邪气，治伤寒头痛、鼻塞、呃逆气喘，止呕吐，祛痰下气。（出自《名医别录》）

去水胀，疗时令外感咳嗽。与半夏同用，治胃脘部急痛。捣汁与杏仁煎服，治急痛气实、心胸冷热。捣汁调蜜服，治中暑后呕吐不能下食。（甄权）

散烦闷，开胃气。（孟诜）

久服去臭气，通神明。（出自《神农本草经》）

能破血调中，去冷气。生姜汁能解药毒。（陈藏器）

除壮热，治痰喘胀满、冷痢腹痛、转筋胸闷，去胸中臭气、狐臭，杀腹内寄生虫。（张鼎）

解菌蕈等各种菌毒。（吴瑞）

姜生用发散，熟用和中。能解吃野禽中毒而致的喉痹。浸生姜汁点眼，可治红眼病。捣汁与黄明胶同熬，贴于风湿疼痛处，效果很好。（李时珍）

干生姜

[性味] 味辛，性热。

[主治] 止嗽温中，治腹部胀满、霍乱不止、腹痛、冷痢、血闭。腹部虚而冷者宜加用。（甄权）

姜屑和酒服，治偏风。（孟诜）

干姜为肺经气分之药，益肺。（王好古）

【发明】李时珍说，姜味辛而不荤，能祛邪辟恶。生吃，熟食，或用醋、酱、糟、盐、蜜煎后调和，无所不宜。既可作蔬菜、调料，又可入药，也可做果脯，用途非常广泛。

医家名论

李时珍说，生姜宜种在微湿沙地中。四月取母姜栽种，五月就长出苗，像初生的嫩芦，只是叶稍宽，像竹叶，对生，有辛香味。秋季前后新芽迅速长出，像列指状。此时采食的嫩姜无筋，称为子姜。秋分后次之，下霜后姜就老了。姜性恶湿而畏日，所以秋天不利于生姜生长。

使用禁忌

凡阴虚火旺、目赤内热者，或患有痈肿疮疖、胃溃疡、胆囊炎、肾盂肾炎、痔疮者，都不适合长期食用生姜。夏季天气炎热时不可多吃。

形态特征

多年生草本，高 40 ～ 100 厘米，根茎肉质、肥厚、扁平，有芳香和辛辣味。叶互生，两列，无柄，有长鞘，基部狭，先端渐尖，平滑无毛。花茎自根茎抽出，花柱单生丝状，花序穗状、椭圆形，花冠绿黄色。种子黑色。

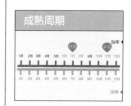

成熟周期

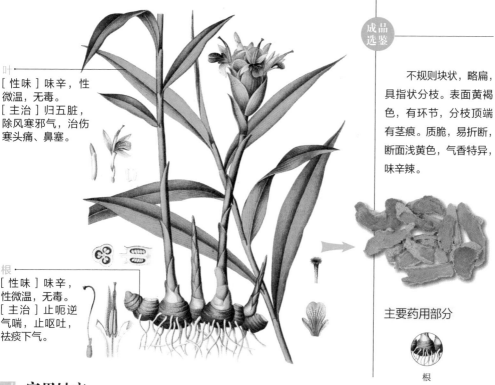

叶
[性味]味辛，性微温，无毒。
[主治]归五脏，除风寒邪气，治伤寒头痛、鼻塞。

根
[性味]味辛，性微温，无毒。
[主治]止呃逆气喘，止呕吐，祛痰下气。

成品选鉴

不规则块状，略扁，具指状分枝。表面黄褐色，有环节，分枝顶端有茎痕。质脆，易折断，断面浅黄色，气香特异，味辛辣。

主要药用部分

根

实用妙方

◎ 胃虚风热：取生姜汁半杯，生地黄汁少许，加蜜一匙、水二合，调匀服。

◎ 干呕：频嚼生姜。

◎ 伤寒汗后，胃阳虚弱：生姜、黄芩、人参（去芦）、半夏、黄连、干姜（炮）各二钱；大枣（三枚），水二盏，煎至一盏，不拘时服。

◎ 湿热发黄：用生姜随时擦身，加茵陈蒿擦，效果更好。盖厚被取汗。不汗，须再次服药。注意避风。

◎ 中各种药毒：饮生姜汁可解。

◎ 刀斧伤：生姜嚼烂后敷伤处。

◎ 两耳冻疮：用生姜汁熬膏涂搽。

神农氏和生姜

『生姜』是神农氏发现并命名的。一次，神农氏在山上采药，误食了一种毒蘑菇，肚子疼得像刀割一样，最后晕倒在一棵树下。等他苏醒过来时，发现自己躺倒的地方有一丛尖叶子的青草，香气浓郁。原来是这丛草的气味使他苏醒过来的。神农氏拔了一棵，挖出它的块根放在嘴里嚼，又香又辣又清凉。过了一会儿，他的症状消失了。他想，这种草能够『起死回生』，要给它取个好名字。因为神农氏姓姜，就给这尖叶草取名『生姜』。

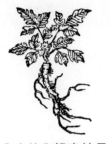

防风

fáng fēng

【功效】解表祛风，胜湿止痉。

草部·山草类　　发散风寒药

又名铜芸、茴芸、茴草、屏风。防，是御的意思。它的作用以治风为要，所以叫防风。称芸、茴，是因为它的花像茴香，气味像芸蒿。

药用价值

防风根

[性味] 味甘，性温，无毒。

张元素说，防风味辛而甘，性温，气味俱薄，浮而升，属阳，是手太阳经、足太阳经的本药。

王好古说，防风又行足阳明、足太阴二经，为肝经气分药。

李杲说，防风能制约黄芪，黄芪配上防风同用，其功效愈大，这是相畏相使的配伍。

徐之才说，防风与葱白同用，能行全身气血；与泽泻、藁本同用，能治风病；与当归、芍药、阳起石、禹余粮同用，能治疗妇人子宫虚冷。防风畏萆薢，能解附子毒，恶藜芦、白蔹、干姜、芫花。

[主治] 主恶风、头痛、眩晕及风邪所致的视物不清，风行周身、骨节疼痛、心胸烦满，久服身轻。（出自《神农本草经》）

疗胁痛、肝风、头风、四肢挛急、破伤风。（出自《名医别录》）

治三十六种风病、男子一切劳伤，能补中益神，治疗目赤肿痛、遇风流泪及瘫痪，通利五脏关脉，治五劳七伤、赢损盗汗、心烦体重，能安神定志，匀气脉。（出自《日华子本草》）

治上焦风邪，泻肺实，散头目中滞气、经络中留湿。主上部出血。（张元素）

防风叶

[性味] 味辛，性微温，无毒。

[主治] 中风出热汗。（出自《名医别录》）

防风花

[性味] 味辛、甘，性温，无毒。

[主治] 治四肢拘急、不能走路，经脉虚赢，骨节间痛，心腹痛。（甄权）

防风子

[性味] 味辛、甘，性温，无毒。

[主治] 治风证力强，可调配食用。（苏恭）

【发明】李杲说，防风治周身疼痛，药效较弱，随配伍引经药而至病所，是治风药中的润剂。如果补脾胃，非防风引用不可。凡项背强痛、腰痛不能转身，应当用防风。身体拘挛者，属风邪所致，各种疮痈见此症也须用防风。

医家名论

李时珍说，江淮一带所产多是石防风，生长在山石之间。二月采其嫩苗做菜，味辛、甘而香，称作珊瑚菜。其根粗、外形丑，子可作种。

使用禁忌

非因风邪所致血虚痉急或头痛者忌服。二便秘涩、气升作呕、火升发嗽、阴虚盗汗、阳虚自汗等病禁用。恶干姜、藜芦、白蔹、芫花。

形态特征

多年生草本，高30~80厘米，全草无毛。根呈长圆柱形，粗壮有分枝，淡黄色，茎单生。叶丛生，有扁长形叶柄，叶片卵形或长圆形。花在茎和分枝顶端，多数为伞形花序，花瓣倒卵形。果实狭圆形或椭圆形，九、十月可采摘。

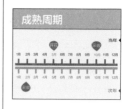

成熟周期

成品选鉴

表面黄棕色、有裂隙，断面有棕色环。质松而软，易折断，条粗壮、皮细而紧、无毛头、中心色淡黄，气微香，味微甘者为佳。

花
[性味]味辛、甘，性温，无毒。
[主治]治四肢拘急、不能走路，经脉虚赢，骨节间痛，心腹痛。

子
[性味]味辛、甘，性温，无毒。
[主治]治风证力强，可调配食用。

叶
[性味]味辛，性微温，无毒。
[主治]中风出热汗。

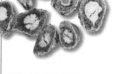

主要药用部分

根

实用妙方

⊙ 自汗不止：防风（去芦头）研为末，每次用浮小麦煎汤送服二钱。又方：防风用麸炒过，用猪皮煎汤送服。（注：芦头是指接近根部的叶柄残基。）

⊙ 盗汗：防风二两、川芎一两、人参半两，共研为末，每次服三钱，临睡时服。

⊙ 偏正头痛：防风、白芷各等份，研为末，加蜜调制成弹子大的丸子。每次嚼服一丸，用清茶送服。

中药趣味文化

防风与大禹治水的故事

上古时大禹治水，会诸侯于会稽，论功行赏。浙江的防风氏途中因治水耽搁，到达会稽时迟了一天。大禹认为防风氏居功自傲，看不起自己，一怒之下，杀了他。防风氏死时，脑中喷出一股白色的液体，洒落在山间。后来当地乡民因为治水，多数得了风寒病。有病人梦见防风氏指引他们去采摘山里的一种草治病。服用这种草之后，乡民的风寒就好了。这是防风氏留下的冤魂神草，所以就叫它『防风』。

29

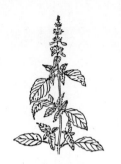

【功效】疏风解表，理血散瘀。

流行感冒，不用烦恼

荆芥

jīng jiè

草部·芳草类　　发散风寒药

又名姜芥、假苏、鼠蓂。据《吴普本草》载，荆芥叶细，像落藜，蜀地人生食。之所以叫它苏、姜、芥，都是因为它的气味辛香，像苏、姜、芥。

药用价值

荆芥茎、穗

[性味] 味辛，性温，无毒。

孟诜说，当作菜长期食用，可引发消渴，熏扰五脏之神。反驴肉、无鳞鱼。

[主治] 主寒热、鼠瘘、瘰疬、生疮，并能破气，下瘀血，除湿痹。（出自《神农本草经》）

治恶风贼风、口面歪斜、周身麻痹、心气虚所致健忘，能益力添精、辟邪毒气、通利血脉、补五脏不足之气、助脾胃。（甄权）

主血劳，风气壅满，背脊烦疼，以及阴阳毒之伤寒头痛，头旋目眩，手足挛急。（陈士良）

利五脏，消食下气，醒酒。作菜食用，生、熟都可，也可以煎汤代茶饮。用豉汁煎服，治突然患伤寒，能发汗。（出自《日华子本草》）

治妇人血风及疮疥的要药。（苏颂）

产后中风见身强直，将其研末，用酒送服。（孟诜）

祛邪，除劳渴、出虚汗，将其煮汁服用。捣烂用醋调，外敷疔肿毒。（陈藏器）

散风热，清头目，利咽喉，消疮肿，治项强、眼花，以及吐血、衄血、下血、血痢和崩中、痔漏。（李时珍）

荆芥穗，上清头目诸风，止头痛，明目，解肺、肝、咽喉热痛，消肿，除诸毒，发散疮痈。治便血，止女子暴崩，消风热，通肺气，开鼻窍闭塞。（出自《滇南本草》）

【发明】李时珍说，荆芥入足厥阴经气分，擅长祛风邪，散瘀血，破结气，消疮毒。因厥阴属风木，主血，相火寄于肝，所以荆芥为风病、血病、疮病的要药。又说，荆芥反鱼、蟹、河豚的说法，本草医方中并没有说到，然而在民间书中往往有记载。李鹏飞《三元参赞延寿书》中云，凡是吃一切没有鳞甲的鱼，忌吃荆芥。如果吃了黄鳝后再吃荆芥，会使人吐血，唯有地浆可以解。与蟹同吃，可以动风。

张元素说，荆芥味辛、苦，气味都薄，浮而升，为阳。

医家名论

李时珍说，荆芥原是野生，因现在多为世人所用，所以栽种的较多。二月播下种子，长出的苗茎方、叶细，像扫帚叶而窄小，为淡黄绿色。八月开小花，作穗状花房，花房像紫苏房。花房里有细小的子，像葶苈子一样，色黄赤，连穗一同采收入药用。

使用禁忌
表虚有汗者忌之；血虚寒热而非因风湿风寒者勿用；阴虚火炎致面赤头痛者不宜使用。凡服荆芥，忌食鱼，久服则动渴疾。

📗 形态特征

一年生草本，有香气。茎方柱形，长 50 ~ 80 厘米，被短柔毛，基部略带紫色，上部多分枝。叶对生，呈羽状深裂，裂片条形或披针形，两面被柔毛，下面具腺点。花冠穗状，长 2 ~ 9 厘米，浅红紫色，花瓣较小。果实三棱形，棕褐色，表面光滑。

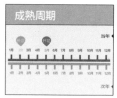

成熟周期

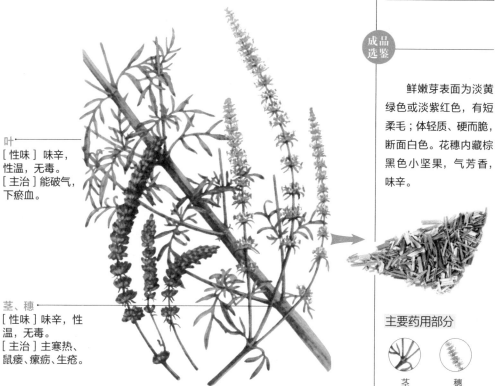

叶
[性味]味辛，性温，无毒。
[主治]能破气，下瘀血。

茎、穗
[性味]味辛，性温，无毒。
[主治]主寒热、鼠瘘、瘰疬、生疮。

成品选鉴

鲜嫩芽表面为淡黄绿色或淡紫红色，有短柔毛；体轻质、硬而脆，断面白色。花穗内藏棕黑色小坚果，气芳香，味辛。

主要药用部分

茎　　穗

🍵 实用妙方

◉ 头颈强痛：在八月后以荆芥穗做枕并铺于床头下，立春后去掉即可。

◉ 风热头痛：用荆芥穗、石膏各等份研末。每次用茶水调服二钱。

◉ 中风口噤：将荆芥穗研为细末，用酒送服二钱。

◉ 脚丫湿烂：取荆芥叶捣烂外敷。

中药趣味文化

荆芥与慈禧太后

清光绪年间，慈禧太后得了一场怪病，终日倦怠慵懒，精神很差，情绪低落，看到山珍海味也毫无食欲。出身御医世家的马培之诊断后，确定慈禧太后的病是肝郁气滞所致，就开了一方『逍遥散』。慈禧太后用了几服药就痊愈了。这『逍遥散』乃中医名方，疏肝效果甚佳，名字也很有意境。意思就是能让肝气活泼畅通，心情也会随之开朗，烦恼抛诸脑后，好像神仙一样逍遥快活。其中的一味主药就是荆芥。

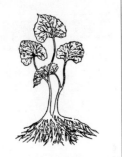

不再鼻塞流涕，还你畅快呼吸

细辛

xì xīn

【功效】祛风散寒，通窍止痛，温肺化饮。

草部·山草类　　发散风寒药

又名小辛、少辛。苏颂说，华州产的真细辛，根细而味极辛，所以称之为细辛。《名医别录》中记载，细辛生于华阴山谷，二月、八月采根阴干。

🌱 药用价值

细辛根

[修治] 雷教说，凡使细辛，切去头、土，用瓜水浸一夜，晒干用。必须将双叶的拣去。

[性味] 味辛，性温，无毒。

徐之才说，与曾青、枣根相使。与当归、芍药、白芷、川芎、丹皮、藁本、甘草同用，治妇科疾病；与决明子、鲤鱼胆、青羊肝同用，治目痛。细辛恶黄芪、狼毒、山茱萸，忌生菜、狸肉，畏芒硝、滑石，反藜芦。

[主治] 治咳逆上气、头痛、脑动、关节拘挛、风湿痹痛，死肌。久服明目，利九窍，轻身延年。（出自《神农本草经》）

能温中下气，破痰，利水道，开胸中滞结，除喉痹、鼻息肉，治鼻不闻香臭、风痫、癫疾，下乳结，治汗不出、血不行，能安五脏，益肝胆，通精气。（出自《名医别录》）

治头面风痛。（出自《本草衍义》）

润肝燥，治督脉为病、脊强而厥。（王好古）

添胆气，治咳嗽，去皮风湿痒，疗见风流泪，除齿痛、血闭、妇人血沥腰痛。（甄权）

主风寒湿头痛、痰歇气壅。（出自《本草通玄》）

含之，能去口臭。（陶弘景）

治口舌生疮、大便燥结，起目中倒睫。（李时珍）

治咳，消死肌疮肉、胸中结聚。（出自《日华子本草》）

【发明】李时珍说，气厚者能发热，为阳中之阳。辛温能散，所以各种风寒、风湿、头痛、痰饮、胸中滞气、惊痫者，适宜使用。口疮、喉痹、齿痛等病用细辛，取其能散浮热，则火郁亦能发之。辛能泄肺，所以风寒咳嗽上气者也能用。辛能补肝，所以胆气不足、惊痫、眼目等疾病者宜用。辛能润燥，所以能通少阴经及耳窍，便涩的人宜用。

🔲 医家名论

《名医别录》中记载，细辛生于华阴山谷，二月、八月采根阴干。

李时珍说，能乱细辛的，不止杜衡，应从根苗、色味几方面来仔细辨别。叶像小葵，柔茎细根，直而色紫，味极辛的是细辛。叶像马蹄，茎微粗，根弯曲而呈黄白色，味也辛的是杜衡。叶像小桑，根像细辛，微粗长而呈黄色，味辛而有臊气的是徐长卿。

使用禁忌
凡病内热及火生炎上，上盛下虚，气虚有汗，血虚头痛，阴虚咳嗽，皆禁用。风热阴虚者禁用。恶黄芪、狼毒、山茱萸，畏滑石、芒硝，反藜芦，忌生菜、狸肉。

形态特征

多年生草本，根茎直立或横走，细长、芳香，顶部有分枝。叶片心形或卵状心形，先端渐尖，有短毛，基部呈心形，仅脉上被毛。花单生，从两叶间抽出，贴近地面，管钟状。果实接近球状，长 10 ~ 15 毫米，六月成熟。

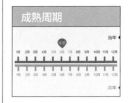

成熟周期

成品选鉴

表面灰黄色，平滑或具纵皱纹，质脆、易折断，断面黄白色。有的可见花果，花钟形，暗紫色。果实呈半球形。气辛香，味辛辣、麻舌。

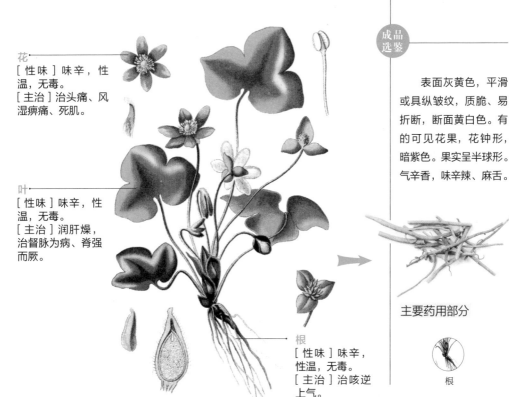

花
[性味] 味辛，性温，无毒。
[主治] 治头痛、风湿痹痛、死肌。

叶
[性味] 味辛，性温，无毒。
[主治] 润肝燥，治督脉为病、脊强而厥。

根
[性味] 味辛，性温，无毒。
[主治] 治咳逆上气。

主要药用部分

根

实用妙方

◐ 中风突然昏倒，不省人事：用细辛末吹入鼻中。

◐ 小儿口疮：细辛末用醋调和后贴敷肚脐。

◐ 虚寒呕哕，饮食不下：细辛去叶半两，丁香二钱半，共研为末，每次用柿蒂汤送服一钱。

◐ 各种耳聋，用聪耳丸：将细辛末溶在黄蜡中，团成鼠屎大小丸，棉裹一丸塞耳中。须戒怒气。

中药趣味文化

『和尚仙』与细辛汤

很久以前，有一个和尚，他在修行期间一边云游四海，一边行医治病。还俗之后，他开了一家医馆，免费给穷人看病。因为他医术高明，又心地善良、乐善好施，当地的百姓都很敬仰他，称他为『和尚仙』。可是他的儿子从小就有哮喘病，他翻遍医书，也没有找到医治的方法。后来，他到另外一个地方出诊，偶然听说了细辛汤的方子，回去试了试，还真治好了儿子的病。之后，他又用细辛汤治好了很多人。

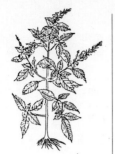

暑天贪凉生病就用它

香薷

xiāng rú

【功效】发汗解表，化湿和中，利水消肿，温胃调中。

草部·芳草类　　发散风寒药

又名香菜、香茸、香菜、蜜蜂草。《玉篇》中认为，它气味香、叶片柔，所以名香薷。此草初生时名茸，又因像蜜蜂的花房，所以俗称为蜜蜂草。

🌿 药用价值

香薷全草

[修治] 李时珍说，八、九月间香薷开花呈穗状时，采来阴干备用。

[性味] 味辛，性微温，无毒。

[主治] 治疗霍乱所致腹痛、吐泻，消水肿。（出自《名医别录》）

祛热风。突然抽筋的，取香薷煮汁顿服半斤，即止。研末用水送服，可止鼻出血。（孟诜）

治霍乱不可阙也，用之无不效。（出自《本草衍义》）

能下气，除烦热，治疗呕逆冷气。（出自《日华子本草》）

春季煎汤代茶饮，可预防热病，调中温胃。含汁漱口，除口臭。（汪颖）

治伤暑，利小便。（出自《本草衍义补遗》）

主脚气寒热。（李时珍）

解表除邪，治中暑头痛、暑热所致肚腹疼痛、咳嗽，发汗，温胃，和中。（出自《滇南本草》）

主下气，除烦热，定霍乱，止呕吐，疗腹痛，散水肿，调中温胃，最解暑气。（出自《药性解》）

【发明】李时珍说，凡医生治暑病，以香薷饮为首选药方。然而，暑病中若是因乘凉饮冷，以致阳气被阴邪阻遏，症见头痛、发热恶寒、烦躁口渴，或吐或泻，或霍乱者，适宜用香薷散

以发越阳气，化湿和脾。如果是因饮食不节，劳累过度，悲伤太过而伤暑者，症见高热口渴、汗出如雨、烦躁喘促，或吐或泻的，这是劳倦内伤之症，必须使用李东垣的清暑益气汤、人参白虎汤之类，以泻火益元。如果用香薷来治疗，会使表更虚而热更盛。因香薷为夏季解表的药物，正如冬季用麻黄一样，气虚者尤其不可多服。另外，香薷性微温，不宜热饮，否则反而会导致吐逆，应以冷服为好。

📖 医家名论

李时珍说，香薷有野生、有家种。中州人在三月栽种它，叫作香菜，用来充当蔬菜。朱丹溪只取大叶的为好，但是小叶的香气更加浓烈，现代人多用。它的茎是方的，叶尖有齿痕，很像黄荆叶但稍小些，九月开紫色的花，呈穗状。另外有一种细子、细叶的，高只有几寸，叶像落帚叶，是石香薷。

寇宗奭说，香薷生长在山野间，荆湖南北、二川都有，汴洛有栽种，暑天也当作蔬菜食用。它的叶像茵陈，花茸紫，连成穗，四五十房为一穗，像荆芥穗，带有香气。

使用禁忌

香薷性微温，不宜热饮，内服宜凉饮，热饮易导致呕吐。表虚者禁服。忌鲫鱼、海藻、菘菜、桃、李、雀肉。

形态特征

多年生草本，高30～40厘米。茎直立，通常呈棕红色，单一或有两个分枝，四棱形，有灰白色卷曲柔毛。叶对生，叶片呈披针形，边缘有锯齿，上面黄绿色，被白色柔毛，下面颜色较淡，有腺点。花序密集成穗状，淡紫色，或少有白色。

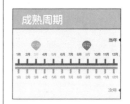

成熟周期

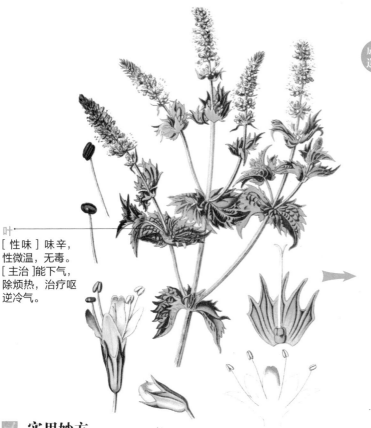

叶
[性味]味辛，性微温，无毒。
[主治]能下气，除烦热，治疗呕逆冷气。

成品选鉴

全体被有白色茸毛，质脆，易折断。叶对生，皱缩破碎或已脱落。茎顶带有穗状花序，呈淡黄色或淡紫色，有浓烈香气，味辛、微麻舌。

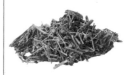

主要药用部分

全草

实用妙方

○ 一切伤暑，用香薷饮：香薷一斤，姜厚朴（姜汁炙）、白扁豆（微炒）各半斤，锉末。每次取五钱，加水二盏、酒半盏，煎取一盏，放水中待冷后服下，连服两剂有效。凡暑天卧湿当风，或生冷不节致吐痢，或发热、头痛、体痛，或心腹痛，或转筋，或干呕，或四肢逆冷，或烦闷等，都可用。

○ 口中臭气：用香薷一把，加水煎汁含漱。

○ 心烦胁痛：用香薷捣汁一二升饮服。

○ 鼻衄不止：将香薷研末，用白开水冲服一钱。

中药趣味文化

林黛玉与香薷饮

《红楼梦》中第二十九回讲到林黛玉到清虚观后，因为天气炎热，便寻那阴凉的地方多待了一会儿，但因身体虚弱，受了寒，得了阴暑之疾。回去之后吃了「香薷饮」，才觉得好些。

香薷饮是有名的中医方剂，由香薷散演变而来，用药仅三味：香薷、炒扁豆、姜厚朴。若在夏季受暑热外感风寒，然后贪凉饮冷、导致头重头痛、神疲倦怠、四肢困乏等症状，就是中医理论上的阴暑，一般多用香薷饮。

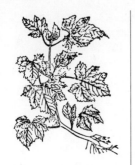

路边拾来的散寒止痛药

苍耳

cāng ěr

又名常思、卷耳、猪耳、地葵、野茄。李时珍说，其叶形像枲麻，又像茄，所以有枲耳及野茄等各种名称；其味滑像葵，所以叫地葵，与地肤同名。

【功效】清热解毒，祛风杀虫，通窍止痛。

草部·隰草类　　发散风寒药

🌿 药用价值

苍耳子

[性味] 味辛、苦，性温，有小毒。

苏恭说，苍耳子忌猪肉、马肉、米泔，害人。

[主治] 主风寒头痛、风湿麻痹、四肢拘挛痛、恶肉死肌，以及膝痛。久服益气。（出自《神农本草经》）

清肝热，明目。（甄权）

治一切风气，填髓，暖腰脚，治瘰疬疥癣及瘙痒。（出自《日华子本草》）

炒香浸酒服，能祛风补益。（李时珍）

善发汗，散风湿，上通脑顶，下行足膝，外达皮肤。治头痛、目暗、齿痛、鼻渊。（出自《本草备要》）

苍耳茎、叶

[性味] 味苦、辛，性微寒，有小毒。

苏恭说，苍耳茎、叶忌猪肉，马肉，米泔。伏硇砂。

[主治] 主治中风所致伤寒头痛。（孟诜）

治疗麻风癫痫、头痛湿痹、毒在骨髓、腰膝风毒。夏季采来苍耳茎、叶晒干研为末，用水送服一二钱，冬天用酒送服。也可以做成丸子，每次服二三十丸，每日三次。服满一百天，症状如疥疮，或发痒，流脓汁，或皮肤斑驳错起，死皮脱完则肌如凝脂。能使人减少睡意，除各种毒螫，杀寄生虫毒。久服益气，聪耳明目，轻身强志。（苏恭）

把叶子揉搓后放在舌下，出涎，能治目黄、嗜睡。将其烧灰，和腊月猪脂敷贴在疔肿处，可出脓头。煮酒服用，主治狂犬咬毒。（李时珍）

【发明】李时珍说，苍耳叶久服，祛风热有效，服药期间忌感受风邪及吃猪肉，否则会遍身发红。

📖 医家名论

苏颂说，苍耳现在到处都有。《诗义疏》中载，其叶子呈青白色，像胡荽，白花细茎，蔓延生长，可煮来吃，质滑溜、味淡。在四月中旬长果实，形状像妇人戴的耳环。

李时珍说，按周定王《救荒本草》所说，苍耳的叶为青白色，类似于黏糊菜叶。在秋天结果实，比桑葚短小而多刺。嫩苗炸熟，水浸淘拌后吃，可以充饥。其果实炒去皮，研成面，可做成饼吃，也可熬油点灯。

使用禁忌

全株有毒，幼芽和果实的毒性最大，茎、叶中都含有对神经及肌肉有害的毒素，可损害心、肝、肾及引起出血。不宜做苍耳饼吃，更不得随意生食嫩叶或果实。若作为药用，应严格遵照医嘱。

形态特征

一年生草本，高 30 ~ 90 厘米。根纺锤状，茎直立，粗糙，有短毛。叶互生，三角状卵形，先端锐尖，基部心形，边缘有缺刻或浅裂，有不规则粗锯齿，粗糙或被短白毛。花序聚生头状，外有倒刺。果实卵形或椭圆形，绿色、淡黄色或红褐色。

子
[性味] 味辛、苦，性温，有小毒。
[主治] 治风寒头痛、风湿麻痹、四肢拘挛痛。

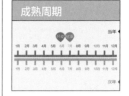

成熟周期

叶
[性味] 味苦、辛，性微寒，有小毒。
[主治] 治中风所致伤寒头痛。

成品选鉴

苍耳子呈纺锤形或椭圆形，表面呈黄棕色或黄绿色，全身有钩刺，质硬而韧，灰黑色，具纵纹。种皮膜质，浅灰色，有油性。气微，味辛、苦。

茎
[性味] 味苦、辛，性微寒，有小毒。
[主治] 治中风所致伤寒头痛。

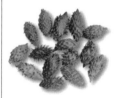

主要药用部分

子　　茎　　叶

实用妙方

○ **久疟不愈**：用苍耳子或根、茎，焙过，研为末，加酒调糊，做成如梧桐子大的丸子。每服三十丸，酒送下，一天服两次。用生苍耳捣汁服也可以。

○ **大腹水肿，小便不利**：用苍耳子灰、葶苈子末各等份，每服二钱，水送下，一天服两次。

○ **毒蛇、沙虱、射工等所伤**：用苍耳嫩苗一把，取汁，和温酒灌入，并将滓厚厚地敷在伤处。

中药趣味文化

苍耳子的由来与趣闻

传说唐宣宗以中药名『白头翁』为上联求对，国子助教温庭筠当即对出了下联，也是三个字的中药名『苍耳子』。这副对联不仅对仗工整得体，而且雅俗共赏，饶有风趣，体现了中医药的文化意蕴。苍耳子原名为『菜耳实』，始见于《神农本草经》『苍耳子』的称呼最早出现在唐代孙思邈的《备急千金要方》中，因其果实成熟干燥后会变成黄褐色，所以在名字中加了一个『苍』字，清代以后，沿用至今。

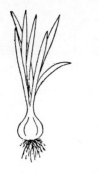

发汗解表，散寒通阳

葱

cōng

【功效】发汗解表，散寒通阳。

菜部·荤辛类　　发散风寒药

又名芤、菜伯、和事草、鹿胎。葱外直中空，有囱通之象，所以"葱"通"囱"；"芤"的意思是草中有孔，所以葱又被称为芤。因它和诸物皆宜，所以又叫菜伯、和事草。

药用价值

葱茎白

[性味] 味辛，性平，无毒。

[主治] 煮汤，治伤寒、中风、面目浮肿，能发汗。（出自《神农本草经》）

治伤寒所致骨肉疼痛、喉痹不通，能安胎，益眼睛，除肝中邪气，调中焦，利五脏，解各种药物的药毒。根治伤寒头痛。（出自《名医别录》）

治流行性传染病，症见头痛高热，霍乱转筋及奔豚气、脚气、心腹痛、眼睛发花，止心烦闷。（出自《日华子本草》）

除风湿，治全身疼痛麻痹，治胆道蛔虫，能止大人阳脱、阴毒腹痛，以及小儿肠绞痛、妇人妊娠尿血。通乳汁，散乳痈，治耳鸣。局部外敷可治狂犬咬伤，制蚯蚓毒。（李时珍）

葱叶

[性味] 味辛，性温，无毒。

[主治] 煨后研碎，敷外伤化脓处。将叶加盐研细，用来敷在被毒蛇、毒虫咬伤的部位。（出自《日华子本草》）

利五脏，益精明目，发散黄疸病。（孙思邈）

葱须

[性味] 味辛，性平，无毒。

[主治] 治饮食过饱和房事过度，大便带血、痢疾和痔疮。将葱须晒干，研成末，每次服二钱，用温酒送下。（李时珍）

葱实（鳞茎）

[性味] 味辛，性大温，无毒。

[主治] 明目，补中气不足。（出自《神农本草经》）

能温中益精。（出自《日华子本草》）

养肺。（孙思邈）

【发明】李时珍说，葱为佛家五荤之一。生时辛散，熟后甘温，外实中空，为肺之菜，肺病者适宜吃。肺主气，外应皮毛，其合阳明，所以葱所治的症多属太阳经、阳明经，都是取其发散通气的作用，能解毒及理血病。

医家名论

李时珍说，冬葱即慈葱，又叫太官葱。因它的茎柔软细弱且有香味，冬天也不枯萎，适宜太官拿去上供，所以名"太官葱"。汉葱又叫木葱，因其茎粗硬，所以有木的名字。冬葱不结子。汉葱春末开花成丛，花为青白色，子味辛、色黑，有皱纹，呈三瓣的形状。收取后阴干，不要受潮，可栽苗，也可播种。

使用禁忌

患有胃肠道疾病，特别是溃疡病的人不宜多食。由于葱对汗腺有较强的刺激作用，在夏季，有腋臭的人应慎食。表虚、多汗者也应忌食。大葱不可过食，否则会损伤视力。大葱不宜与蜂蜜共同内服。

形态特征

一般高 25 ～ 70 厘米，茎圆柱状，单生或簇生，外表有膜质白皮。叶呈管状，中空，绿色，先端尖，叶鞘圆筒状，抱合成为假茎，色白，通称葱白。花序伞形球状，位于总苞中，花梗纤细，花白色。子小，有六棱，黑色。

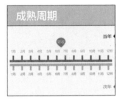

成熟周期

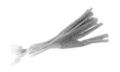

成品选鉴

鳞茎圆柱状，单生或簇生。外皮白色，膜质，不破裂。叶圆筒状，中空。伞形花序近球形，花白色。种子具六棱，黑色。

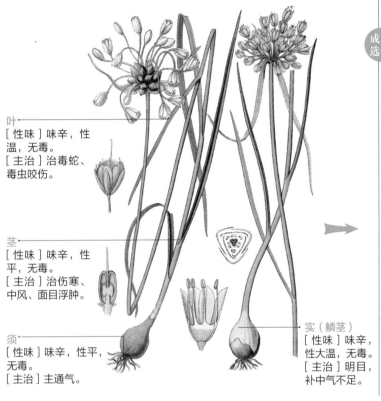

叶
[性味]味辛，性温，无毒。
[主治]治毒蛇、毒虫咬伤。

茎
[性味]味辛，性平，无毒。
[主治]治伤寒、中风、面目浮肿。

须
[性味]味辛，性平，无毒。
[主治]主通气。

实（鳞茎）
[性味]味辛，性大温，无毒。
[主治]明目，补中气不足。

主要药用部分

茎白

实用妙方

⊙ 风寒感冒初起：取葱白一把、淡豆豉半合，泡汤服，取汗。

⊙ 伤寒致头痛欲裂：用连须葱白半斤、生姜二两，水煮温服。

⊙ 霍乱烦躁，坐卧不安：用葱白二十根、大枣二十枚，加水三升煎成二升，分次服用。

中药趣味文化

葱治癃闭的故事

古时候，有一个员外得了癃闭，小便点滴不通，腹胀如鼓，十分难受，吃什么也吐什么。家里人已经为他准备后事了。这时仆人忽然听见门外有拨浪鼓声，出门一看，是一位江湖郎中，虽有些风尘仆仆，但掩不住其仙风道骨的卓然之姿。仆人忙把郎中请入府上。郎中望、闻、问、切四诊之后，让仆人拿葱来，吩咐把葱洗净，插入员外小便。之后按郎中的方子服药调理。没过多久，员外的病就好了。

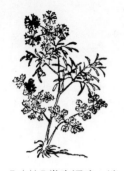

赶走身体里的不正之气

胡荽

hú suī

【功效】发表透疹，消食开胃。

菜部·荤辛类　　发散风寒药

又名香菜、胡菜、芫荽。《说文解字》中将荽归为姜属，能香口。胡荽茎柔、叶细、根多须。因为是张骞出使西域带回来的，故称胡荽，俗称芫荽。

🌱 药用价值

胡荽根、叶

[性味] 味辛，性温，微毒。

孟诜说，可生吃，为荤菜，易损人精神。华佗曾说，有狐臭、口臭、烂齿及脚气、金疮的人，都不可吃胡荽，否则会使病情加重。

陈藏器说，久食令人健忘。久食胡荽根，会发痼疾。切不可与邪蒿同食，否则令人汗臭，难以治愈。

李时珍说，凡服一切补药及药中有白术、牡丹的，都不能吃胡荽。

[主治] 能消食，治五脏，补不足，利大小肠，通小腹气，清四肢热，止头痛。痧疹、痘疮不出者，用胡荽煎酒喷患处，立出。能通心窍。（出自《嘉祐补注本草》）

补筋脉，助食欲。用热饼裹食胡荽，治肠风，效果很好。（孟诜）

与各种菜同吃，气香，爽口，辟毒虫。（吴瑞）

解鱼、肉毒。（宁源）

利五脏，补筋脉，主消谷能食。（出自《食疗本草》）

升散阴气，辟邪气，发汗，托疹。（出自《医林纂要》）

胡荽子

[性味] 味辛、酸，性平，无毒。

[主治] 炒用，主消食开胃。（孙思邈）

解蛊毒、五痔，以及食肉中毒，止吐血、下血，可煮汁冷服，又可以用油煎，涂小儿秃疮。（陈藏器）

能发痘疹，除鱼腥。（李时珍）

主小儿秃疮，油煎敷之。亦主虫毒、五野鸡病及食肉中毒、下血。（出自《本草拾遗》）

【发明】李时珍说，胡荽辛温香窜，内通心脾，外达四肢，能辟一切不正之气。痘疮难出的，用胡荽能发出来。

📖 医家名论

李时珍说，胡荽到处都种植。八月下种，阴天尤好。初生时茎柔叶圆，叶有花歧，根软而白。冬春采摘，香美可食，也可做成酸菜。胡荽是道家五荤之一。它在立夏后开细花成簇，像芹菜花，颜色呈淡紫色。五月收子，子像大麻子，味辛香。

使用禁忌

不可久食，否则伤眼睛。久食胡荽根可发痼疾。凡服一切补药及药中有白术、牡丹者，不可食此。胡荽耗气，气虚的人不宜食用。痘疹出不快，患口气臭、龋齿者，不宜食用。

形态特征

　　一年生或二年生草本，高 30 ~ 100 厘米。全株无毛，有强烈香气。根细长，有众多纤细的枝根。茎直立，多分枝，有条纹。叶呈羽状，广卵形或扇形，边缘有锯齿。伞形花序顶生或与叶对生，花白色或带淡紫色，花瓣倒卵形。果实近球形，背面有棱。

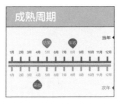

成熟周期

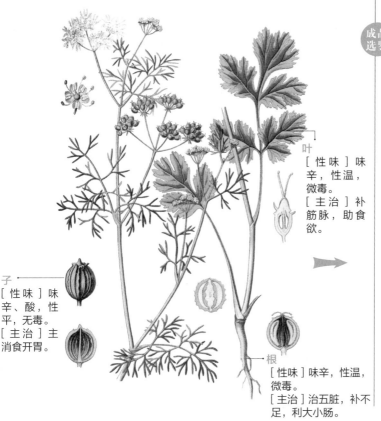

叶
[性味] 味辛，性温，微毒。
[主治] 补筋脉，助食欲。

子
[性味] 味辛、酸，性平，无毒。
[主治] 主消食开胃。

根
[性味] 味辛，性温，微毒。
[主治] 治五脏，补不足，利大小肠。

成品选鉴

　　全株无毛，有强烈香气。根细长，果实近球形。其品质以色泽青绿，香气浓郁，质地脆嫩，无黄叶、烂叶者为佳。

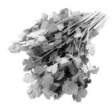

主要药用部分

根　　　　叶

实用妙方

◉ 痘疹不快：取胡荽二两，切碎，加酒两大盏煎沸，盖严，勿令漏气。待冷后去渣，含酒轻喷患儿，从颈背直至两足，勿喷头面。

◉ 小儿出痘疹：可取胡荽制成胡荽酒擦皮肤，或水煎，趁热熏鼻，或蘸汤擦面及颈部，可以加速痘疹发出，已出者则应停止使用。

中药趣味文化

胡荽的由来

　　胡荽原产自中亚和南欧。西汉时，张骞出使西域，带回很多中原没有的物种，胡荽就是其中之一。

　　古时，中原人将边陲地区的少数民族皆称胡人，因此从西域传入的很多物种的名字都被冠以「胡」字。南北朝时，后赵的建立者明帝石勒是羯族人，他因为自己被称为胡人，就觉得胡荽听起来不顺耳，下令改为「原荽」。后来演变为「芫荽」。因带有刺激的清香气味，被道家列为「五荤」之一，并被当作驱邪镇鬼的法宝。

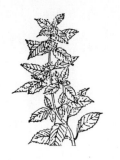

清新口气，让你神清气爽

薄荷

bò he

【功效】疏风，散热，辟秽，解毒。

草部·芳草类　　发散风热药

又名蕃荷菜、吴菝蔺、南薄荷、金钱薄荷、眼睛草。入药的薄荷多以苏州产的为佳。也有人把这里说的薄荷叫作南薄荷，因为还有一种龙脑薄荷，以示区别。

药用价值

薄荷茎、叶

[性味] 味辛，性微寒，无毒。

甄权说，适宜与韲同做成腌菜食用。刚病愈者不能吃，否则会令人虚汗不止。瘦弱的人长期食用，会引发消渴。

[主治] 主贼风伤寒、恶气、心腹胀满、霍乱、宿食不消，可下气。煮汁内服，能发汗、解劳乏，也可以生吃。（出自《新修本草》）

长期做菜吃，能却肾气，辟邪毒，除疲劳，使人口气清香。煎汤洗，治漆疮。（孙思邈）

能通利关节，发毒汗，驱邪气，破血止痢。（甄权）

治因中风而失声、吐痰。（出自《日华子本草》）

主各种伤风、头风，以及小儿风涎，为要药。（苏颂）

取汁服，可祛心脏风热。（孟诜）

清头目，除风热。（李杲）

利咽喉，疗口齿诸病。治淋巴结核、疥疮、风隐疹。捣成汁含漱，去舌苔语涩。用叶塞鼻，止衄血。外涂，治蜂蜇蛇伤。（李时珍）

【发明】张元素说，薄荷味辛，性凉，气味薄，浮而升，属阳，所以能祛人体上部、头部及皮肤的风热。

李时珍说，薄荷入手太阴经、足厥阴经，辛能发散，凉能清利，专于消风散热，所以是治疗头痛、头风和眼目、咽喉、口齿诸病，小儿惊热及瘰疬、疥疮的重要药物。

陈士良说，薄荷能引诸药入营卫，所以能发散风寒。

医家名论

苏颂说，薄荷到处都有生长，它的茎叶像荏而略尖长，经冬根不死，夏秋季节采其茎叶晒干备用。薄荷在古方中很少用，现在是治风寒的要药，所以人们多有种植。

李时珍说，薄荷，人们多有栽种。二月时，薄荷老根长出苗，清明前后可分植。它的茎是方的，为赤色，叶子对生，刚长出来时叶子长而头圆，长成后则变尖。吴、越、川、湖等地的人多用它来代替茶叶。苏州所产的，茎小而且气味芬芳，江西产的稍粗，川蜀产的更粗。入药用，以苏州所产的薄荷为好。

使用禁忌

本品芳香辛散，发汗耗气，多服损肺伤心，故体虚多汗者不宜使用。多服久服，令人虚冷；阴虚发热、咳嗽自汗者勿食。薄荷脑、薄荷油有较强的麻痹作用，过量服用可导致呼吸肌麻痹而死亡。

形态特征

多年生芳香草本，茎直立，高30～80厘米。根茎横生地下，质脆，易折断。茎为方柱形，多分枝，四侧无毛或略具倒生的柔毛。叶对生，刚长出来时长而头圆，长成后则变尖。花序球形，花小，淡紫色，结暗紫棕色的小粒果。

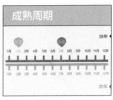

成熟周期

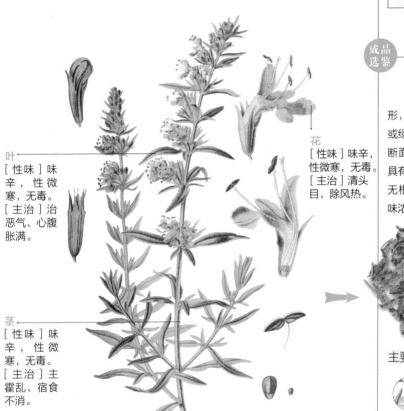

叶
[性味]味辛，性微寒，无毒。
[主治]治恶气、心腹胀满。

花
[性味]味辛，性微寒，无毒。
[主治]清头目，除风热。

茎
[性味]味辛，性微寒，无毒。
[主治]主霍乱、宿食不消。

成品选鉴

干燥全草，茎方柱形，黄褐色中带紫色，或绿色，质脆而易折断，断面类白色，中空。叶具有白色茸毛。以身干、无根、叶多、色绿、气味浓者为佳。

主要药用部分

茎　　　　叶

实用妙方

○ 清上化痰，利咽膈，除风热：用薄荷末炼蜜丸，丸子如芡子大，每次含服一丸。用白砂糖和丸也可。

○ 风气瘙痒：用大薄荷、蝉蜕各等份，同研末，每次用温酒调服一钱。

○ 鼻出血不止：用薄荷汁滴鼻，或者用干薄荷煮水，棉球蘸汁塞鼻。

中药趣味文化

希腊神话中的薄荷

传说，薄荷的原名出自希腊神话。冥王哈迪斯爱上了美丽的精灵曼茜，冥王的妻子佩瑟芬妮十分嫉妒。为了使冥王忘记曼茜，佩瑟芬妮将她变成小草，长在路边任人踩踏。可是内心坚强善良的曼茜变成小草后，身上却拥有了迷人的芬芳，被更多人喜爱。人们把这种草叫薄荷。薄荷有很好的杀菌抗病毒作用，常喝能预防病毒性感冒、口腔疾病，使口气清新。据说，薄荷也有「眼睛草」的别称。

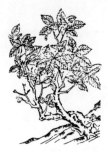

清热祛风的明目良药

桑

sāng

 木部·灌木类　　发散风热药

【功效】疏散风热，清肺润燥，清肝明目，滋补肝肾。

桑子名葚。桑是一个象形字，以桑树的形态为根据而成，上部分是桑的聚花果，即桑葚，下部分是桑树。桑种类繁多，但功效大同小异。

🌿 药用价值

桑根白皮

[性味] 味甘，性寒，无毒。

[主治] 治伤中、五劳、六极、消瘦、脉细弱，可补虚益气，去肺中水气，止唾血、热渴、水肿、腹满、腹胀，利水道，疗金疮。治肺气喘满、虚劳客热和头痛，内补不足。煮汁饮，利五脏。加入散用，下一切风气、水气。调中下气，化痰止渴，开胃下食，杀肠道寄生虫，止霍乱吐泻。研汁可治小儿惊痫及敷鹅口疮，效果佳。

皮中汁

[性味] 味甘，性寒，无毒。

[主治] 治小儿口疮白，拭擦干净后涂上即愈。另外，涂金刃所伤处，一会儿便止血，用白皮裹伤口更好。涂蛇、蜈蚣、蜘蛛蚕伤有效。取桑树枝烧汤，治大风疥疮，生眉发。

桑葚（果实）

[性味] 味甘，性寒。

[主治] 单独吃可止渴，利五脏关节，通血气。晒干制成末，做成蜜丸每天服，使人不饥，还可以镇魂安神，令人聪明、头发不白，延年益寿。捣汁饮可解酒毒。酿成酒服，利水消肿。

桑叶

[性味] 味苦、甘，性寒，有小毒。

[主治] 主除寒热，出汗。汁能解蜈蚣毒。煎浓汁服，可除脚气水肿，利大小肠。炙热后煎饮，能代茶止渴。煎饮可以利五脏，通关节，下气。而嫩叶煎酒服，能治一切风疾。蒸熟捣烂，治风痛出汗及扑损瘀血。揉烂外涂可治蛇虫咬伤。研成汁外敷，可治金疮及小儿口腔溃疡。

【发明】李时珍说，桑葚有乌、白两种。《杨氏产乳集验方》中载，不能给孩子吃桑葚，否则使小儿心寒。陆玑《诗义疏》里说，鸠吃桑葚，过多会醉伤。《四时月令》里说，四月适宜饮桑葚酒，能解百种风热。其做法是取桑葚汁三斗，煮到一斗半，放入白蜜二合、酥油一两、生姜一合，适当煮后，用瓶装起来。每次服一合，和酒一起饮。史载魏武帝的军队缺乏食物，得到干桑葚以充饥。金末大灾荒时，人们都吃桑葚，得以存活的人不计其数。湿桑葚可以止渴、充饥，平时可及时采摘收藏。

🏛 医家名论

李时珍说，桑有好多种，白桑，叶大似掌而厚；鸡桑，叶和花较薄；子桑，先长葚而后生叶；山桑，叶尖而长。用种子栽种的，不如压条分栽的。桑若产生黄衣，称作金桑，是树木将要干枯的表现。

使用禁忌
风寒感冒、口淡、咳嗽、痰稀白者不宜服用桑叶。肺胃虚寒者忌服。

◢ 形态特征

落叶灌木或小乔木，高 3 ～ 15 米。树皮灰白色，有条状浅裂。根皮黄棕色或红黄色，纤维性强。叶片卵形或宽卵形，边缘有粗锯齿。花单性，雌雄异株，穗状花序。果实多数密集成一卵圆形或长圆形的聚合果，初时绿色，成熟后变肉质，黑紫色或红色。

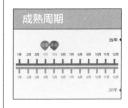

成熟周期

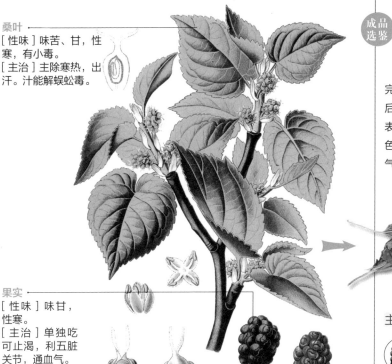

桑叶
[性味] 味苦、甘，性寒，有小毒。
[主治] 主除寒热，出汗。汁能解蜈蚣毒。

成品选鉴

本品多皱缩、破碎。完整者有柄，叶片展平后呈卵形或宽卵形，上表面黄绿色，下表面颜色稍浅，叶脉突出。质脆。气微，味苦、甘。

果实
[性味] 味甘，性寒。
[主治] 单独吃可止渴，利五脏关节，通血气。

主要药用部分

果实　　叶

◢ 实用妙方

○ **青盲**：取青桑叶焙干研细，煎汁趁热洗目，坚持必见效。

○ **风眼多泪**：取冬季不落的桑叶，每日煎汤温洗。

○ **眼红涩痛**：桑叶研末，卷入纸中烧烟熏鼻，有效。

○ **水肿胀满**：用桑心皮切细，加水二斗，煮至一斗，放入

桑葚，再煮取五升，和糯米饭五升酿酒饮服。此方叫作"桑葚酒"。

中药趣味文化

治盗汗的良药

相传宋代，某日严山寺来了一个游僧，身体瘦弱且食欲极差，每夜一上床入睡就浑身出汗，醒后衣衫、被单尽湿，多年来四处求医都没能治好。后来，住持知道游僧的病情，说自己有一祖传验方，保证可以治好他的病。第二天天刚亮，住持就带着游僧来到桑树下，趁带露未干，采了一把桑叶带回寺中，叮嘱游僧焙干研末后每次服二钱，空腹时用米汤冲服，每日一次。连服三日后，游僧二十多年的盗汗顽疾竟然痊愈了。

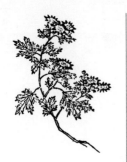

菊花

jú huā

【功效】清热祛风，平肝明目。

草部·隰草类　　发散风热药

又名节华、日精、更生、周盈。节华之名，取其与节气相应。《抱朴子》中记载，仙方中所说的日精、更生、周盈，指的都是菊，只是根、茎、花、实的不同叫法。

药用价值

菊花、叶、根、茎、实

[性味] 味苦、甘，性微寒，无毒。

　　李时珍说过，《神农本草经》中记载菊花味苦，《名医别录》中载菊花味甘，各家都认为味甘的是菊，味苦的是苦薏，只取味甘的入药。按张华《博物志》所说，菊有两种，苗花一样，只是味稍有不同。味苦的不能食用。范致能在《菊谱序》中说只有甘菊可以食用，也可入药用。其余黄菊、白菊都味苦，虽然不能食用，却可入药用。治头风尤以白菊为好。据以上两种说法，知菊类自有甘、苦两种。作食品必须用甘菊，入药则各种菊都可以，但不能用野菊，即苦薏。

[主治] 治诸风、头眩肿痛、流泪、皮肤死肌、恶风及风湿痹痛。长期服用可利血气，抗衰老。（出自《神农本草经》）

　　治腰痛无常，除胸中烦热，安肠胃，利五脉，调四肢。（出自《名医别录》）

　　治头目风热、晕眩倒地、颅脑疼痛，消身上一切游风，利血脉。（甄权）

　　用菊做枕头可明目，菊叶也能明目，生熟都可食。（出自《日华子本草》）

　　养肝血，去翳膜。（张元素）

【发明】李时珍说，菊，味兼甘苦，性禀平和，得阴分，白菊入金水阳分，红菊行妇人血分，都可入药。它的苗可作蔬菜，叶可食用，花可做糕饼；根及种子可入药，装在布袋里可做枕头，蜜酿后可作饮品。自上而下，菊全身都是宝。

医家名论

　　李时珍说，菊的品种不下百种，宿根自生，茎、叶、花、色，各不相同。一般只用单叶味甘的入药，如《菊谱》中所载的甘菊、邓州黄、邓州白之类。甘菊原产于山野，现在人们都有栽种。它的花细碎，品位不太高，花蕊像蜂巢，内有细小的子，也可将菊枝压在土中分植。菊的嫩叶和花可以炸着食用。白菊花稍大，味道不太甜，也在秋季采收。菊中无子的，称为牡菊。

　　吴瑞说，花大而香的，为甘菊；花小而黄的，为黄菊；花小而气味不好的，是野菊。

使用禁忌

　　菊花性微寒，长期服用或用量过大，可伤脾胃阳气，导致胃部不适、肠鸣便溏等胃肠道反应，因此孕妇及脾胃虚寒者不宜用。另外，痰湿型、血瘀型高血压患者也不宜用菊花降压。

形态特征

多年生草本植物，株高 20 ~ 200 厘米，通常 30 ~ 90 厘米。茎直立，被柔毛，嫩绿或褐色。叶互生，卵圆至长圆形，边缘有缺刻及锯齿，下端被白色短柔毛。头状花序顶生或腋生，一朵或数朵簇生，花序大小和形状各有不同，色彩丰富。

成熟周期

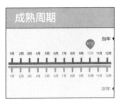

花
[性味] 味苦、甘，性微寒，无毒。
[主治] 治诸风、头眩肿痛。

叶
[性味] 味苦、甘，性平，无毒。
[主治] 治恶风及风湿痹痛。

成品选鉴

总苞由 4 ~ 5 层苞片组成，外表面无毛。黄色舌状花，皱缩卷曲；管状花多数，深黄色。体轻干燥，气芳香，味苦、甘。

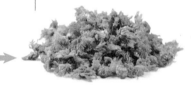

主要药用部分

花

实用妙方

◎ **风热头痛**：菊花、石膏、川芎各三钱，同研末，每服一钱半，茶调下。

◎ **膝风疼痛**：用菊花、陈艾叶做护膝，久则自除。

◎ **病后生翳**：白菊花、蝉蜕各等份，研为末，每次取二三钱，加蜜少许，水煎服。

中药趣味文化

八仙畅饮菊花酒

传说很早以前，八仙中的何仙姑曾游历人间，在河阳（今张家港市港口镇）喝过一种菊花酒，香甜醇厚，如瑶池仙酒一般。之后八仙相约共同下凡品尝此酒。打了酒后行至文峰塔下，何仙姑从口袋里掏出一块石子，变出一张可以让八人围坐的石桌。于是，八仙围桌而坐，兴高采烈地喝起菊花酒来，直到酒醉八九分，才腾云回洞府。如今，河阳山顶的八仙石还在，这一带把跟八仙石一样大小的桌子叫作八仙桌。

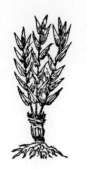

防治风寒感冒效果好

柴 胡

chái hú

【功效】升举阳气，疏散退热，疏肝解郁。

🌿 草部·山草类　　发散风热药

又名地薰、芸蒿、山菜、茹草、芘胡。它生长在山中，嫩时可食，老的则采来当柴，所以苗有芸蒿、山菜、茹草等名称，而根名叫作柴胡。

🌿 药用价值

柴胡根

[性味] 味苦，性微寒，无毒。

李时珍说，柴胡入手少阳、足少阳经，须佐黄芩同用；入手厥阴、足厥阴经，则佐黄连同用。

[主治] 主心腹疾病，祛胃肠中结气，以及饮食积聚，并能除寒热邪气。久服可轻身、明目、益精。（出自《神农本草经》）

除伤寒、心下烦热、各种痰热壅滞、胸中气逆、五脏间游气、大肠停积水胀及湿痹拘挛。也可煎汤洗浴。（出自《名医别录》）

治热痨，见骨节烦痛、肩背疼痛、劳乏羸瘦，还能下气消食，宣畅气血。治时疫所致发热不退有效，单独煮服，效好。（甄权）

补五劳七伤，除烦止惊，益气力，消痰止咳，润心肺，添精髓，治健忘。（出自《日华子本草》）

除虚劳，散表热，去早晨潮热、寒热往来、胆热口苦、妇人胎前产后各种发热、心下痞满、胸胁痛。（张元素）

治阳气下陷，平降肝胆、三焦、心包络的相火，以及头痛眩晕、目昏赤痛障翳、耳鸣耳聋，各种疟疾及痞块，妇人热入血室、月经不调，以及小儿痘疹余热、五疳。（李时珍）

【发明】李时珍说，劳有五劳，病在五脏。劳在肝、胆、心及心包有热，或少阳经寒热往来者，柴胡为手少阳经、足厥阴经必用之药。劳在脾胃有热或阳气下陷，则柴胡为引清气、退热的必用之药。只有劳在肺、肾的，不能用柴胡。李东垣说，肺疟、肾疟、十二经疮疽及发热者都可用柴胡。但用药时必须认真分析疾病的原因，辨证施治，合理地加减用药。

📖 医家名论

李时珍说，银州产的柴胡长一尺多，色微白且柔软，不易得到。北方所产的，像前胡而柔软，是现在人们称的北柴胡，入药效果也很好。南方产的，不像前胡，却像蒿根，坚硬而不能入药。柴胡的苗像韭叶或者竹叶，以像竹叶的为好。

苏颂说，现在关陕、江湖间近道都有，以银州所产的最好。芘胡二月生苗，很香。它的茎青紫坚硬，微有细线；叶像竹叶而稍紧小，也有像斜蒿的，还有像麦门冬叶而短的。芘胡在七月开黄色花，根淡赤色，像前胡。

使用禁忌
肝阳上亢、阴虚火旺及气机上逆者忌用或慎用。体虚而气升者忌之，呕吐及虚火炎上者不宜使用。恶皂荚，畏女菀、藜芦。不可与有毒的大叶柴胡混淆。

形态特征

多年生草本，高 40 ~ 70 厘米，主根粗大坚硬。茎单一或丛生，上部多分枝，青紫色，微有细线。叶互生，为宽或窄的披针形，背面有明显突起的纵脉，像竹叶而稍紧小，叶片上常有白霜。伞形花序，花瓣淡黄色。果呈椭圆形，棕色，两侧略扁。

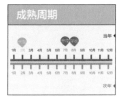

成熟周期

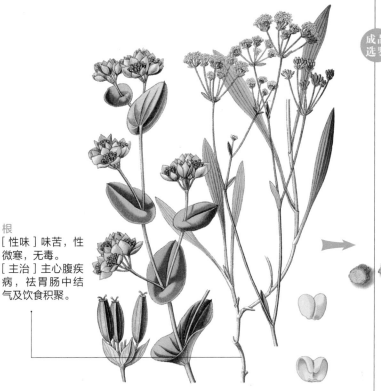

表面黑褐色或浅棕色，具纵皱纹、枝根痕及皮孔。质硬而韧，不易折断，断面显纤维性，木部黄白色。气微香，味苦。

根
[性味] 味苦，性微寒，无毒。
[主治] 主心腹疾病，祛胃肠中结气及饮食积聚。

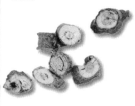

主要药用部分

根

实用妙方

○ **伤寒余热，或伤寒之后，邪入经络，体瘦肌热**：柴胡、甘草各三钱，加水一盏，煎服。

○ **虚劳发热**：柴胡、人参各等份，每次取三钱，加生姜、大枣，同水一起煎服。

○ **湿热黄疸**：柴胡一两、甘草二钱半，白茅根一小把，加水一碗，煎至七分，随时服用，一日服完。

中药趣味文化

柴胡的由来

从前有个胡进士，他家里一个长工得了寒热病，一时觉得如被火烧，一时又像掉进冰窖里。胡进士怕被传染，就把他赶走了。长工在一条小溪边晕倒了，醒来时非常饥饿，就挖了一些草根吃。几日后，他的病竟不治而愈。后来，胡家少爷也得了这种寒热病。胡进士听说长工病愈的事，请他回来救治自己的儿子。长工便挖了溪边的草根回来煎药给胡少爷服用。之后，胡少爷也痊愈了。人们为了纪念此草治疗胡少爷有功，将其取名为『柴胡』。

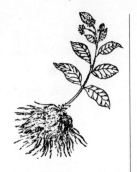

升 麻

shēng má

【功效】发表透疹，清热解毒，升举阳气。

🌿 草部·山草类　　发散风热药

又名周麻。李时珍说，此物叶像麻，性上升，所以叫升麻。在张揖《广雅》及《吴普本草》中，升麻又名周升麻。此周应该指的是周地。

🌼 药用价值

升麻根

[修治]雷敩说，采得升麻后刮去粗皮，用黄精汁浸泡一夜，晒干，锉碎蒸后再晒干用。

李时珍说，现在人们只取里白外黑而紧实的部分，称作鬼脸升麻，去须及芦头，锉碎用。

[性味]味甘、苦，性平、微寒，无毒。

李杲说，升麻引葱白，散手阳明经风邪；引石膏，止足阳明经齿痛；人参、黄芪，不用升麻引，不能上行。

李时珍说，升麻与柴胡同用，引升发之气上行；与葛根同用，能发阳明之汗。

[主治]解百毒。辟瘟疫、瘴气、邪气、蛊毒，入口皆吐出，治中恶腹痛、时疫、头痛寒热、风肿诸毒、喉痛口疮。久服不夭，轻身延年。

有安神定志的作用，治疗癫症、疳积及游风肿毒。（出自《日华子本草》）

治小儿惊痫、热壅不通。疗痈肿、豌豆疮，煎汤用棉蘸拭疮上。（甄权）

治阳明头痛，补脾胃，祛皮肤风邪，解肌肉间风热，疗肺痿所致的咳唾脓血，能发浮汗。（张元素）

治牙根腐烂恶臭、太阳鼻衄，是疮家的圣药。（王好古）

治小儿痘疹，解疮毒，治咽喉肿、喘咳喑哑。祛肺热，止齿痛。治乳蛾、痄腮。（出

自《滇南本草》）

能消斑疹，行瘀血，治阳陷所致眩晕、胸胁虚痛、久泻下痢、后重遗浊、带下崩中、血淋下血、阳痿足寒。（李时珍）

【发明】李时珍说，升麻是禀赋素弱、元气亏虚及受劳役、饥饱、生冷内伤，脾胃引经药中最重要的一味。升麻葛根汤是发散阳明风寒的方药，用来治阳气郁遏及元气下陷所致各种疾病，如红眼病，都有很好的疗效。升麻能解痘毒，但只有在初起发热的时候可用来解毒。

▦ 医家名论

《名医别录》中记载，升麻生长在益州山谷，二月、八月采根，晒干。

苏颂说，现在蜀汉、陕西、淮南州郡都产升麻，以蜀川所产的为好。升麻春天生苗，高三尺多；叶像麻叶，为青色；四、五月开花，像粟穗，白色；六月以后结实，黑色；根像蒿根，紫黑色，多须。

使用禁忌
如有阴虚阳浮、喘满气逆及麻疹已透等症者忌服。升麻不可一次使用过多，服用过量可导致头晕、肌肉震颤、四肢拘挛等症状。若有上实气壅、诸火炎上的症状，皆不宜用。

形态特征

多年生草本，根茎呈不规则块状，须根多而长。茎直立，有分枝，被疏柔毛。羽状复叶，叶柄密被柔毛，叶片卵形或披针形，边缘有深锯齿，上面绿色，下面灰绿色，两面被短柔毛。花序生于叶腋或枝顶，圆锥形，白色。果长矩圆形，略扁。

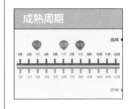

成熟周期

根
[性味] 味甘、苦，性平、微寒，无毒。
[主治] 解百毒。辟瘟疫、瘴气、邪气、蛊毒。

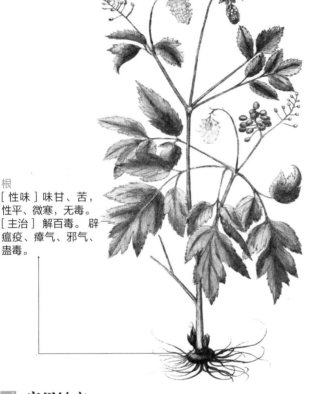

成品选鉴

表面黑褐色或棕褐色，粗糙不平，具须根痕。体轻，质坚硬，不易折断，断面黄绿色或淡黄白色，纤维性，有裂隙。气微，味甘、苦。

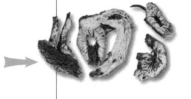

主要药用部分

根

实用妙方

◎ 豌豆疮，由头面传及躯体，状如火烧，有白浆，此为恶毒之气所致：用蜜煎升麻，随时取食。并以水煮升麻，用棉花蘸药汁拭洗患处。

◎ 清瘴明目，用七物升麻丸：升麻、犀角、黄芩、朴硝、栀子、大黄各二两，豆豉二升，微熬后同捣为末，加蜜调和，做成梧桐子大的药丸。如果觉得四肢发热，大便困难，即服30丸，取微利为度。如果四肢小热，只需在饭后服20丸。

中药趣味文化

青梅竹马

西周时有一户人家，妻子得了子宫脱垂，久治不愈，渐入膏肓。父女二人束手无策。最后女儿青梅贴出了治病招亲的告示。当地有一个以采药为生的穷苦青年，他梦见一位老神仙说：「竹马送来日，洞房花烛时。」第二天，他就听说了青梅家的事。于是，他上山去找「竹马」，最后终于找到，并为青梅娘治好了病。后来，青梅和那位青年成了亲。人们由此知道了「竹马」的神奇功效，后来「竹马」便被传成「升麻」。

51

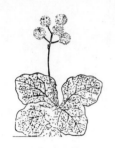

风靡全球的高档蔬菜

牛蒡

niú bàng

【功效】疏散风热，宣肺祛痰，利咽透疹，解毒消肿。

草部·隰草类　　发散风热药

又名鼠粘、恶实、大力子、蒡翁菜、便牵牛、蝙蝠刺。入药的部分是牛蒡子，也被称为恶实。全国各地都有，根非常粗大，可以做菜吃，对人体有益。

🌿 药用价值

牛蒡子

[修治] 雷敩说，凡用拣净，以酒拌蒸，等到有白霜重出，用布拭去，焙干后捣粉用。

[性味] 味辛，性平，无毒。

[主治] 明目、补中、除风伤。（出自《名医别录》）

治疗风毒肿、各种瘘管。（陈藏器）

研末浸酒服，每日服二三盏，能除各种风证、去丹石毒、利腰脚。又在吃饭前揉捏三枚恶实子吞服，可散各种结节筋骨烦热毒。（甄权）

吞一枚，出痈疽根。（苏恭）

炒研煎饮，通利小便。（孟诜）

润肺散气，利咽膈，去皮肤过敏，通十二经。（张元素）

消斑疹毒。（李时珍）

牛蒡根、茎

[性味] 味苦，性寒，无毒。

陈藏器说，根须蒸熟曝干用，不然的话，会让人想吐。

[主治] 主伤寒寒热出汗、中风面肿、口渴、尿多。久服会轻身耐老。（出自《名医别录》）

根：主牙齿痛，劳疟，各种风证引起的双脚无力，痈疽，咳嗽伤肺，肺脓肿及腹内积块，冷气积血。（苏恭）

根：浸酒服，可祛风及恶疮。将根与叶同捣碎，能外敷杖疮、金疮。（陈藏器）

主面目烦闷、四肢不健，能通十二经脉，洗五脏恶气。（甄权）

将茎叶煮汤，用来洗浴，可消除皮肤瘙痒。还可加盐、花生同捣烂，外敷一切肿毒。（孟诜）

【发明】李杲说，鼠粘子功用有四：治风湿隐疹，咽喉风热，散诸肿疮疡之毒，利凝滞腰膝之气。

苏颂说，根做成果脯食用，很好。茎叶宜煮汁酿酒服。冬天采根，蒸晒后入药。

■ 医家名论

李时珍说，牛蒡古人种子，用肥沃的土壤栽培。剪嫩苗淘洗干净当蔬菜吃，挖根煮后晒干做成果脯，说是对人很有好处，现在的人已经很少吃了。三月长苗，茎高的有三四尺。四月开花，呈丛状，淡紫色，结的果实像枫栱但要小些，花萼上的细刺百十根攒聚在一起，一个有几十颗子。它的根粗的有手臂大，长的近一尺，浅青灰色。在七月采子，十月采根。

使用禁忌

该品能滑肠，气虚便溏者忌用。若气虚色白大便自利或泄泻者，慎勿服之。痈疽已溃，非便秘者不宜服。牛蒡苷有轻度利尿、泻下作用，过量食用会因呼吸和肢体麻痹而引起死亡。

形态特征

二年生草本，高 1 ~ 2 米。茎直立，上部多分枝。叶丛生，广卵形或心形，边缘微波状或有细齿，下面密被白色短柔毛。花呈丛状，淡紫色，果实像枫梂但要小些，花萼上的细刺百十根攒聚在一起，一个有几十颗子。根粗大，浅青灰色。

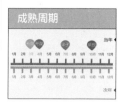

成熟周期

子
[性味] 味辛，性平，无毒。
[主治] 明目补中，除风伤。

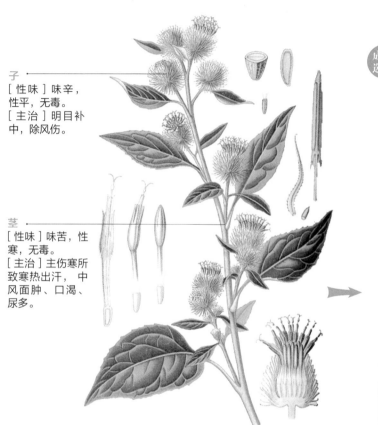

茎
[性味] 味苦，性寒，无毒。
[主治] 主伤寒所致寒热出汗，中风面肿、口渴、尿多。

成品选鉴

　　根呈纺锤状，皮部黑褐色，有皱纹，肉质而直，内呈黄白色，味微苦而性黏。牛蒡子呈长倒卵形，略扁，微弯曲，表皮褐色。

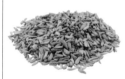

主要药用部分

子

根

实用妙方

◎ 风热浮肿，咽喉闭塞：牛蒡子一合，炒至半生半熟，研成末，每次用热酒送服一寸匕。

◎ 痰厥头痛：牛蒡子（炒）、旋覆花各等份，研为末，用清茶送服一钱，一天两次。

◎ 一切风疾，年久不愈：牛蒡根一升，生地黄、枸杞子、牛膝各三升，装在袋子里，泡在三升酒中，每天饮用适量。

中药趣味文化

牛蒡在日本

　　牛蒡在宋朝时传入日本，并被培育成很多优良品种。现在日本等东亚国家因受我国传统医学影响，对牛蒡的药用价值情有独钟，并将其奉为营养和保健价值极佳的高档蔬菜。牛蒡受到了消费者的极大欢迎，又因其具有药用与食用双重价值，资源丰富，综合开发便易行，被日本国家卫生部认定为『新资源食品』。牛蒡不仅风靡东亚、东南亚，还引起了西欧国家及美国有识之士的关注，认为其可与人参媲美，有『东洋参』的美誉。

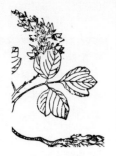

适合"三高"人群的保健良药

葛
gé

【功效】解肌发表出汗，开腠理，疗金疮，止胁风痛。

草部·蔓草类　　发散风热药

又名鸡齐、鹿藿、黄斤。产于我国东北、华北及江南地区，其藤蔓可织布，称为葛布，质地细腻，多用来做衣服，魏晋以后常用于做巾。

📗 药用价值

葛根

[性味] 味甘、辛，性凉，无毒。

[主治] 主消渴、身大热、呕吐、诸痹，起阴气，解诸毒。（出自《神农本草经》）

疗伤寒中风头痛，解肌发表出汗，开腠理，疗金疮，止胁风痛。（出自《名医别录》）

治天行上气呕逆，开胃下食，解酒毒。（甄权）

治胸膈烦热发狂，止血痢，通小肠，排脓破血。还可外敷治蛇虫咬伤、毒箭伤。（出自《日华子本草》）

生可堕胎。蒸食可消酒毒。做粉吃更妙。（陈藏器）

做粉可止渴，利大小便，解酒，祛烦热，压丹石；外敷治小儿热疮；捣汁饮，治小儿热痞。（出自《开宝本草》）

散郁火。（李时珍）

鼓舞胃气上行，生津液，又解肌热，治脾胃虚弱泄泻。（李杲）

生者捣取汁饮之，解温病发热。葛根为屑，疗金疮断血，亦疗疟及疮。（陶弘景）

发散表邪，发散小儿疮疹难出。（张元素）

研末服之，主猘狗啮，并饮其汁良。（出自《唐本草》）

生者破血，合疮，堕胎，解酒毒、身热赤、酒黄、小便赤涩。（出自《本草拾遗》）

杀野葛、巴豆、百药毒。（出自《本草经集注》）

【发明】陶弘景说，生葛捣汁饮，解温病发热。

朱震亨说，凡痰痘已见红点，不可用葛根升麻汤，恐表虚反增斑烂。

📗 医家名论

李时珍说，葛有野生、家种两种。它的藤蔓可用来制成粗细葛布。其根外紫而内白，长七八尺。其叶有三尖，像枫叶而更长些，叶面青色而背面为淡青色。其开花成穗，累累相缀，为红紫色。其荚像小黄豆荚，也有毛。其子绿色，扁扁的像盐梅子核，生嚼有腥气，八、九月份采集，也就是《神农本草经》中所说的葛谷。花晒干后，也可以炸来吃。

使用禁忌
其性凉，易于动呕，胃寒者当慎用。不可多服，恐损胃气。夏日表虚汗多尤忌。凡中气虚而热郁于胃者，应慎用。

📖 形态特征

多年生落叶藤本，长达 10 米。全株被黄褐色粗毛。块根圆柱状，肥厚，外皮灰黄色，内部粉质，富含纤维。藤茎基部粗壮，上部分枝，长数米，植株全被黄褐色粗毛。叶互生，具长柄，有毛，顶生叶片菱状，卵圆形，先端渐尖，边缘有时浅裂。

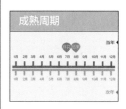

成熟周期

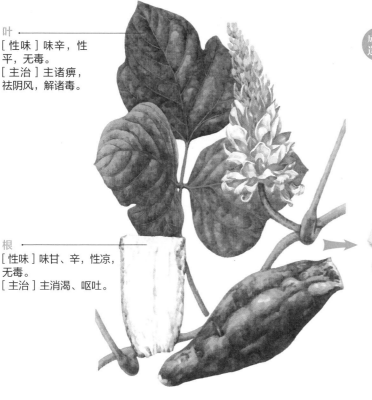

叶
[性味] 味辛，性平，无毒。
[主治] 主诸痹，祛阴风，解诸毒。

成品选鉴

呈纵切的长方形厚片或小方块，外皮淡棕色，有纵皱纹，粗糙。切面黄白色，纹理不明显。质韧，纤维性强。无臭，味甘、辛。

根
[性味] 味甘、辛，性凉，无毒。
[主治] 主消渴、呕吐。

主要药用部分

根

📖 实用妙方

◎ 时气头痛、壮热：生葛根洗净，捣汁一大盏，加豉一合，煎成六分，去滓分次服，汗出即愈。如不出汗，再服。若心热，加栀子仁十枚。

◎ 热毒下血，因食热物而发：生葛根二斤，捣汁一升，加生藕汁一升，服下。

◎ 酒醉不醒：取生葛根汁二升，服下。

◎ 妊娠热病心烦：生葛根汁二升，分作三服。

中药趣味文化

葛根的传说

从前有一位姓葛的员外，受朝臣陷害，被满门抄斩，只有最小的儿子逃了出去。这孩子孤苦无依，机缘巧合下被一个挖药的老人收留为义子。从此，他便每天跟着老人上山采药。老人常采一种草，用它的块根给乡亲们治发热口渴、泄泻等病。过了几年，老人死了，葛员外的小儿子继续用这种草治病救人。一个病人让他给这草取个名字。他联想到自己的身世，就将这种草叫作『葛根』，以感谢老人为葛家留住了最后的根。

清热药

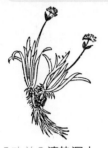

润肺滋阴，清肺泻火

知母

zhī mǔ

【功效】清热泻火，生津润燥。

草部·山草类　　清热泻火药

又名蚳母、连母、蜈母、地参、水参（水浚、水须）、苦心、儿草、女理、韭逢。因老根旁边初生的子根形状像蚳蝱，所以叫蚳母，后来讹传为知母、蜈母。

药用价值

知母根

[修治] 雷敩说，使用本品时，先在槐砧上锉细，焙干，用木臼捣碎，不要用铁器。

李时珍说，拣肥润里白的使用为好，去毛切片。如需引经上行，则用酒浸焙干；需引经下行，则用盐水润焙。

[性味] 味苦，性寒，无毒。

[主治] 治消渴、中热，除邪气、肢体浮肿，利水，补不足，益气。（出自《神农本草经》）

疗伤寒、久疟所致烦热、胁下邪气、膈中恶，及恶风汗出、内疸。多服令人腹泻。（出自《名医别录》）

治心烦躁闷、骨蒸潮热、产后发热、肾气劳、恶寒虚烦。（甄权）

治骨蒸肿痨，通小肠，消痰止咳，润心肺，安心神，止惊悸。（出自《日华子本草》）

清心除热，治阳明火热，泻膀胱、肾经之火。疗热厥头痛、下痢腰痛、喉中腥臭。（张元素）

泻肺火，滋肾水，治命门相火有余。（王好古）

安胎，止妊娠心烦，辟射工、溪毒。（李时珍）

治嗽血、喘、淋、口病、尿血、呃逆、盗汗、遗精、痹痿、瘟疬。（出自《本草求原》）

【发明】甄权说，知母治各种热劳，凡病人体虚而口干的，加用知母。

李杲说，知母入足阳明经、手太阴经，其功效有四：一泻无根之肾火；二疗有汗的骨蒸；三退虚劳发热；四滋肾阴。

李时珍说，肾苦燥，宜食辛味药以滋润；肺苦气逆，宜用苦味药以泻下，知母辛苦、寒凉，下润肾燥而滋阴，上清肺金而泻火，为二经气分药。黄檗是肾经血分药，所以二药必须相须配用。

医家名论

《名医别录》中记载，知母生长在河内川谷，二月、八月采根晒干用。

陶弘景说，现在知母出于彭城，形似菖蒲而柔润，极易成活，掘出随生，要根须枯燥才不生长。

苏颂说，现在的黄河沿岸怀、卫、彰德各郡及解州、滁州都有。

使用禁忌

脾胃虚寒所致大便溏泻者忌服。凡肺中寒嗽，无火症而尺脉微弱者禁用。阳痿及易举易痿、脾弱泄泻、饮食不消、食欲不振、肾虚溏泻等症者禁用。脾胃虚热者倘若误服，令人作泻减食，为虚损者大忌。

形态特征

多年生草本，全株无毛。根状茎横生于地面，上有许多黄褐色纤维，下生许多粗而长的须根。叶呈线形，质稍硬。花茎直立，花序穗状，稀疏狭长，花为绿色或紫堇色。果长卵形，成熟后有裂纹，种子三棱形，两端尖，黑色。

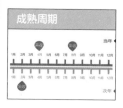

成熟周期

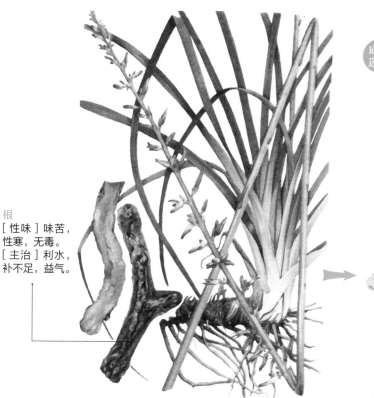

根
[性味] 味苦，性寒，无毒。
[主治] 利水，补不足，益气。

成品选鉴

呈长条状，表面黄棕色至棕色，具紧密排列的环状节，质硬，易折断，断面黄白色。气微，味苦，嚼之带黏性。

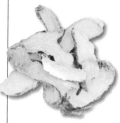

主要药用部分

根

实用妙方

◎ 新久咳嗽：知母、贝母各一两，研细；巴豆三十枚，去油，研匀。用生姜三片，两面蘸上药末，放在口里细嚼咽下，服完即睡。第二天早晨大便一次，则咳嗽渐止。体质壮实者才可用。

◎ 久咳气急：知母五钱（去毛切片，隔纸炒），杏仁五钱（姜水泡后去皮、尖，焙干），加水一盏半，煎取一盏，饭后温服。再用莱菔子、杏仁各等份，研末，加米糊做成丸子，每次以姜汤送服五十丸，以绝病根。

中药趣味文化

知母的传说

三国时有个老婆婆靠挖药为生，她想把认药的本事传给一个厚道人。后来她碰到一个樵夫，樵夫看老人可怜就收留了她，并认她作干妈。

三年后的一天，老人让樵夫背她上山，找到了有白中带紫条状花朵的野草。「这草能治肺热咳嗽发热。你知道为什么现在我才教你认药吗？」樵夫说：「妈是想找个厚道的人传他认药，怕居心不良的人拿这本事去坑害百姓！」老婆婆点了点头，说：「这种药还没有名字，就叫它「知母」吧！」

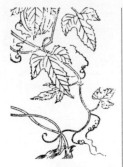

让你的火气烟消云散

天花粉

tiān huā fěn

【功效】清热泻火，生津止渴，消肿排脓。

草部·蔓草类　　清热泻火药

天花粉是栝蒌的根制成的粉状物，因其洁白如雪，又名白药、瑞雪。栝蒌在我国北方各地及长江流域均有分布，又名果赢、瓜蒌、天瓜、黄瓜、地楼、泽姑。

药用价值

栝蒌实

[性味] 味苦，性寒，无毒。

李时珍说，栝蒌实味甘，不苦。

[主治] 治胸痹，能使人皮肤悦泽。（出自《名医别录》）

润肺燥，降火，治咳嗽，涤痰结，利咽喉，止消渴，利大肠，消痈肿疮毒。（李时珍）

子炒用，补虚劳口干，润心肺，治吐血、肠风泻血、赤白痢、手面皱。（出自《日华子本草》）

栝蒌根（可制成天花粉）

[修治] 周定王说，秋冬采根，去皮切成寸许大，用水浸，逐日换水，四五天后取出。捣成泥状，用绢袋滤汁澄粉，晒干用。

[性味] 味苦，性寒，无毒。

李时珍说，天花粉味甘、微苦、酸，性微寒。

徐之才说，天花粉与枸杞相使，恶干姜，畏牛膝、干漆，反乌头。

[主治] 主消渴、身热、烦满、大汗，能补虚、安中，续绝伤。（出自《神农本草经》）

除肠胃中痼热，治身面黄、唇干口燥、短气，止小便利，通月经。（出自《名医别录》）

治热狂时疾，通小肠，消肿毒、乳痈发背、痔瘘疮疖，排脓、生肌、长肉，治跌打损伤。（出自《日华子本草》）

治痈疮肿毒，并止咳嗽带血。（出自《滇南本草》）

补肺，敛气，降火，宁心，兼泻肝郁，缓肝急，清膀胱热，止热淋所致小便短数，除阳明湿热。（出自《医林纂要》）

【发明】朱震亨说，栝蒌实治胸痹，以其味甘性润。甘能补肺，润能降气。胸中有痰者，乃肺受火逼，失其降下。今得栝蒌实甘缓润下，则痰自降。所以它是治嗽要药。

李时珍说，栝蒌根味甘、微苦、酸。其茎叶味酸。酸能生津，所以能止渴润枯。微苦降火，甘不伤胃。前人只说它苦寒，似乎没有深究。

医家名论

李时珍说，栝蒌根直下生，年久者长数尺。秋后挖的结实有粉，夏天挖的有筋无粉，不能用。它的果实圆长，青的时候像瓜，黄时如熟柿。山上人家小儿常食。果实内有扁子，大小如丝瓜子，壳色褐，仁色绿、多脂、有青气。炒干捣烂，加水熬取油，可点灯。

使用禁忌

脾胃虚寒作泻者勿服。胃虚痰湿、亡阳作渴、病在表者禁用。阴虚火动，津液不能上承而作渴者，不宜使用。凡痰饮色白清稀者忌用。孕妇及不孕症者禁用。

形态特征

攀缘藤本，长可达 10 米。块根肥大，圆柱形。茎较粗，多分枝，有纵棱和槽，被白色柔毛。叶互生，有纵条纹，叶片轮廓近圆形或近心形。花白色，雌雄异株，雄花呈总状花序，雌花单生于叶腋。果实近球形，成熟时金黄色。种子呈扁长的椭圆形。

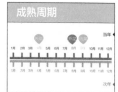

成熟周期

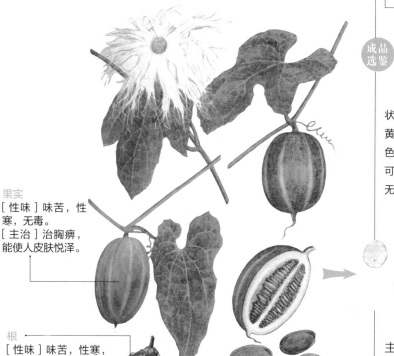

成品选鉴

呈纺锤形或瓣块状，表面黄白色或淡棕黄色，质坚实，断面白色或淡黄色，富粉性，可见黄色条纹状木质部。无臭，味苦。

果实
[性味]味苦，性寒，无毒。
[主治]治胸痹，能使人皮肤悦泽。

根
[性味]味苦，性寒，无毒。
[主治]主消渴、身热、烦满、大汗，能补虚，安中，续绝伤。

主要药用部分

果实　　根

实用妙方

◎ 天疱湿疮：取天花粉、滑石各等份，研为末，用水调匀外搽。

◎ 痰咳不止：栝蒌仁一两、文蛤七分，同研末，用浓姜汁调成弹子大的丸子，噙口中咽汁。

◎ 干咳无痰：熟栝蒌捣烂绞汁，加蜜等份，再加白矾一钱，同熬成膏，频含咽汁。

中药趣味文化

天花粉名字的由来

天花粉是栝蒌的根研磨之后的粉状物，它的名字据说来源于佛教的一个传说。相传，上古时期，佛祖为普度众生，连续多日不眠不休，讲述佛法。众神感动于佛家「我不入地狱，谁入地狱」的悲悯之心，纷纷落泪。诸神的泪水变成各色鲜花，自空中飘舞而下，凡间一时下起缤纷的花雨，众生叹为观止。「六欲诸天来供养，天华乱坠偏虚空。」这里的「华」同「花」，「天华」即「天花」，天花粉的名字即取这两个字。

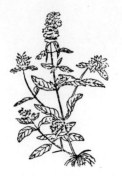

清火降压的凉茶原料

夏枯草

xià kū cǎo

【功效】清火明目，散结消肿。

🌿 草部·隰草类　　清热泻火药

又名夕句、乃东、燕面、铁色草。这种草秉承纯阳之气，遇阴气即枯，一般冬至过后开始生长，过了夏至就枯萎，因而得名夏枯草。

🌿 药用价值

夏枯草茎、叶

[性味] 味辛、苦，性寒，无毒。

徐之才说，夏枯草与土瓜相使。伏汞砂。

[主治] 治寒热，消瘰疬、鼠瘘、头疮，破腹部结块，散瘿结气，消脚肿湿痹。（出自《神农本草经》）

祛肝风，行经络。治口眼歪斜，行肝气，开肝郁，止筋骨疼痛、目珠痛，散瘰疬及周身结核。（出自《滇南本草》）

祛痰消脓，治瘰疬，清上补下，去眼膜，止痛。（出自《生草药性备要》）

治瘰疬、鼠瘘、瘿瘤、症坚、乳痈、乳岩。（出自《本草从新》）

补养血脉。（出自《本草衍义补遗》）

补养厥阴血脉，疏通结气。目痛、瘰疬皆系肝症，均可用。（出自《本草通玄》）

凡痰凝结气、风寒痹者，皆其专职。（出自《本草正义》）

【发明】朱震亨说，本草著作中说夏枯草善治瘰疬，散结气。它还有补养厥阴血脉的功效，这点书中没有提及。用夏枯草退寒热，体虚的可以用；如果用于实证，佐以行散之药，外用艾灸，也能渐渐取效。

李时珍说，黎居士《易简方》中说，夏枯草可以治目痛，用砂糖水浸一夜之后用，取它有解内热、清肝火的功效。楼全善说，夏枯草治晚上目痛严重，有神效，或用性苦寒的药治目痛反而更痛的，也有神效。所谓眼睛的根本是肝，属厥阴之经。夜里目痛和用苦寒之药目痛更甚，是因为夜与寒都是阴气所在。夏枯草禀纯阳之气，补厥阴血脉，所以治这种病有奇效，是以阳治阴。

🌿 医家名论

苏颂说，夏枯草在冬至过后开始生长，叶子像旋覆。三、四月间开花抽穗，为紫白色，像丹参花，结子也成穗。到了五月就枯萎，故在四月采收。

李时珍说，夏枯草在原野间有很多。它的苗高一二尺，茎微呈方形，叶子对节生，像旋覆叶但更长更大些，边缘有细齿，背面色白而多纹。茎端抽穗，长一二寸，穗中开淡紫色小花，一穗有细子四粒。撇苗煮后，浸去苦味，可用油盐拌着吃。

使用禁忌

脾胃虚弱的人或患风湿的人使用过多，容易造成腹泻。长期大量服食夏枯草，药物中的毒物积蓄，可能会引起中毒症状，增加肝肾代谢负担，严重的会引起肝、肾等方面的疾病。

形态特征

多年生草本，茎高 15 ～ 30 厘米。根状茎横生于地上，茎基部多分枝，四棱形，有浅槽，紫红色，被稀疏的糙毛或近无毛。叶对生，叶片卵状长圆形或圆形，边缘有不明显的波状齿。花序顶生，假穗状，紫、蓝紫或红紫色。果黄褐色，长圆状卵形。

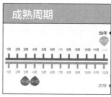

成熟周期

当年

次年

清热药

成品选鉴

淡棕色至棕红色。全穗由数轮苞片组成，外表面有白毛。果实棕色，卵圆形，尖端有白色突起。体轻，气味稍淡。

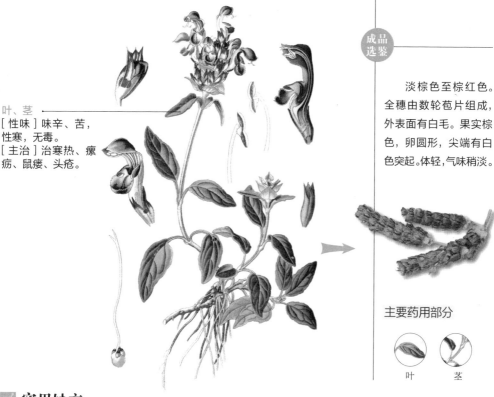

叶、茎
[性味] 味辛、苦，性寒，无毒。
[主治] 治寒热、瘰疬、鼠瘘、头疮。

主要药用部分

叶　　茎

实用妙方

◎ 明目补肝，治肝虚目痛、冷泪不止、羞明日光：夏枯草半两、香附子一两，同研末，每次用蜡茶汤调服一钱。

◎ 赤白带下：在夏枯草开花时采摘，阴干后碾成末，每次服二钱，饭前服，米汤送下。

◎ 血崩：夏枯草研为末，每次服方寸匕，用米汤调服。

◎ 汗斑白点：用夏枯草煎成浓汁，每天洗患处。

中药趣味文化

夏枯草的传说

从前，有个郎中用一种野草治好了秀才母亲的瘰疬。秀才为感谢郎中，临走时带秀才上山，教他认识治瘰疬的那种草药，并嘱咐说这种草药一定要在夏天采摘。初秋时，县官的母亲得了瘰疬，秀才说自己可以治，上山后却找不到那种药草。县官气极，打了秀才五十大板。后来秀才想起，郎中说过此草一过夏天就枯死了。为了记住这件事，秀才把这草叫作『夏枯草』。

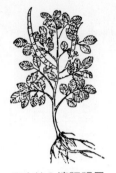

明目润肠的眼病克星

决明子

jué míng zǐ

【功效】清肝明目，润肠通便。

草部·隰草类　　清热泻火药

决明子的种类很多，这里指的是马蹄决明，以其明目的功效而命名。另外还有草决明、石决明，功效都相同。草决明就是青葙子，陶弘景称其为萋蒿。

药用价值

决明子

[性味] 味苦、甘、咸，性微寒，无毒。

徐之才说，决明子与蓍实相使，恶大麻子。

[主治] 主青盲、目淫、肤赤、白膜、眼赤痛、泪出。久服益精光，轻身。（出自《神农本草经》）

治唇口青。（出自《名医别录》）

助肝气，益精。用水调末外涂，消肿毒。熏太阳穴，可治头痛。贴印堂，止鼻洪。做枕头，可治头风且有明目的作用，效果比黑豆好。（出自《日华子本草》）

治肝热所致风眼赤泪，利五脏，除肝家热。（甄权）

益肾、解蛇毒。（朱震亨）

叶当蔬菜食用，利五脏，明目，效果好。解蛇毒。（出自《本草衍义补遗》）

治小儿五疳，擦癣癞。（出自《生草药性备要》）

泻邪水。（出自《医林纂要》）

明目，利尿。治昏眩、脚气、浮肿、肺痈、胸痹。（出自《湖南药物志》）

【发明】李时珍说，《物类相感志》中有载，在园中种决明，蛇不敢入。丹溪说决明解蛇毒即源于此。

医家名论

李时珍说，决明有两种，一种是马蹄决明，茎高三四尺，叶比苜蓿叶大而叶柄小，叶尖开杈，白天张开，夜晚合拢，两两相贴。它在秋天开淡黄色的花，花有五瓣。结的角像初生的细豇豆，长五六寸。角中有子数十颗，不均匀但相连接，形状像马蹄，青绿色，是治眼疾的最佳药物。另一种是茳芒决明，即《救荒本草》中的山扁豆。它的苗和茎都像马蹄决明，但叶柄小，末端尖，像槐叶，夜晚不合拢。秋天开深黄色的花，花为五瓣，结的角大小如小手指，长二寸左右。角中子排成列，像黄葵子而扁，褐色，味甘滑。这两种的苗叶都可以做酒曲，俗称独占缸。但茳芒的嫩苗及花、角子，都可食用或泡茶饮；而马蹄决明的苗和角都苦、硬，不能吃。

使用禁忌

决明子药性寒凉，有明显的泄泻和降血压作用，因此脾胃虚寒、脾虚泄泻及低血压等患者不宜服用。决明子主要含有一些刺激肠道的化合物，长期服用可引起肠道病变。

■ 形态特征

一年生半灌木状草本，高 0.5 ~ 2 米。茎直立，上部多分枝，全株被短柔毛。叶互生，羽状，叶片倒卵形或倒卵状长圆形，下面及边缘有柔毛。花对腋生，花瓣倒卵形或椭圆形，黄色。果实细长，近四棱形。种子菱柱形或菱形，略扁，淡褐色，有光亮。

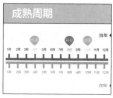

成熟周期

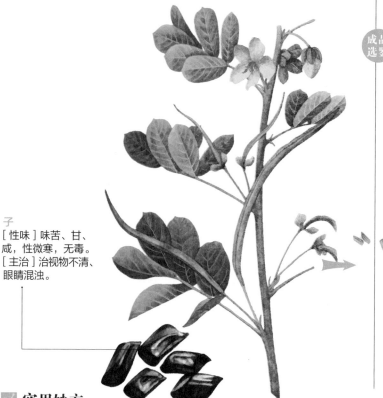

子
[性味] 味苦、甘、咸，性微寒，无毒。
[主治] 治视物不清、眼睛混浊。

成品选鉴

两端平行倾斜，形似马蹄。表面绿棕色或暗棕色，平滑有光泽，背腹两侧各有一条突起的线性凹纹。质坚硬，味苦、甘、咸。小决明子为短圆柱形，两端平行倾斜。

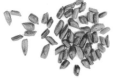

主要药用部分

种子

清热药

■ 实用妙方

◎ 青盲、雀目：决明子一升、地肤子五两，同研末，加米汤做成梧桐子大的丸子，每次用米汤送服二三十丸。注：青盲是外观正常，但不见物；雀目是夜盲。

◎ 目赤肿痛：决明子炒后研细，用茶调匀敷两侧太阳穴，药干即换，一夜肿消。

中药趣味文化

老秀才和决明子

明代，有个老秀才不到六十岁就得了眼病。一天，一个南方药商从他门前经过，见有几株野草，就问这草卖不卖。老秀才心想：这肯定是草药，不肯卖给药商。秋天，这几株野草结了菱形、灰绿色、有光亮的草子。老秀才闻草子味挺香，就每天用它泡水喝，日子一长，眼病居然好了。以后，老秀才常饮这种茶，一直到八十多岁还眼明体健。有诗曰：『愚翁八十目不瞑，日数蝇头夜点星，并非生得好眼力，只缘长年饮决明。』

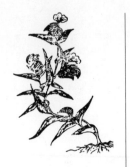

清热利尿的"翠蝴蝶"

鸭跖草

yā zhí cǎo

【功效】清热解毒，利水消肿。

🌿 草部·隰草类　　清热泻火药

又名鸡舌草、碧竹子、竹鸡草、竹叶菜、淡竹叶、耳环草、碧蝉花、蓝姑草。生于江东、淮南平地。叶如竹，高一二尺，花深碧色。

🖐 形态特征

茎直立，花蓝紫色，叶像竹叶，四、五月开花，花瓣如蝴蝶双翅，花蕊黄色，子小如豆大小，灰黑色。

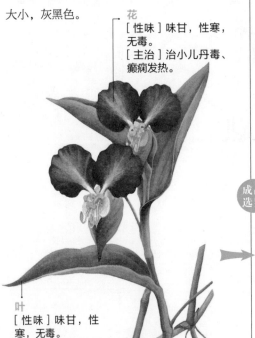

花
[性味] 味甘，性寒，无毒。
[主治] 治小儿丹毒、癫痫发热。

叶
[性味] 味甘，性寒，无毒。
[主治] 治蛇犬咬伤、痈疽等毒症。

🍃 药用价值

鸭跖草苗

[性味] 味甘，性寒，无毒。

[主治] 治寒热及因感受山岚瘴毒而神志昏迷、狂妄多言，以及疔肿、腹内肉块不消，又治小儿丹毒、癫痫发热、腹胀结块、全身气肿、热痢，还治蛇犬咬伤、痈疽等毒症。（陈藏器）

与赤小豆煮食，可下水气，治风湿性关节炎，利小便。（出自《日华子本草》）

消咽喉肿痛。（李时珍）

去热毒，消痈疽。（出自《本草品汇精要》）

成品选鉴

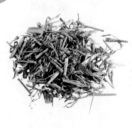

黄绿色，老茎略呈方形，表面光滑，节膨大，断面坚实，中部有髓。叶质脆、易碎。聚伞花序，总苞心状卵形，花瓣呈蓝黑色。气微，味甘。

主要药用部分

苗

🥄 实用妙方

◉ **小便不通**：用鸭跖草一两、车前草一两，共捣出汁，加蜜少许，空腹服。

◉ **赤白痢**：用鸭跖草煎汤，每日一服。

◉ **痔疮肿痛**：用鸭跖草搓软后敷贴患处。

赶走一切热毒风

白鲜

bái xiān

【功效】清热燥湿，祛风解毒。

🌿 草部·山草类　　清热燥湿药

又名白膻、白羊鲜、地羊鲜、金雀儿椒。生于谷地，河中、江宁府、滁州、润州等地均有分布，四、五月采其根阴干入药，嫩苗可当菜吃。

形态特征

多年生草本，高50～65厘米，根肉质，淡黄白色。叶稍白，开淡紫色花朵。

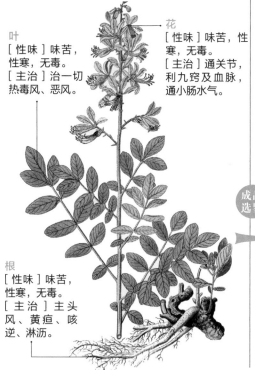

叶
[性味] 味苦，性寒，无毒。
[主治] 治一切热毒风、恶风。

花
[性味] 味苦，性寒，无毒。
[主治] 通关节，利九窍及血脉，通小肠水气。

根
[性味] 味苦，性寒，无毒。
[主治] 主头风、黄疸、咳逆、淋沥。

药用价值

白鲜根皮

[性味] 味苦，性寒，无毒。

[主治] 主头风、黄疸、咳逆、淋沥。治女子阴中肿痛、湿痹死肌、不能屈伸。（出自《神农本草经》）

疗四肢不安、时行腹中大热、小儿惊痫、妇人产后余痛。（出自《名医别录》）

【发明】李时珍说，白鲜皮性寒善行，味苦性燥，是足太阴经、足阳明经祛湿热的药物，兼入手太阴经、手阳明经，是治疗各种黄疸和风痹的重要药物。

成品选鉴

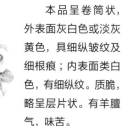

本品呈卷筒状，外表面灰白色或淡灰黄色，具细纵皱纹及细根痕；内表面类白色，有细纵纹。质脆，略呈层片状。有羊膻气，味苦。

主要药用部分

根皮

实用妙方

◎ 痼黄：白鲜皮、茵陈蒿各等份，加水二盅煎服，日二服。

◎ 鼠疫已有核，脓血已出：取白鲜皮加水煮服一升。

◎ 产后中风，虚人不可服他药：白鲜皮三两，以水三升，煮取一升，分服。耐酒者可酒、水各等份煮之。

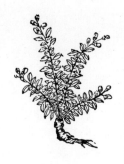

天然有效的"植物抗生素"

黄芩

huáng qín

【功效】清热燥湿，泻火解毒，止血安胎。

🌸 草部·山草类　　清热燥湿药

又名腐肠、空肠、内虚、妒妇、经芩、黄文、印头、苦督邮。质地坚实的名子芩、条芩、尾芩、鼠尾芩。宿芩是旧根，多中空，外黄内黑，所以又有腐肠、妒妇等名称。

🌿 药用价值

黄芩根

[性味] 味苦，性寒，无毒。

李时珍说，黄芩用酒拌炒，药效上行；与猪胆汁配伍使用，除肝胆之火；与柴胡配伍使用，退寒热；与芍药配伍使用，治下痢；与桑白皮配伍使用，泻肺火；与白术配伍使用，能安胎。

[主治] 主诸热、黄疸、肠澼、泻利，能逐水，下血闭，治恶创疽蚀、火疡。（出自《神农本草经》）

治痰热、胃中热、小腹绞痛、消谷善饥，可利小肠。疗女子经闭崩漏、小儿腹痛。（出自《名医别录》）

治热毒骨蒸、寒热往来、肠胃不利，能破壅气，治五淋，令人宣畅。还可去关节烦闷，解热渴。（甄权）

能降气，主时疫热病，疔疮排脓，治乳痈发背。（出自《日华子本草》）

治肺中湿热，泻肺火上逆，疗上部实热、积血，目赤肿痛，瘀血壅滞，补膀胱寒水，安胎，养阴退热。（张元素）

治湿热头痛、奔豚热痛，肺热咳嗽、肺痿、痰黄腥臭，以及各种失血证。（李时珍）

【发明】李时珍说，黄芩性寒味苦，苦入心，寒胜热，泻心火，治脾之湿热，一则肺金不受刑，二则胃火不侵犯肺，所以能救肺。肺虚者不宜，是因为苦寒伤脾胃，恐损其母脏。若因寒饮、受寒致腹痛及水饮内停致心下悸、小便不利而脉不数的，这是里无热证，则不能用黄芩。若热厥腹痛，肺热而致小便不利，可以用黄芩。

李杲说，黄芩中空质轻的，主泻肺火，利气，消痰，除风热，清肌表之热；细实而坚的，主泻大肠火，养阴退热，补膀胱寒水，滋其化源。

医家名论

苏颂说，现在川蜀、河东、陕西近郡都有黄芩。它的苗长一尺多，茎干如筷子般粗，叶从地脚四面作丛生状，像紫草，高一尺多，也有独茎生长的。黄芩的叶细长，颜色青，两两对生，六月开紫花，根如知母般粗细，长四五寸，二月、八月采根晒干。

使用禁忌

脾肺虚热者忌之。中寒作泻、中寒腹痛、血虚腹痛、脾虚泄泻、肾虚溏泻、脾虚水肿、血枯经闭、气虚小便不利、肺寒喘咳，及血虚胎动、阴虚淋沥等症都禁用。

形态特征

多年生草本，高 30 ~ 70 厘米。主根粗壮，呈圆锥形，棕褐色。茎四棱形，基部多分枝，有细条纹，绿色或常带紫色。单叶对生，全缘，有短柄，叶片披针形，上面无毛或微有毛，下面沿中脉被柔毛。花序项生，花瓣唇形，蓝紫色或紫红色。果实近球形，黑褐色。

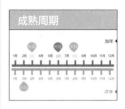

成熟周期

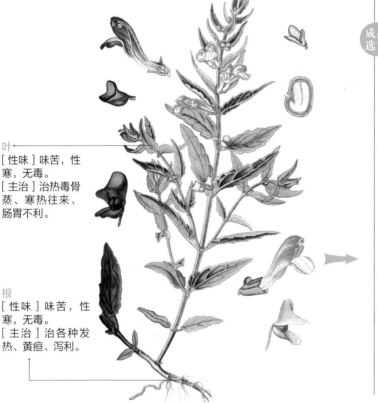

叶
[性味] 味苦，性寒，无毒。
[主治] 治热毒骨蒸、寒热往来、肠胃不利。

根
[性味] 味苦，性寒，无毒。
[主治] 治各种发热、黄疸、泻利。

成品选鉴

呈圆锥形，稍扭曲，表面棕黄色或深黄色，上部较粗糙，下部有顺纹和细皱。质硬而脆，易折断，断面黄色，中心红棕色。气微，味苦。

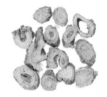

主要药用部分

根

实用妙方

◎ **治上焦积热，能泻五脏火，用三补丸**：黄芩、黄连、黄檗各等份，研为末，蒸饼做丸如梧桐子大，每次服二三十丸，用开水送下。

◎ **肺中有火，用清金丸**：将黄芩炒后研末，用水调和制成如梧桐子大的药丸，每次用白开水送服二三十丸。

◎ **小儿惊啼**：黄芩、人参各等份，研为末，用温水送服。

◎ **产后血渴，饮水不止**：黄芩、麦门冬各等份，水煎后不时温服。

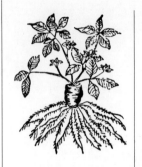

治疗下痢腹泻的首选

黄连

huáng lián

【功效】清热燥湿，泻火解毒。

草部·山草类　　清热燥湿药

又名王连、支连。因为它的根像串珠一样相连且为黄色，所以得名黄连。一般生长在山地的向阳处，二月、八月采其根入药，九节坚实、相击有声者质优。

药用价值

黄连根

[修治] 雷敩说，黄连入药时须用布拭去肉毛，放入浆水中浸泡两昼夜，滤出后放在柳木火上焙干。

[性味] 味苦，性寒，无毒。

徐之才说，黄连与黄芩、龙骨、理石相使，恶菊花、玄参、白鲜皮、芫花、白僵蚕，畏款冬、牛膝，胜乌头，解巴豆毒。

[主治] 主热气，能明目，治目痛、眦伤、流泪。治肠澼、腹痛、下痢、妇人阴中肿痛。（出自《神农本草经》）

主五脏冷热、久下泻利脓血，止消渴、大惊，除水湿，利关节，调胃、厚肠、益胆，疗口疮。（出自《名医别录》）

治五劳七伤，能益气，止心腹痛、惊悸烦躁，润心肺，长肉止血，疗时疫热病，止盗汗及疮疥。用猪肚蒸后做成丸服用，治小儿疳气，杀虫。（出自《日华子本草》）

治体虚消瘦、气急。（陈藏器）

治郁热在中、烦躁恶心、兀兀欲吐、心下痞满。（张元素）

主心病逆而盛、心积伏梁。（王好古）

除心窍恶血，解服药过量所致的烦闷及巴豆中毒、轻粉中毒。（李时珍）

【发明】李时珍说，黄连是治疗目疾、痢疾的要药。治疗痢疾的古方：香连丸，用黄连、木香；姜连散，用干姜、黄连；变通丸，用黄连、吴茱萸；姜黄散，用黄连、生姜。治消渴，用酒蒸黄连；治伏暑，用酒煮黄连；治下血，用黄连、大蒜；治肝火，用黄连、吴茱萸；治口疮，用黄连、细辛。以上配伍使用，均是一寒一热、一阴一阳，寒因热用，热因寒用，君臣相佐，阴阳相济，最得制方之妙，所以有效又无偏胜之害。

医家名论

李时珍说，黄连，汉末以蜀地所产黄而肥大、坚实的为好；唐朝时以澧州产的为好；现在虽然吴、蜀均产黄连，但只以雅州、眉州所产的为好。黄连有两种：一种是根粗无毛、有连珠，像鹰爪、鸡爪的形状而坚实，色深黄；另一种是无珠多毛而中空，淡黄色。二者各有所宜。

使用禁忌
凡血少气虚、脾胃薄弱，以致惊悸不眠而兼烦热燥渴，及产后不眠、血虚发热、泄泻腹痛者和脾胃虚寒作泻的老人不宜用。

形态特征

多年生草本。根茎黄色，常分枝，形如鸡爪。叶基生，叶片坚纸质，卵状三角形，顶端尖，羽状深裂，边缘有锐锯齿，表面沿脉被短柔毛。聚伞花序，花瓣线形或线状披针形。种子长椭圆形，褐色。

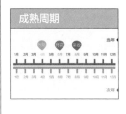

成熟周期

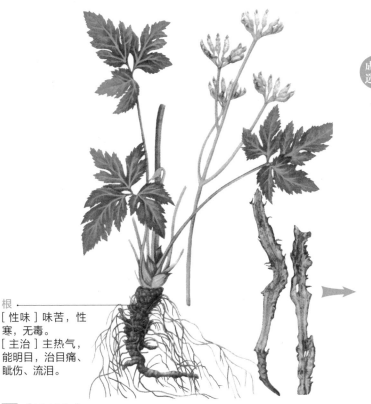

根
[性味] 味苦，性寒，无毒。
[主治] 主热气，能明目，治目痛、眦伤、流泪。

成品选鉴

常弯曲，表面灰黄色或黄褐色，粗糙；质硬，断面不整齐，皮部橙红色或暗棕色，木部鲜黄色或橙黄色，呈放射状排列。气微，味苦。

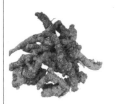

主要药用部分

根

清热药

实用妙方

○ **心经实热，用泻心汤**：黄连七钱，加水一碗半，煎成一碗，饭后过一阵温服。小儿剂量酌减。

○ **肝火热痛**：黄连用生姜汁炒后晒干研末，用粥糊成梧桐子大的药丸，每次用白开水送服三十丸。也可用左金丸，取黄连六两、吴茱萸一两，一起炒后研末，用神曲打糊为丸，每次用开水送服三四十丸。

○ **阳毒发狂，奔走不定**：黄连、寒水石各等份，研为末，每次用浓煎甘草汤送服三钱。

○ **口舌生疮**：用黄连煎酒，时时含漱。

中药趣味文化

黄连的由来

从前，有个姓陶的大夫，医术高明，经常出诊。他家有个园子专种药草，还请了一个叫黄连的帮工来经管。一次，陶大夫到外地给人治病尚未回来，他的女儿妹娃得了一种怪病，全身燥热，又吐又泻。很多大夫都没有办法。帮工想起园子里有种绿色的小花，前几个月治好了自己的喉咙痛，就试着用它煎了一碗药给妹娃喝。谁知喝了几次，妹娃的病居然好了。陶大夫回来后非常感谢帮工，便用帮工的名字给这种药草命名，叫『黄连』。

69

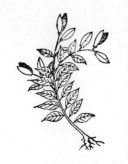

消肿止痛的"疮家圣药"

连 翘

lián qiáo

【功效】清热解毒，消肿散结，疏散风热。

草部·隰草类　　清热解毒药

又名连、异翘、旱莲子、兰华、三廉。它的根叫作连轺、折根。按《尔雅》所记载，连，异翘，即本名连，又名异翘，因此合称为连翘。

🌿 药用价值

连翘根

[性味] 味甘，性寒，有小毒。

[主治] 下热气，益阴精，令人面色好，能明目。久服轻身耐老。（出自《神农本草经》）

治伤寒郁热而欲发黄。（李时珍）

下热气，治湿热发黄。（出自《本经逢原》）

连翘实

[性味] 味苦，性微寒，无毒。

李时珍说，连翘实味微苦、辛。

[主治] 主寒热、鼠瘘、瘰疬、痈肿、恶疮、瘿瘤、热结、蛊毒。（出自《神农本草经》）

驱白虫。（出自《名医别录》）

通五淋，治小便不通，除心经邪热。（甄权）

通小肠，排脓，治疮疖，能止痛，通月经。（出自《日华子本草》）

散各经血结气聚，消肿。（李杲）

泻心火，除脾胃湿热，治中部血证，为使药。（朱震亨）

治耳聋，听音不清。（王好古）

【发明】张元素说，连翘功用有三，一泻心经客热，二袪上焦诸热，三为疮家圣药。

李时珍说，连翘形状像人心，两片合成，里面有仁，很香，是手少阴心经、手厥阴心包经的气分主药。各种疼痛、痒疾、疮疡都属心火，所以连翘为十二经疮家圣药。

📖 医家名论

苏颂说，连翘有大、小两种。大翘生长在下湿地或山冈上，青叶狭长，像榆叶、水苏一类，茎赤色，高三四尺，独茎，梢间开黄色花，秋天结实像莲，内作房瓣，根黄像蒿根，八月采房。小翘生长在山冈平原上，花、叶、果实都似大翘而细。生长在南方的，叶狭而小，茎短，才高一二尺，花也是黄色，实房为黄黑色，内含黑子如粟粒，也叫作旱莲，南方人取其花、叶入药。

陶弘景说，连翘处处有，今用茎连花实。

《唐本草》中载，连翘有两种，即大翘、小翘。大翘叶狭长，如水苏，花黄可爱，生下湿地，著子似椿实之未开者，作房翘出众草。其小翘生岗原之上，叶、花、实皆似大翘而小细，山南人并用之。今京下唯用大翘子，不用茎、花也。

使用禁忌

脾胃虚弱，气虚发热，痈疽已溃、脓稀色淡者忌服。大热于虚者勿服，脾胃薄弱、易于作泻者勿服。

形态特征

落叶灌木。茎单生，赤色，高1~1.3米。枝土黄色或灰褐色，略呈四棱形。叶通常为单叶，叶片卵形、宽卵形或椭圆状卵形至椭圆形，除基部外，具锐锯齿或粗锯齿。花生于叶腋，花冠黄色，倒卵状椭圆形。蒴果卵球形，先端喙状渐尖，表面疏生瘤点。

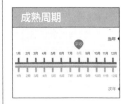

成熟周期

成品选鉴

呈长卵形至卵形，稍扁，表面有不规则的纵皱纹；顶端锐尖；青翘多不开裂，表面绿褐色，质硬；种子多数，黄绿色，细长，一侧有翅。气微香，味苦。

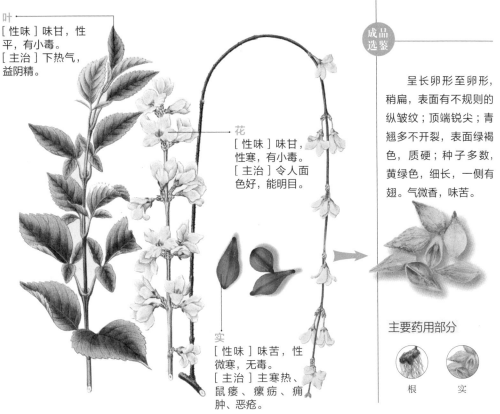

叶
[性味]味甘，性平，有小毒。
[主治]下热气，益阴精。

花
[性味]味甘，性寒，有小毒。
[主治]令人面色好，能明目。

实
[性味]味苦，性微寒，无毒。
[主治]主寒热、鼠瘘、瘰疬、痈肿、恶疮。

主要药用部分

根　　实

实用妙方

◎ 瘰疬：连翘、芝麻各等份，研为末，经常服用。

◎ 痔疮肿痛：用连翘煎汤熏洗，然后用绿矾加麝香少许敷贴。

◎ 治小儿一切热证：连翘、防风、甘草（炙）、山栀子各等份，上捣箩为末，每服二钱，加水一中盏，煎至七分，去滓温服。

中药趣味文化

莲巧姑娘和连翘树

很久以前，有个姑娘叫莲巧，她心地善良，温柔贤惠。一次，她在山里看到一条大蟒蛇缠住一个孩子。为了救那个孩子，她捡起身边的一块大石头，不停地用力向蟒蛇砸去。蟒蛇一时疼痛难忍，松开了孩子，转而张着血盆大口向莲巧扑去。最后孩子得救了，莲巧却被蟒蛇缠死了。后来，莲巧的坟旁长出了一棵棵小树，并且一丛丛、一片片地越长越多，越长越大。人们说这是莲巧姑娘变的。为了纪念她，人们就把这种树叫作『连翘』。

71

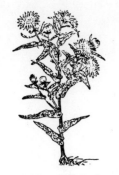

女性乳腺疾病不用愁

蒲公英

pú gōng yīng

【功效】清热解毒，消肿散结，利尿通淋。

草部·柔滑类　　清热解毒药

又名構耨草、金簪草、黄花地丁，广泛分布于全国各地，生长在平原、田野、沼泽中，生命力顽强，可以生吃，味苦，是广受人们喜爱的野菜。

🌿 药用价值

蒲公英苗

[性味] 味苦、甘，性寒，无毒。

[主治] 取蒲公英煮汁饮用，并外敷患处，治妇人乳痈肿痛。（苏恭）

解食物毒，散滞气，化热毒，消恶肿、瘰疬、疔肿。（朱震亨）

用蒲公英的白汁外涂，治恶刺。（苏颂）

化热毒，消恶肿，解食毒，散滞气。（出自《本草衍义补遗》）

消诸疮肿毒、颇疗癣疮；祛风，散瘰疬；止小便血，治五淋、癃闭，利膀胱。（出自《滇南本草》）

补脾和胃，泻火，通乳汁，治噎膈。（出自《医林纂要》）

疗一切毒虫蛇咬。（出自《本草纲目拾遗》）

清肺化痰，散结消痈，养阴凉血，舒筋固齿，通乳益精。（出自《随息居饮食谱》）

治一切疮疖、痈疡、红肿热毒，可服可敷，颇有应验，而治乳痈、红肿坚块，尤为捷效。（出自《本草正义》）

炙脆存性，酒送服，疗胃脘痛。（出自《岭南采药录》）

【发明】李杲说，蒲公英性味苦寒，是足少阴肾经的君药，本经必用。

朱震亨说，蒲公英与忍冬藤同煎汤，加少量酒调佐服用，可治乳腺炎。服用后想睡，这是它的一个作用，入睡后出微汗，病即安。

📖 医家名论

韩保升说，蒲公英生长在平原、沼泽、田园中。它的茎、叶像苦苣，折断后有白汁，可以生吃；花像单菊，但更大。

寇宗奭说，蒲公英即现在的地丁。四季都可开花，花谢后飞絮，絮中有子，落地就会生长。所以庭院中都有生长，是随风带来的种子。

李时珍说，蒲公英四散而生，茎、叶、花、絮都像苦苣，但较苦苣小些。嫩苗可以食用。二月采花，三月采根。

使用禁忌

阳虚外寒、脾胃虚弱者忌用。用量过大时，偶见胃肠道反应，如食欲减退、恶心、呕吐、腹部不适及轻度泄泻，以及倦怠、出虚汗、面色苍白。个别人会出现荨麻疹、全身瘙痒等过敏反应。

形态特征

根深长，单一或分枝，外皮黄棕色。叶根生，排成莲座状，狭长，倒披针形，羽裂，叶端稍钝或尖，基部渐狭成柄，无毛萼，有蛛丝状细软毛。花茎比叶短或等长，结果时伸长，总苞片草质，绿色，部分淡红色或紫红色，先端有或无小角，有白色蛛丝状毛。

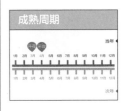

成熟周期

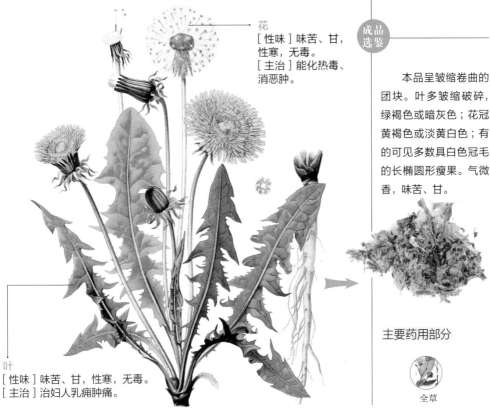

花
[性味] 味苦、甘，性寒，无毒。
[主治] 能化热毒、消恶肿。

叶
[性味] 味苦、甘，性寒，无毒。
[主治] 治妇人乳痈肿痛。

成品选鉴

本品呈皱缩卷曲的团块。叶多皱缩破碎，绿褐色或暗灰色；花冠黄褐色或淡黄白色；有的可见多数具白色冠毛的长椭圆形瘦果。气微香，味苦、甘。

主要药用部分

全草

实用妙方

◎ 乳痈红肿：蒲公英一两、忍冬藤二两，同捣烂，加水两碗，煎成一碗，饭前服。

◎ 急性乳腺炎：蒲公英二两、香附一两，水煎服二次，每日一剂。

◎ 疔疮疗毒：取蒲公英捣烂外敷，同时另取蒲公英捣汁和酒煎服，取汗。

中药趣味文化

蒲公英治乳痈

西周时期，有个十六岁的姑娘患了乳痈。她母亲从未听说过姑娘会患乳痈，以为女儿做了什么见不得人的事。姑娘觉得蒙羞，便投河自尽，被一个蒲姓老公公和女儿小英救了起来。第二天，小英按照父亲的指点，从山上挖了一种草，翠绿的披针形叶，顶端长着一个松散的白绒球。小英洗净该草后捣烂成泥，敷在姑娘的乳痈上，不久姑娘就痊愈了。之后，姑娘将这种草带回家里栽种。为了纪念这对父女，人们便把这种野草称为『蒲公英』。

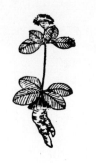

治温疟寒热，疗金疮

白头翁

bái tóu wēng

【功效】清热解毒，凉血止痢，燥湿杀虫。

草部·山草类　　清热解毒药

又名野丈人、胡王使者、奈何草。分布范围很广，随处可见。它的近根部有白色茸毛，形状像白头老翁，故名。野丈人、胡王使者、奈何草，这些名字都是这个意思。

药用价值

白头翁根

[性味] 味苦，性寒，无毒。

[主治] 治温疟、癫狂、寒热、症瘕、积聚、瘿气，能活血止痛，疗金疮。（出自《神农本草经》）

止鼻出血。（出自《名医别录》）

止毒痢。（陶弘景）

治赤痢腹痛，齿痛，全身骨节疼痛，项下瘰疬、瘿瘤。（甄权）

主一切风气，能明目、消赘。（出自《日华子本草》）

热毒下痢，见紫血、鲜血者宜之。（出自《伤寒蕴要全书》）

凉血，消瘀，解湿毒。（出自《本草汇言》）

治秃疮、瘰疬、症瘕、血痔、肛门偏坠，明目，消疣。（出自《本草备要》）

去肠垢，消积滞。（出自《本草纲目拾遗》）

泄肠胃热毒。（出自《本草汇纂》）

白头翁茎、叶

[性味] 味苦，性寒，无毒。

[主治] 治一切风气，明目，消赘。（出自《日华子本草》）

治浮肿及心脏病。（出自《现代实用中药》）

白头翁花

[性味] 味苦，性微寒，无毒。

[主治] 治寒热疟疾、白秃头疮。（李时珍）

医家名论

《名医别录》中记载，白头翁生长在高山山谷及田野，四月采摘。

苏恭说，白头翁抽一茎，茎的顶端开一朵紫色的花，像木槿花。

苏颂说，白头翁处处都有。它正月生苗，丛生，状似白薇而更柔细，也更长些。白头翁的叶生于茎头，像杏叶，上有细白毛而不光滑。近根处有白色的茸毛，根为紫色，深如蔓菁。

《唐本草》记载，白头翁的叶像芍药，但比芍药的叶子大，抽一茎，茎头开花，花呈紫色，像木槿花。果实大者如鸡子，上有白毛一寸余长，就像白头老翁，因此有白头翁之名；其根可疗毒痢，像续断，但扁一些。

使用禁忌

胃虚不思食及下痢完谷不化，虚寒寒湿型泄泻，而非湿毒者忌之。血分无热者忌用。

形态特征

多年生草本，高 10 ~ 40 厘米，全株密被白色长柔毛。主根较肥大。叶根出，丛生，复叶，小叶再分裂，裂片倒卵形或矩圆形。花先叶开放，单一，顶生，紫色，卵状长圆形或圆形，外被白色柔毛。果实较多，聚集在一起，呈头状。

成熟周期

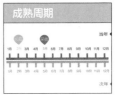

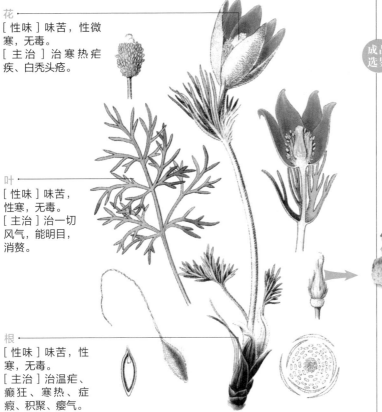

花
[性味] 味苦，性微寒，无毒。
[主治] 治寒热疟疾、白秃头疮。

叶
[性味] 味苦，性寒，无毒。
[主治] 治一切风气，能明目，消赘。

根
[性味] 味苦，性寒，无毒。
[主治] 治温疟、癫狂、寒热、症瘕、积聚、瘿气。

成品选鉴

表面黄棕色或棕褐色，有不规则的纵皱纹，皮部易脱落。质硬脆，折断面黄白色。气微，味苦。以条粗长，质坚实者为佳。

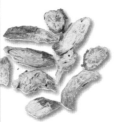

主要药用部分

全草

实用妙方

○ 白头翁汤，治热痢下重：用白头翁二两，黄连、黄檗、秦皮各三两，加水七升煮成二升。每次服一升，不愈可再服。妇人产后体虚下痢者，可加甘草、阿胶各二两。

○ 下痢咽痛：春夏季得此病，可用白头翁、黄连各一两，木香二两，加水五升，煎成一升半，分三次服。

中药趣味文化

白头翁的传说

春秋时期，有个善良勤恳的农村小伙叫阿宝。一天，他在田间劳作，突然感觉肚子疼痛难忍，随后一头倒在田里。等他醒来，便看见一位白发苍苍的老爷爷正关切地注视着他。老爷爷问清了缘由，便摘了一棵顶头长着绒绒白毛的绿草给他，让他回家熬汤喝。说完老爷爷就不见了。阿宝照老爷爷的指示，连喝了三日，果真药到病除。原来，这种白毛绿草就是『白头翁』直至今天，『白头翁』依然是一味常见的中草药。

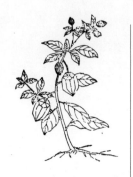

酸甜可口的美味中药

酸浆

suān jiāng

【功效】清虚热，散热结。

草部·隰草类　　清热解毒药

又名醋浆、苦葴、苦耽、灯笼草、皮弁草、天泡草、王母珠、洛神珠。北方称为菇薸儿、姑娘儿，以果实供食用。原产于我国，栽培历史较久，《尔雅》中即有酸浆的记载。

🌿 药用价值

酸浆全草

[性味] 味苦，性寒，无毒。

[主治] 治心热烦满，定志益气，利水道。（出自《神农本草经》）

捣汁内服，治黄病效果较好。（陶弘景）

可治呼吸急促、咳嗽、风热，能明目，根、茎、花、实都适宜。（出自《新修本草》）

可治慢性传染病、高热不退、腹内热结、目黄、食欲不振、大小便涩、骨热咳嗽、嗜睡、全身无力、呕吐痰壅、腹部痞块胀闷；小儿无名瘰疬、风火邪毒引起的寒热、腹肿大。杀寄生虫，落胎，祛蛊毒，都可用酸浆煮汁饮用。也可用生品捣汁内服。将其研成膏，可敷治小儿闪癖。（出自《嘉祐补注本草》）

主上气咳嗽、风热、明目。（出自《唐本草》）

治热咳。（出自《本草衍义补遗》）

清火，消郁结，治疝。敷一切疮肿，专治锁缠喉风。煎酒服，治金疮肿毒，止血崩。（出自汪连仕《采药书》）

根捣汁，治黄病多效。（出自《蜀本草》）

利湿除热，除热则清肺止咳，利湿方能化痰、治疸。（李时珍）

酸浆实

[性味] 味酸，性平，无毒。

[主治] 主烦热，能定志益气，利水道。（出自《神农本草经》）

能除热，治黄病，对小儿尤其有益。（苏颂）

治阴虚内热及虚劳发热、体弱消瘦、胁痛热结。（出自《嘉祐补注本草》）

📖 医家名论

《名医别录》中记载，酸浆生长在荆、楚川泽及田园中。五月采摘，阴干后使用。

陶弘景说，酸浆到处都有，苗像水茄而小，叶也能吃。结果实作房，房中有子如梅李大，都为黄赤色，小儿爱吃。

李时珍说，酸浆、龙葵，是同一类的两种植物，苗、叶都相似。龙葵茎上光滑没有毛，从五月到秋天开小白花，花蕊呈黄色；结的子没有壳，累累数颗同枝，子有蒂，生时青色，熟时则为紫黑色。酸浆也开黄白色小花，紫心白蕊，其花像杯子，不分瓣，但有五个尖；结铃壳，壳有五棱，一枝一颗，像悬挂的灯笼，壳中有一子，像龙葵子，生青熟赤。这样就能将两者区分开来。

使用禁忌

凡脾虚泄泻及痰湿者忌用。可能会引起孕妇流产，所以孕期妇女不宜使用。

🌿 形态特征

多年生草本，高 35 ~ 100 厘米。根状茎横走。茎直立，单生，不分枝，表面具棱角，光滑无毛。叶互生，叶片卵形至广卵形，边缘具稀疏不规则的缺刻，或呈波状。花单生于叶腋，白色，钟形。浆果圆球形，光滑无毛，成熟时呈橙红色。种子多而细小。

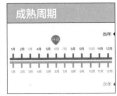

成熟周期

成品选鉴

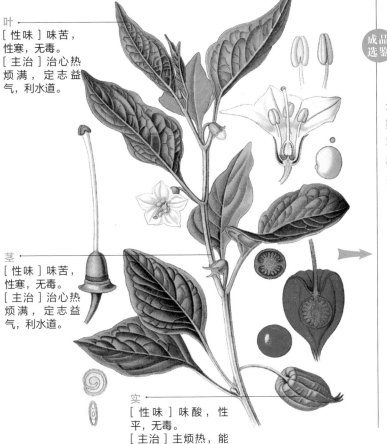

叶
[性味] 味苦，性寒，无毒。
[主治] 治心热烦满，定志益气，利水道。

茎
[性味] 味苦，性寒，无毒。
[主治] 治心热烦满，定志益气，利水道。

实
[性味] 味酸，性平，无毒。
[主治] 主烦热，能定志益气，利水道。

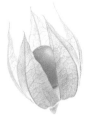

表面具棱角，光滑无毛。浆果圆球形，成熟时呈橙红色；宿存花萼厚膜质膨胀如灯笼，橙红色或深红色。种子多数，细小。

主要药用部分

全草

🌿 实用妙方

◐ 热咳咽痛，用清心丸：酸浆草晒干后研为末，用开水送服。同时还以醋调药末，敷咽喉外。

◐ 喉疮作痛：酸浆草炒焦为末，酒调后敷喉中。

◐ 诸般疮肿：酸浆草不以多少，晒干，研为细末，冷水调少许，软贴患处。

酸浆草与林黛玉

酸浆草又名「洛神珠」「绛珠」。《红楼梦》中，林黛玉是绛珠仙子转世。红学家们研究说林黛玉的结局是落水而亡的，因为林黛玉号潇湘妃子，暗指娥皇、女英，皆是水神；她的诗作《五美吟》中也有「一代倾城逐浪花」；至「寒塘渡鹤影，冷月葬花魂」「绛珠也就是红色的珠子，暗示血泪，寓示黛玉好哭的性格和泪尽而逝的悲惨结局，这也是作者「字字看来皆是血，十年辛苦不寻常」的写照。

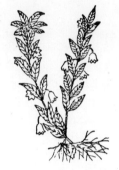

无名肿毒去无踪

紫花地丁

zǐ huā dì dīng

【功效】清热解毒，凉血消肿。

🌿草部·隰草类　　清热解毒药

又名箭头草、独行虎、羊角子、米布袋。生长在我国的东北、华北等地，喜潮湿的环境，耐寒，耐旱，生命周期长，是极好的地被植物。

形态特征

叶狭披针形或卵状披针形，边缘具圆齿。花萼卵状披针形，花瓣紫堇色，具细管状，直或稍上弯。

花
[性味]味苦、辛，性寒，无毒。
[主治]治一切痈疽发背。

根
[性味]味苦、辛，性寒，无毒。
[主治]治无名肿毒及恶疮。

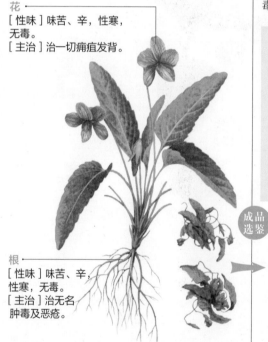

成品选鉴

主要药用部分

药用价值

紫花地丁全草

[性味]味苦、辛，性寒，无毒。

[主治]治一切痈疽发背、疔肿瘰疬、无名肿毒及恶疮。（李时珍）

中药趣味文化

紫花地丁的传说

战国时，一个乞丐手指突发疔疮，无钱求医，便在山坡地上顺手掐几朵紫色花放在嘴里嚼了嚼，敷在手指上。第二天，肿痛居然消了。后来他根据这种草秸梗笔直，顶头开几朵紫花的形象给它取了『紫花地丁』的名字。

表面皱缩粗糙，呈深绿色至绿黄色，全体被毛。花茎细长，顶端常具三裂蒴果，内含多数淡黄棕色种子，长圆球形。质脆、易碎。气微臭，味苦而辛。

全草

实用妙方

➡ 黄疸内热：取紫花地丁末，每次用酒送服三钱。

➡ 痈疽恶疮：用连根的紫花地丁、苍耳叶各等份，捣烂，加酒一杯，搅汁服下。

➡ 瘰疬疔疮，发背诸肿：用紫花地丁根，去粗皮，同白蒺藜共研为末，加油调匀，涂患处。

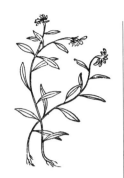

小草不起眼，蛇毒大克星

半边莲

bàn biān lián

又名急解索、半边花、细米草、瓜仁草、长虫草、蛇舌草。生长在长江以南的广大地区，喜水田、沟旁等潮湿的生长环境，一般全草入药。

【功效】清热解毒，利水消肿。

草部·隰草类　清热解毒药

形态特征

贴着地面蔓生，梗细，节节生细叶。开淡红紫色的小花，只有半边，如莲花状。

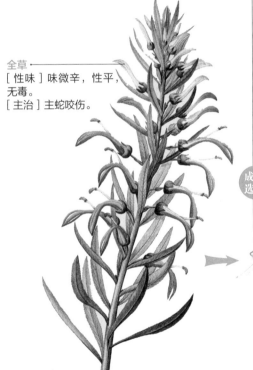

全草 ————
[性味]味微辛，性平，无毒。
[主治]主蛇咬伤。

药用价值

半边莲全草

[性味]味微辛，性平，无毒。

[主治]蛇咬伤，用半边莲捣汁饮下，药渣敷伤处。又治气喘及寒热疟疾，用半边莲、雄黄各二钱，共捣成泥，放碗内，盖好，等颜色变青后，加饭做成如梧桐子大的丸子。每次空腹用盐汤送服九丸。（李时珍）

敷疮，消肿毒。（出自《生草药性备要》）

跌打瘀痛、恶疮、火疮、捣敷之。（出自《岭南采药录》）

成品选鉴

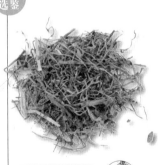

常缠结成团，表面淡黄色或黄棕色，具细纵纹。茎细长，有分枝，灰绿色；叶片多皱缩，绿褐色。气微，味微辛。以茎叶色绿、根黄者为佳。

主要药用部分　全草

实用妙方

◎ 治毒蛇咬伤：鲜半边莲一二两，捣烂绞汁，加甜酒一两调服，服后盖被入睡，以便出微汗。毒重的一天服两次，并用捣烂的鲜半边莲敷于伤口周围。

◎ 治疔疮，一切阳性肿毒：鲜半边莲适量，加盐少许一同捣烂，敷于患处，有黄水渗出，渐愈。

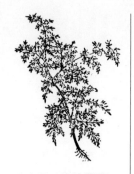

酷夏必备的消暑热良药

青蒿

qīng hāo

【功效】清热解暑，除蒸，截疟。

草部·隰草类　　　清虚热药

又名草蒿、方溃、菣（音"牵"）、香蒿。嫩时可用醋腌成酸菜，味香美。四、五月采摘，晒干入药用。茎、叶焙干后可以作饮品。

药用价值

青蒿叶、茎、根

[性味] 味苦，性寒，无毒。

李时珍说，青蒿伏硫黄。

[主治] 主疥瘙痂痒、恶疮，杀虱，治积热在骨节间，明目。（出自《神农本草经》）

治夏季持续高热、妇人血虚下陷导致出血、腹胀满、冷热久痢。秋冬用青蒿子，春夏用青蒿苗，都捣成汁服用。（陈藏器）

补中益气，轻身补劳，驻颜色，长毛发，令发黑亮，兼去开叉发，杀风毒。（出自《日华子本草》）

治寒热疟疾。（李时珍）

生捣敷金疮，止血，生肉，止疼痛。（出自《唐本草》）

把生青蒿捣烂后外敷金疮，可止血止痛。（苏恭）

清血中湿热，治黄疸及郁火不舒之证。（出自《医林纂要》）

把它烧成灰，隔纸淋汁，与石灰同煎，可治恶疮、息肉、黑疤。（孟诜）

祛湿热，消痰。治痰火嘈杂、眩晕。利小便，凉血，止大肠风热下血，退五种劳热及发热怕冷。（出自《滇南本草》）

青蒿子

[性味] 味甘，性平，无毒。

[主治] 明目，开胃，宜炒用。治恶疮、疥癣、风疹，煎水洗患处。（出自《日华子本草》）

治鬼气，把它碾成末，用酒送服方寸匕。（孟诜）

功效与叶相同。（李时珍）

【发明】苏颂说，青蒿治骨蒸热劳效果最好，古方中单用。

李时珍说，青蒿得春木少阳之气最早，所以所主之症，都是少阳经、厥阴经血分的疾病。

医家名论

寇宗奭说，在春天，青蒿发芽最早，人们采它来做菜，根赤叶香。

李时珍说，青蒿二月生苗，茎粗如指而肥软，茎、叶都是深青色。它的叶有点像茵陈，但叶面、叶背都是青色。它的根白而硬。七、八月开细小黄花，颇香。它结的果实大小像麻子，中间有细子。

使用禁忌
产后血虚、内寒作泻，以及饮食停滞所致泄泻者，勿用。凡脾胃虚弱的人都不宜使用。

📋 形态特征

一年生或二年生草本，高30 ~ 150 厘米，有臭气。茎直立，圆柱形，表面有细纵槽，上部有分枝。叶互生，质柔，两面平滑无毛，青绿色。花序头状，花冠管状，绿黄色。瘦果矩圆形至椭圆形，微小，褐色。

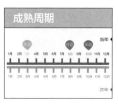

成熟周期

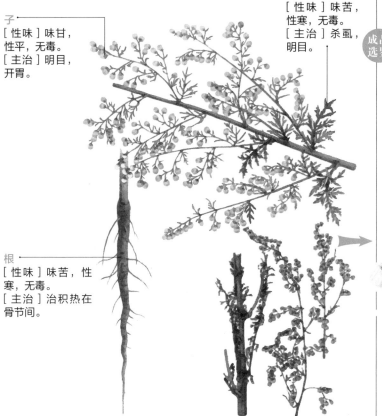

子
[性味]味甘，性平，无毒。
[主治]明目，开胃。

叶
[性味]味苦，性寒，无毒。
[主治]杀虱，明目。

根
[性味]味苦，性寒，无毒。
[主治]治积热在骨节间。

成品选鉴

表面黄绿色或棕黄色，具纵棱线；质略硬，易折断，断面中部有髓。叶暗绿色或棕绿色，卷缩，两面被短毛。气香特异，味苦。以色绿、叶多、气浓郁者为佳。

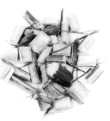

主要药用部分

叶　　　茎

🥢 实用妙方

⊙ 虚劳盗汗，烦热口干，用青蒿煎：青蒿一斤，取汁，加入人参末、麦门冬末各一两，熬至能捏成丸时，做成梧桐子大的丸子，每次饭后用米汤送服二十丸。

⊙ 积热眼涩，用青蒿散：采青蒿花或子，阴干为末，空腹服二钱，久服明目。

华佗三试青蒿

传说华佗发现一个黄痨病人因吃了青蒿而痊愈，就采了一些其他黄痨病人试服，却都没有效果。后来他听说那个病人吃的是三月里的青蒿。第二年春天，华佗就采了三月间的青蒿，果然治好了很多人的黄痨病，但三月之后的青蒿却没有这种效果。又经过一次实验，华佗终于发现只有幼嫩的青蒿茎叶可以入药治病，并给它取名『茵陈』。他还编歌供后人借鉴：『三月茵陈四月蒿，传于后人切记牢。三月茵陈治黄痨，四月青蒿当柴烧。』

中药趣味文化

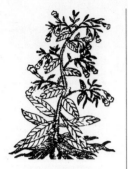

排毒养颜的女性美容佳品

紫草

zǐ cǎo

又名紫丹、紫芙、茈、藐、地血、鸦衔草。因为它的花和根都是紫色的，还可以做紫色的染料，所以叫紫草。《尔雅》里写作"茈草"。瑶人、侗人叫它"鸦衔草"。

【功效】清热凉血，解毒透疹。

草部·山草类 | 清热凉血药

🦫 药用价值

紫草根

[修治]每一斤紫草用蜡三两溶水中，拌好后蒸，待水干后，将其头和两旁的髭去掉，切细备用。

[性味]味甘、咸，性寒，无毒。

　　李时珍说，紫草根味甘、咸，性寒，入手厥阴、足厥阴经。

[主治]主心腹邪气、五疸，能补中益气，利九窍，通水道。（出自《神农本草经》）

　　疗腹肿胀满痛。用来和膏，疗小儿疮。（出自《名医别录》）

　　治恶疮、癣。（甄权）

　　治斑疹痘毒，能活血凉血，利大肠。（李时珍）

　　补心，缓肝，散瘀，活血。（出自《医林纂要》）

　　治伤寒时疾；发疮疹不出者，以此做药使其发出。（出自《本草图经》）

　　治便秘、尿血。（出自《吉林中草药》）

　　治水火烫伤、皮炎、湿疹、尿路感染。（出自《陕西中草药》）

【发明】李时珍说，紫草味甘、咸而性寒，入心包经及肝经血分。它擅长凉血活血，利大小肠。痘疹欲出但没出、血热毒盛、大便闭涩者，适宜使用。痘疹已出而色紫黑且便秘者，也可以用。痘疹已出而色红活，以及色白内陷且大便通畅者，忌用。

📖 医家名论

　　苏恭说，现在到处都有紫草，也有人种植。它的苗像兰香，茎赤节青，二月开紫白色的花，结的果实为白色，秋季成熟。

　　李时珍说，种紫草，宜三月下种子，九月份子熟的时候割草，春、秋季采根阴干。它的根头有白色茸毛。没有开花时采根，则根色鲜明；花开过后采，则根色黯恶。采时用石头将它压扁晒干。收割时忌人尿及驴马粪和烟气，否则会使草变黄。

　　《唐本草》中记载，紫草到处都有，苗像兰香，茎赤红色，节青色，花紫白色而实白。

　　《本草图经》中记载，紫草今处处有之，现在医家多用它来治伤寒时疾，发疮疹不出者，以此做药使其发出。韦宙的《独行方》中用它煮汤饮，治豌豆疮。后人相承用之，其效尤速。

形态特征

多年生草本，高 50 ～ 90 厘米。根粗大，肥厚，圆锥形，略弯曲，全株密被白色粗硬毛。单叶互生，叶片长圆状披针形至卵状披针形，两面均被糙伏毛。聚伞花序总状，顶生或腋生，花冠白色。小坚果卵球形，灰白色或淡黄褐色，平滑，有光泽。

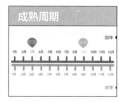
清热药

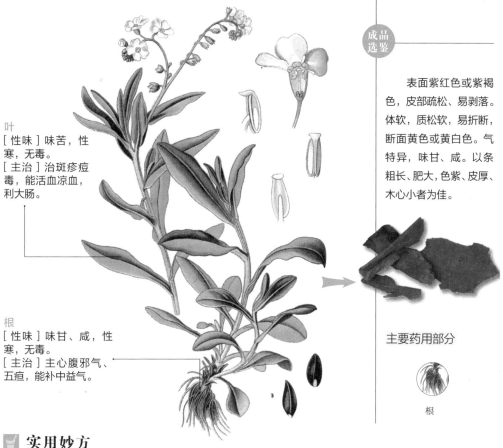

叶
[性味] 味苦，性寒，无毒。
[主治] 治斑疹痘毒，能活血凉血，利大肠。

根
[性味] 味甘、咸，性寒，无毒。
[主治] 主心腹邪气、五疸，能补中益气。

成品选鉴

表面紫红色或紫褐色，皮部疏松、易剥落。体软，质松软，易折断，断面黄色或黄白色。气特异，味甘、咸。以条粗长、肥大、色紫、皮厚、木心小者为佳。

主要药用部分

根

实用妙方

◎ 婴童痘疹，将出未出、色赤便闭者可用本方，如痘已出而大便利者则忌用：紫草二两，锉碎，用百沸汤一碗浸泡，盖严勿使漏气。等汤温后，服半合。煎服也可，但大便通畅者不能用。

◎ 恶虫咬伤：用紫草煎油涂抹患处。

中药趣味文化

紫草的凄美传说

相传，某小镇上有一对很相爱的情侣。有一天，女孩得了一种病，沉睡不醒，药石枉然。男孩天天拜佛祈祷，希望女孩早日醒来。后来佛终于被感动了，便给了男孩一棵草，让他好生照料，等这棵草开花时，用它紫色的根熬汤给女孩喝，女孩的病就会好，但是男孩每天必须用自己的鲜血浇灌它。男孩答应了。盛夏时，这棵草终于开花了。男孩挖出它的根，煎水熬汤给女孩喝。后来女孩果然痊愈。这棵用鲜血浇灌而成的草就是紫草。

83

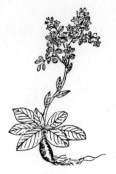

治疗咽喉肿痛的首选

玄参

xuán shēn

【功效】滋阴凉血，泻火解毒。

草部·山草类　　清热凉血药

又名黑参、玄台、重台、鹿肠、正马、逐马、馥草、野芝麻、鬼藏。其茎像人参，所以得"参"名。玄，指黑色，其根茎断面呈黑色，所以叫玄参。

药用价值

玄参根

[修治] 雷敩说，凡采得后，须用蒲草重重相隔，入甑蒸两伏时，晒干用。勿用铜器。

[性味] 味苦，性微寒，无毒。

张元素说，玄参为足少阴肾经的君药，治本经病须用。

徐之才说，玄参恶黄芪、干姜、大枣、山茱萸，反藜芦。

[主治] 主腹中寒热积聚、女子产乳余疾，补肾气，令人目明。（出自《神农本草经》）

主暴中风、伤寒、身热肢满、神昏不识人、温疟、血瘕。能下血，除胸中气，下水，止烦渴，散颈下核、痈肿，疗心腹痛、坚症，定五脏。久服补虚明目，强阴益精。（出自《名医别录》）

疗风热头痛、伤寒、劳复，治暴热结，散瘤瘘瘰疬。（甄权）

治游风，补劳损，疗心惊烦躁，除骨蒸，止健忘，消肿毒。（出自《日华子本草》）

滋阴降火，解斑毒，利咽喉，通小便血滞。（李时珍）

治心懊侬烦而不得眠、心神颠倒欲绝，以及血滞所致小便不利。（出自《医学启源》）

消咽喉之肿，泻无根之火。（出自《本草品汇精要》）

疗胸膈及心肺热邪，清膀胱、肝肾热结。

疗风热之咽痛，泄肝阳之目赤，止自汗、盗汗，治吐血、衄血。（出自《本草正义》）

【发明】李时珍说，肾水受伤，真阴失守，孤阳无根，发为火病，治疗方法宜以水制火，所以玄参与地黄作用相同。其消瘰疬亦是散火。

张元素说，玄参是枢机之剂，管领诸气上下，肃清而不浊，风药中多用。因此，《活人书》中的玄参升麻汤，主治汗下、吐后毒不散之症。由此看来，治空中氤氲之气、无根之火，以玄参为圣药。

医家名论

苏颂说，玄参二月生苗，叶像芝麻对生，又像槐柳，但尖长有锯齿，细茎青紫色。它七月开青碧色的花，八月结黑色的子。也有开白花的，茎方大，紫赤色而有细毛，像竹有节的，高五六尺。其根一根有五六枚，三月、八月采根晒干。

使用禁忌
血少目昏、停饮寒热、血虚腹痛、脾虚泄泻、脾胃虚寒、食少便溏者，不宜服用。

■ 形态特征

多年生草本，高60～120厘米。根肥大，近圆柱形，下部常分枝，皮灰黄或灰褐色。茎直立，四棱形，有沟纹，光滑或有腺状柔毛。叶片卵形或卵状椭圆形，边缘具细锯齿，背面脉上有毛。聚伞花序呈圆锥形，花冠暗紫色。

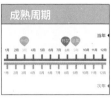

成熟周期

当年

次年

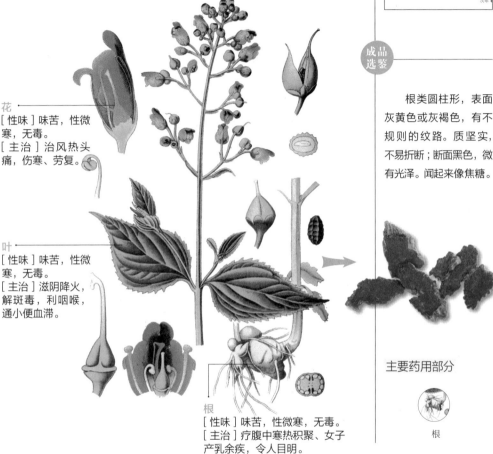

花
[性味] 味苦，性微寒，无毒。
[主治] 治风热头痛，伤寒、劳复。

叶
[性味] 味苦，性微寒，无毒。
[主治] 滋阴降火，解斑毒，利咽喉，通小便血滞。

根
[性味] 味苦，性微寒，无毒。
[主治] 疗腹中寒热积聚、女子产乳余疾，令人目明。

成品选鉴

根类圆柱形，表面灰黄色或灰褐色，有不规则的纹路。质坚实，不易折断；断面黑色，微有光泽。闻起来像焦糖。

主要药用部分

根

■ 实用妙方

○ 诸毒鼠瘘，即颈部淋巴结核：用玄参泡酒，每天饮少许。

○ 时间长的瘰疬：用生玄参捣烂敷患处，一天换两次药。

○ 发斑咽痛，用玄参升麻汤：玄参、升麻、甘草各半两，加水三盏，煎取一盏半，温服。

中药趣味文化

玄参与生地黄

玄参入药始见于《神农本草经》：玄者，黑也，因其根茎断面呈黑色而得名。后来到了清代，为避讳康熙皇帝之名玄烨，遂改「玄」为「元」，「元参」之名由此而来。

它和生地黄都有清热凉血、养阴生津的功效，在治热入营血、热病伤阴，阴虚内热等症时，经常一起使用。但相比之下，玄参泻火解毒的作用较强，适合咽喉肿痛、痰火瘰疬多的患者使用；生地黄清热凉血的作用较强，因此多用在血热出血、内热消渴上。

85

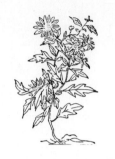

马兰

mǎ lán

【功效】清热凉血，利湿解毒，化瘀止血。

🌿 草部·芳草类　　清热凉血药

又名紫菊、马兰菊。这种草的花像菊而为紫色，故名。叶子像兰，但比兰大，俗称大的东西为马，所以得名马兰。生长在水泽旁，嫩茎、叶可作蔬菜食用。

🌱 形态特征

在二月生苗，赤茎白根，叶长，边缘有刻齿状，没有香味。马兰到夏天高达二三尺，开紫色花，花凋谢后有细子。

叶
[性味] 味辛，性寒，无毒。
[主治] 愈金疮，止血痢。

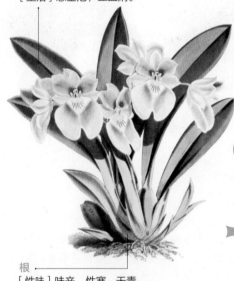

根
[性味] 味辛，性寒，无毒。
[主治] 破瘀血，养新血，止鼻出血、吐血。

🌼 药用价值

马兰根、叶

[性味] 味辛，性寒，无毒。

[主治] 破瘀血，养新血，止鼻出血、吐血，愈金疮，止血痢，解饮酒过多引起的黄疸及各种菌毒、蛊毒。生捣外敷，治蛇咬伤。（出自《日华子本草》）

主各种疟疾、腹中急痛及痔疮。（李时珍）

【发明】李时珍说，春夏季用新鲜马兰，秋冬季用干品马兰，不加盐、醋，用白水煮来吃，并连汁一起饮用，可治痔漏；同时用马兰煎水，放少许盐，天天熏洗患处。

成品选鉴

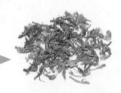

表面黄绿色，有细纵纹，质脆，易折断。叶片皱缩卷曲，花淡紫色或已结果。瘦果倒卵状长圆形、扁平。气微，味辛。

主要药用部分

　　根　　　叶

🥄 实用妙方

◐ 各种疟疾，见寒热往来：用赤脚马兰捣汁，加水少许，在发病日早晨服用。药中也可以加少许糖。

◐ 绞肠痧痛：马兰根、叶在口中细嚼，将汁咽下，可止痛。
◐ 外伤出血：用马兰同旱莲草、松香、皂子叶共研细，外敷伤口。冬季没有皂子叶，可用树皮代替。

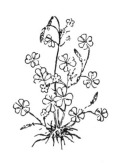

通利二便的酸味小草

酢 浆 草

cù jiāng cǎo

【功效】清热利湿，解毒消肿。

🌿 草部·石草类　　清热凉血药

又名酸浆、三叶酸、三角酸、酸母、醋母、酸箕、鸠酸、雀儿酸、雀林草、小酸茅、赤孙施。李时珍说其叶如醋。与灯笼草的酸浆相比，名相同但物不同。

📋 形态特征

　　多年生草本，全体有疏柔毛，茎多分枝，叶呈掌状复叶，花黄色；种子小，扁卵形，红褐色。

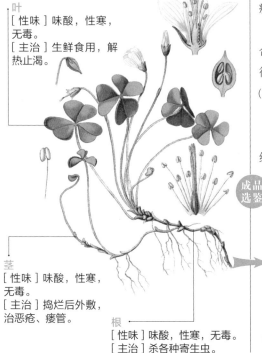

叶
[性味]味酸，性寒，无毒。
[主治]生鲜食用，解热止渴。

茎
[性味]味酸，性寒，无毒。
[主治]捣烂后外敷，治恶疮、瘘管。

根
[性味]味酸，性寒，无毒。
[主治]杀各种寄生虫。

🌱 药用价值

酢浆草全草

[性味]味酸，性寒，无毒。

[主治]杀各种寄生虫。捣烂后外敷，治恶疮瘘管。生鲜食用，解热止渴。（出自《新修本草》）

　　主小便淋沥，赤白带下。同地钱、地龙配合使用，治尿路结石。煎汤洗，治痔痛、脱肛，很有效。捣烂外涂，治烧伤、烫伤及蛇蝎咬伤。（李时珍）

　　主上气咳嗽、风热，明目。（出自《唐本草》）

　　取一握洗后研细，用暖酒送服，治妇人血结。（苏颂）

成品选鉴

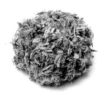

茎、枝被疏长毛，叶纸质，皱缩或易破碎，棕绿色。果近圆柱形，种子小，深褐色，具酸气。

主要药用部分

全草

🥄 实用妙方

◇ **小便血淋**：用酢浆草捣汁，煎五苓散服下。
◇ **痔疮出血**：取酢浆草一大把，加水二升，煮至一升，一天三次服用。

◇ **二便不通**：酢浆草一大把、车前草一握，共捣取汁，加白糖一钱调服一盏。不通可再服。

祛风湿、利湿、渗湿药

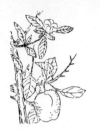

关节酸痛，一网打尽

木 瓜

mù guā

【功效】舒筋活络，和胃化湿。

果部·山果类　　祛风寒湿药

木瓜又名楙（音"茂"），素有"百益果王"之称。产于黄河以南或蜀地，营养极其丰富。它所含的蛋白酶有助于蛋白质和淀粉质的分解，对消化系统很有好处。

🌿 药用价值

果实

[修治] 李时珍说，木瓜切片晒干入药用。

[性味] 味酸，性温，无毒。

[主治] 治湿痹邪气、霍乱吐下、转筋不止。（出自《名医别录》）

取嫩木瓜一颗，去子煎服，治脚气冲心。能强筋骨、下冷气、止呕逆、祛心膈痰唾，可消食。止水痢后口渴不止，用木瓜煎汤，取汁饮用。（陈藏器）

止吐泻奔豚、水肿、冷热痢、心腹痛。（出自《日华子本草》）

调营卫，助谷气。（雷敩）

祛湿和胃，滋脾益肺，治腹胀善噫、心下烦痞。（王好古）

敛肺和胃，理脾伐肝，化食止渴。（出自《海药本草》）

主心痛；煎汁洗，祛风痹。（李时珍）

主利气，散滞血，疗心痛，解热郁。（出自《食物本草》）

【发明】李杲说，木瓜入手太阴经、足太阴经血分，气脱能收，气滞能和。

陶弘景说，木瓜最能治疗转筋。

李时珍说，木瓜所主霍乱、吐痢转筋、脚气，都是脾胃病，非肝病。肝虽主筋，但转筋由湿热、寒湿之邪伤脾胃所致，故筋转必起于足腓。腓及宗筋都属阳明。木瓜治转筋，并不是益筋，而是理脾伐肝。

📖 医家名论

李时珍说，木瓜可种植，可嫁接，也可以压枝。它的叶子光而厚，果实像小瓜而有鼻。水分多、味不木的是木瓜。比木瓜小而圆，味木而涩的是木桃。像木瓜而无鼻，比木桃大，味涩的是木李，也叫木梨。木瓜的鼻是花脱外，并不是脐蒂。木瓜性脆，可蜜渍为果脯。将木瓜去子蒸烂，捣成泥后加蜜与姜煎煮，冬天饮用尤其好。木桃、木李质坚，可与蜜同煎或制成糕点食用。

使用禁忌
下部腰膝无力者，由精血虚、真阴不足导致的不宜用。伤食后脾胃未虚、积滞多者，不宜用。不可多食，损齿及骨。

🌿 形态特征

　　落叶灌木，高约2米，枝直立，小枝圆柱形，紫褐色或黑褐色。叶片卵形至椭圆形，少量长椭圆形，边缘有尖锐锯齿。花先叶开放，花瓣倒卵形或近圆形，红色，少量淡红色或白色。果实球形或卵球形，黄色或带黄绿色，有稀疏且不明显的斑点，味芳香。

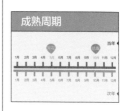

成熟周期

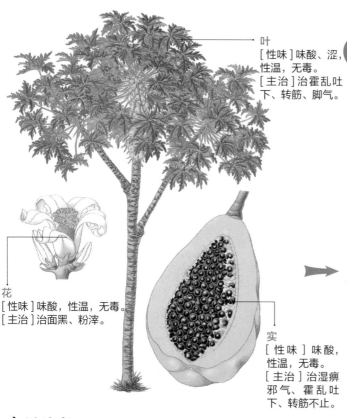

叶
[性味] 味酸、涩，性温，无毒。
[主治] 治霍乱吐下、转筋、脚气。

成品选鉴

　　长圆形或卵圆形，呈棕红色或紫红色，有多数不规则深褶和皱纹，边缘向内卷曲。气微，味酸。

花
[性味] 味酸，性温，无毒。
[主治] 治面黑、粉滓。

实
[性味] 味酸，性温，无毒。
[主治] 治湿痹邪气、霍乱吐下、转筋不止。

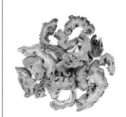

主要药用部分

果实

祛风湿、利湿、渗湿药

🥄 实用妙方

⊙ 治脚筋痉挛：取鲜木瓜数个，加酒、水各半，煮烂，捣成膏状，趁热贴于痛处；外用棉花包好，冷后即换。每天换药三五次。

⊙ 治霍乱吐泻，转筋：干木瓜一两、酒一升，煮汁饮服。不喝酒的可直接用水煎煮，取汁饮用。

⊙ 治小儿泻利：将鲜木瓜捣烂，取汁饮用。

中药趣味文化

木瓜的故事

　　春秋时期，诸侯争霸，战乱纷起。当时狄国比邻近的卫国强大，狄国国君率兵攻打卫国，卫国大败。卫国国君沿通粮河道而逃，被齐桓公所救。齐桓公非但没有落井下石，反而好生款待他，并送给他很多车马器服，还给了他一块封地。卫国人听说这件事之后，十分感激齐桓公的仁德，于是作歌曰：「投我以木瓜，报之以琼琚。」实际上，以当时卫国的国力，根本无力以报，只能表示永远与齐国相好之意，故与齐国结成联盟。

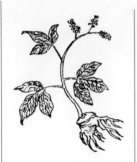

轻松改善颈椎病

独活

dú huó

【功效】胜湿止痹，活血化瘀，止痛。

🌿 草部·山草类　　祛风寒湿药

又名羌活、羌青、独摇草、护羌使者、胡王使者、长生草。因为该草一茎直上，不随风摇动，所以叫独活。以羌中所产的较好，所以有羌活、胡王使者等名称。

🌱 药用价值

独活根

[修治] 李时珍说，独活去皮或焙干备用。

[性味] 味苦、辛，性微温，无毒。

张元素说，独活性微温，味甘、苦、辛，气味俱薄，浮而升，属阳，是足少阴肾经气分之药。羌活性温，味辛、苦，气味俱薄，浮而升，也属阳，是手太阳经、足太阳经的风药，也入足厥阴经、足少阴经气分。

[主治] 主风寒所击、金疮、奔豚气、惊痫、女子疝瘕。久服轻身耐老。（出自《神农本草经》）

疗各种贼风，见全身关节风痛，新久者都可。（出自《名医别录》）

治各种中风湿冷、奔喘逆气、皮肤苦痒、手足挛痛劳损、风毒齿痛。（甄权）

羌活、独活，可治一切风证，见筋骨拘挛、骨节酸痛、头旋目赤疼痛，以及五劳七伤，利五脏、伏水气。（出自《日华子本草》）

治风寒湿痹，见肢节酸痛不仁、诸风掉眩、颈项难伸。（李杲）

祛肾间风邪，搜肝风，泻肝气，治项强及腰脊疼痛。（王好古）

散痈疽败血。（张元素）

宣通气道，散肾经伏风，治颈项难舒，臀腿疼痛，两足痿痹、不能动移。（出自《药品化义》）

【发明】李时珍说，羌活、独活都能祛风湿、利关节，但二者气味有浓淡的差别。《素问》中说，从下而上者，引而去之。羌活、独活两药味苦、辛，性皆温，为阴中之阳药，所以能引气上升，通达周身而祛风胜湿。

📖 医家名论

苏颂说，独活、羌活现在以产自蜀汉的为好。它们春天生苗叶如青麻；六月开花成丛，有黄有紫。结实时叶黄的，是夹石上所生；叶青的，是土脉中所生。《神农本草经》中说，二者属同一类，现在的人以紫色而节密的为羌活，黄色而成块的为独活。大抵此物有两种，产自西蜀的，黄色，香如蜜；产自陇西的，紫色，秦陇人叫作山前独活。

李时珍说，按王贶所说，羌活须用紫色、有蚕头鞭节的；独活是极大羌活，有臼如鬼眼的。

使用禁忌
气血虚而遍身痛者及阴虚、下体痿弱者禁用。一切虚风类的病症，都不宜使用独活。

🌿 形态特征

多年生高大草本。根圆柱形，棕褐色，有香气。茎中空，带紫色，光滑或稍有浅纵沟纹。叶宽卵形，另有茎生叶呈卵圆形至长椭圆形，边缘有不整齐的尖锯齿或重锯齿。花序顶生和侧生，复伞形，花白色，花瓣倒卵形。果实椭圆形。

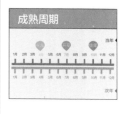

成熟周期

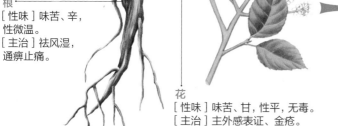

叶
[性味] 味苦、甘，性平，无毒。
[主治] 主惊痫、女子疝瘕。

根
[性味] 味苦、辛，性微温。
[主治] 祛风湿，通痹止痛。

花
[性味] 味苦、甘，性平，无毒。
[主治] 主外感表证、金疮。

成品选鉴

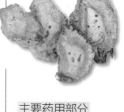

表面粗糙，灰棕色，具不规则纵皱纹及横裂纹。质坚硬，断面灰黄白色。香气特异，味苦、辛，微麻舌。以条粗壮、油润、香气浓者为佳。

主要药用部分

根

祛风湿、利湿、渗湿药

🍵 实用妙方

◐ 中风口噤，通风发冷，不知人事：独活四两，加好酒一升，煎至半升饮服。

◐ 中风失语：取独活一两，加酒二升，煎至一升；另用大豆五合，炒至爆裂，以药酒热投，盖好。过一段时间，温服三合，不愈可再服。

◐ 中风瘫痪：羌活二斤、枸子一斤，共研为末，每次用酒送服方寸匕，一日三次。

中药趣味文化

独活的境界

为什么独活取这么乖僻的名字？有人说它：『一茎直上，得风不摇曳，无风偏自动，露出渗透到骨子里的傲然，祖先们便油然生出一股爱意，将其定名为独活。意思是，只配它自己活着。』从这个解释看来，独活作为卑微的草，是真正超凡脱俗、特立独行的。处身自然界，不受其左右和摆布，而不执意反其道而行之，甚至其左右和摆布，而不超然无挂碍的境界会给我们一些启示吧。

91

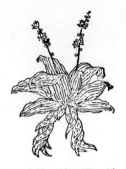

筋脉不痉挛，手脚更灵活

秦艽

qín jiāo

【功效】祛风湿，清湿热，止痹痛。

🌿 草部·山草类   祛风湿热药

又名秦纠、秦爪。苏敬说，秦艽俗作秦胶，本名秦纠。李时珍说，秦艽产自秦中，以根呈螺纹交纠的质优，故名秦艽、秦纠。

🌿 药用价值

秦艽根

[性味] 味苦，性微寒，无毒。

[主治] 主寒热邪气、寒湿风痹、关节疼痛，能逐水，利小便。（出自《神农本草经》）

疗新久风邪、筋脉拘挛。（出自《名医别录》）

治肺痨骨蒸、疳症及时疫。（出自《日华子本草》）

加牛奶冲服，利大小便，又可疗酒黄、黄疸，解酒毒，祛头风。（甄权）

治口噤、肠风泻血。（出自《医学启源》）

除阳明风湿及手足不遂，治口噤、牙痛、口疮、肠风泻血，能养血荣筋。（张元素）

祛阳明经风湿痹痛，治口疮毒。（出自《珍珠囊》）

泻热、益胆气。（王好古）

疗酒黄、黄疸。（出自《四声本草》）

清胃热虚劳所致的发热。（李时珍）

养血荣筋，治中风手足不遂者，去阳明经牙痛。（出自《主治秘要》）

长于养血，能退热舒筋。入胃祛湿热，故利小便而愈黄疸。（出自《本草征要》）

【发明】李时珍说，秦艽是手阳明经、足阳明经的主药，兼入肝、胆二经，所以手足活动不利、黄疸、烦渴之类的病症须用，取其祛阳明湿热的作用。阳明经有湿，则身体酸痛烦热；有热，则出现日晡潮热、骨蒸。所以《圣惠方》中治疗急劳烦热、身体酸痛，用秦艽、柴胡各一两，甘草五钱，共研为末，每次用白开水调服三钱。治小儿骨蒸潮热、食少瘦弱，用秦艽、炙甘草各一两，每用一至二钱，水煎服。钱乙治此症时加薄荷叶五钱。

📖 医家名论

《名医别录》中记载，秦艽生长在飞鸟山谷，二月、八月采根晒干。

陶弘景说，秦艽现在出自甘松、龙洞、蚕陵一带，以根呈螺纹相交且长大、色黄白的为好。其中间多含土，使用时须破开，将泥去掉。

苏颂说，秦艽的根为土黄色而相互交纠，长一尺多，粗细不等。枝干高五六寸，叶婆娑，连茎梗均是青色，如莴苣叶。秦艽在六月中旬开紫色花，似葛花，当月结子，于每年的春、秋季采根阴干。

使用禁忌
久病而身体虚弱者忌服。大便溏稀者则不宜选用秦艽，否则会加重腹泻，出现不良反应。

形态特征

多年生草本，高 40 ~ 60 厘米。根强直。茎直立或斜上，圆柱形，光滑无毛。叶披针形或长圆状披针形。花轮状丛生，花冠筒状，深蓝紫色。蒴果长圆形。种子椭圆形，褐色，有光泽。

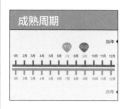

成熟周期

花
[性味] 味苦，性平，无毒。
[主治] 泻热、益胆气。

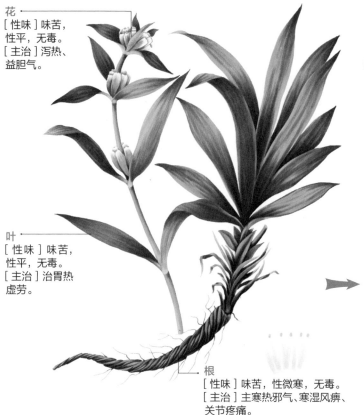

叶
[性味] 味苦，性平，无毒。
[主治] 治胃热虚劳。

根
[性味] 味苦，性微寒，无毒。
[主治] 主寒热邪气、寒湿风痹、关节疼痛。

成品选鉴

表面灰黄色至黄棕色，有纵向扭曲的沟纹。皮部黄色或黄棕色，木部土黄色至黄色，质硬脆，易折断，断面柔润。味苦。

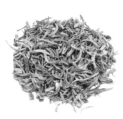

主要药用部分

根

祛风湿、利湿、渗湿药

实用妙方

◐ 暴泻所致口渴引饮：秦艽二两、炙甘草半两，每服三钱，水煎服。

◐ 伤寒所致烦热口渴：秦艽一两、牛乳一大盏，煎至六分，分作两次服。

◐ 胎动不安：秦艽、炙甘草、炒鹿角胶各半两，共研末。每次用三钱，加水一大盏、糯米五十粒，煎服。又方：用秦艽、炒阿胶、艾叶各等份，煎服方法同上。

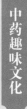

中药趣味文化

高原上的『天山龙胆』

秦艽最初记载于《神农本草经》『秦艽出秦中，以根作罗纹相交者为佳，故名秦艽、秦纠』。有大叶秦艽、麻花秦艽、粗茎秦艽或小秦艽四种，分布于高海拔地区，气候寒冷、雨量较多、日照充足的高山地区，多生长在土层深厚、土壤肥沃、富含腐殖质的山坡草丛中，因此被称为『天山龙胆』。以产自青海的品质为最佳。

现在秦艽在国家重点保护的药用植物物种中，被列为国家三级重点保护植物。

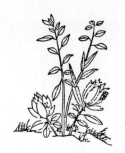

健脾消食的调味佳品

豆蔻

dòu kòu

又名草豆蔻、漏蔻、草果。草豆蔻是针对肉豆蔻而命名。作为果品，其味道不好，前人就将其编入草部。《金光明经》三十二品香药中，称豆蔻为苏拉迷罗。

【功效】温中化湿，健脾行气，温胃止呕。

🌿 草部·芳草类　　化湿药

🌿 药用价值

豆蔻仁

[性味] 味辛、涩，性温，无毒。

[主治] 能温中，治疗心腹痛，止呕吐，除口臭。（出自《名医别录》）

下气，止霍乱，主一切冷气，消酒毒。（出自《开宝本草》）

能调中补胃，健脾消食，祛寒，治心胃疼痛。（李杲）

治疗瘴疠、寒疟、伤暑、吐下、泻利、噎嗝反胃、痞满吐酸、痰饮积聚、妇人恶阻带下，除寒燥湿，开郁破气，解鱼肉毒。制丹砂。（李时珍）

散滞气，消膈上痰。（朱震亨）

益脾胃，祛寒，又治客寒所致心胃痛。（出自《珍珠囊》）

补脾胃，磨积滞，调散冷气甚速，虚弱不能饮食者最宜，兼解酒毒。（出自《本草原始》）

豆蔻花

[性味] 味辛，性平，无毒。

[主治] 主降气，止呕逆，除霍乱，调中焦，补胃气，消酒毒。（出自《日华子本草》）

【发明】李时珍说，豆蔻治病，取其辛热浮散，能入太阴经、阳明经，有除寒燥湿、开郁消食的作用。南方多潮湿、雾瘴，饮食多酸咸，脾胃易患寒湿、瘀滞之症，所以食物中必用豆蔻。

这与当地的气候相适应。但过多食用也会助脾热，伤肺气及损目。也有人说，豆蔻与知母同用，治瘴疟、寒热，取一阴一阳无偏胜之害。那是因为豆蔻治太阴独胜之寒，知母治阳明独胜之火。

📖 医家名论

《名医别录》中记载，豆蔻生长在南海。

李时珍说，草豆蔻、草果虽是一物，但略有不同，今福建建宁所产豆蔻，大小如龙眼而形状稍长，皮为黄白色，薄而棱尖。其仁大小如缩砂仁而辛香气和。滇（云南）、广（广东）所产草果，大小如诃子，皮黑厚而棱密。其子粗而辛臭，很像斑蝥的气味，当地人常用来做茶或作为食物作料。广东人将生草豆蔻放入梅汁中，用盐渍让其泛红，然后在烈日下晒干，放入酒中，名红盐草果。南方还有一种火杨梅，有人用它来伪充草豆蔻。它的形态圆而粗，气味辛猛而不温和，人们也经常使用。也有人说那即山姜实，不可不辨。

《唐本草》中记载，豆蔻，嫩苗似山姜，花黄白色，根和子都像杜若。

使用禁忌
阴虚内热，或胃火偏盛、口干口渴、大便燥结者忌食；干燥综合征及糖尿病患者忌食。

形态特征

多年生草本，株高 1.5 ~ 3 米。叶片狭椭圆形或线状披针形。花序顶生，直立，花冠白色，边缘有缺刻，前部有红色或红黑色条纹，后部有淡紫红色斑点。蒴果近圆形，外被粗毛，熟时黄色。

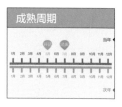

成熟周期

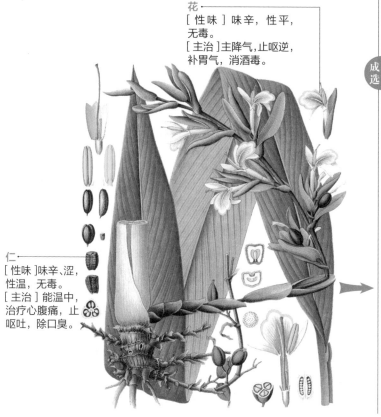

花 •
[性味] 味辛，性平，
无毒。
[主治] 主降气，止呕逆，
补胃气，消酒毒。

仁 •
[性味] 味辛、涩，
性温，无毒。
[主治] 能温中，
治疗心腹痛，止
呕吐，除口臭。

成品选鉴

种子椭圆形，表面灰棕色或黄棕色，内有黄白色隔膜分隔。质硬，断面乳白色。气芳香，味辛、涩。以个大、饱满、质结实、气味浓者为佳。

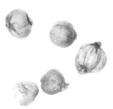

主要药用部分

果实

祛风湿、利湿、渗湿药

实用妙方

◎ 心腹胀满，短气：用豆蔻一两，去皮研为末，用木瓜生姜汤调服半钱。

◎ 胃弱所致呕逆不食：用豆蔻仁二枚、高良姜半两，加水一盏，煮取汁，再加生姜汁半合，与白面调和后做成面片，在羊肉汤中煮熟，空腹食用。

◎ 虚疟、自汗不止：用草豆蔻一枚，面裹煨熟后，连面同研细，加平胃散二钱，水煎服。

95

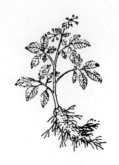

从此远离筋骨无力

苍 术

cāng zhú

【功效】健脾益气，燥湿利水，发表，安胎。

草部·山草类　　化湿药

又名赤术、山精、仙术、山蓟。《异术》中说术是山之精，服后可长寿延年，所以有山精、仙术的名字。术有赤、白两种，主治相似，但性味和止汗、发汗的作用不同。

🌿 药用价值

苍术根

[修治]《日华子本草》中记载，术须用米泔水浸泡一夜，才能入药。

寇宗奭说，苍术辛烈，必须用米泔水浸洗，再换米泔水泡两天，去掉粗皮入药用。

李时珍说，苍术性燥，所以用糯米泔水浸泡去油，切片焙干用。也有人用芝麻炒过，以此来制约它的燥性。

[性味] 味苦，性温，无毒。

李时珍说，白术味甘、微苦，性温和缓；赤术味甘而辛烈，性温燥烈，可升可降，属阴中阳药，入足太阴、阳明经、手太阴、阳明、太阳经。禁忌同白术。

[主治] 治风寒湿痹、死肌、痉疸。久服可轻身延年。（出自《神农本草经》）

主头痛，能消痰涎，除皮间风水结肿，除心下痞满及霍乱吐泻不止，能健脾助消化。（出自《名医别录》）

治麻风顽痹、胸腹胀痛、水肿胀满，能除寒热，止呕逆、下泄、冷痢。（甄权）

疗筋骨无力、癥瘕块、山岚瘴气、温疟。（出自《日华子本草》）

明目，暖肾。（刘元素）

能健胃安脾，诸湿肿非此不能除。（出自《珍珠囊》）

除湿发表，健胃安脾，为治痿证要药。（李杲）

散风、益气，解各种郁证。（朱震亨）

止水泻飧泄、伤食暑泻、脾湿下血。（出自《本草求原》）

治痰湿留饮、脾湿下注、浊沥带下、滑泻及肠风便溏。（李时珍）

苍术苗

[性味] 味甘，性温，无毒。

[主治] 作茶饮很香，能利水，也能止自汗。（陶弘景）

【发明】张元素说，苍术与白术的主治相同，但苍术比白术气重而体沉。如果除上湿、发汗，功效最大；如补中焦，除脾胃湿，药效不如白术。

📖 医家名论

李时珍说，苍术也就是山蓟，各处山中都有生长。苗高二三尺，叶抱茎生长，枝梢间的叶似棠梨叶，离地面近的叶有三五个叉，都有锯齿样的小刺，根像老姜，色苍黑，肉白、有油脂。

使用禁忌
阴虚内热、气虚多汗者忌用。

形态特征

多年生草本，高 30 ~ 80 厘米。根茎粗大、不整齐。茎单一，圆有纵棱，上部稍有分枝。叶互生，革质，上面深绿，下面稍带白粉状。头状花序顶生，花冠管状，白色，有时稍带红紫色。瘦果长圆形，被棕黄色柔毛。

苗
[性味] 味甘，性温，无毒。
[主治] 祛水肿，止自汗。

根
[性味] 味苦，性温，无毒。
[主治] 治风寒湿痹、死肌、痉疸。

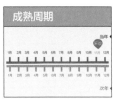

成熟周期

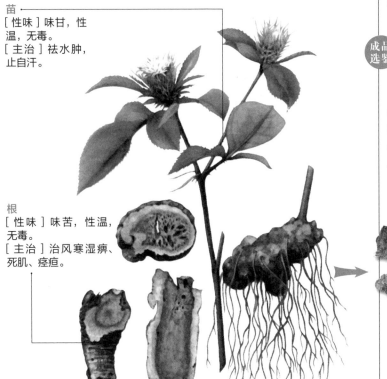

成品选鉴

表面灰棕色，有皱纹、横曲纹。质坚实，断面黄白色或灰白色，散有多数橙黄色或棕红色的油室。气香特异，味苦。

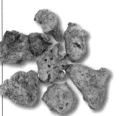

主要药用部分

根

实用妙方

● 交感丹，补虚损，固精气，乌须发，久服可治不孕症：茅山苍术一斤，刮净后分成四份，用酒、醋、米泔水、盐汤各浸七天，晒干研末；川椒红、小茴香各四两，炒后研末；以上加陈米糊调和，做成如梧桐子大的丸子，每次空腹用温酒送服四十丸。

● 脾湿水泻，困弱无力，水谷不化，腹痛严重：苍术二两、白芍一两、黄芩半两、淡桂二钱，混合后，每取一两，加水一盏半，煎取一盏，温服。如脉弦，头微痛，则减去白芍，加防风二两。

中药趣味文化

苍术的由来

相传，茅山观音庵有个老尼姑，医术高明，却贪财吝啬。凡前来看病的，若是没有钱就绝不救治。一次，一个吐泻严重的穷人来求医，被老尼姑赶了出去。庵里有个小尼姑，不满老尼姑的行为，可是她不懂医道，看老尼姑用一把药草治好过吐泻的人，就依样画葫芦，结果治好了那个穷人。后来，小尼姑离开了观音庵，继续用这种药草给人治病。她发现这种药草有点像白术，不过开白花，根苍黑，便将其唤作『苍术』。

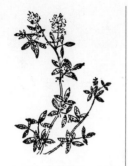

利五脏、通小便的盘中美味

苜蓿

mù xu

【功效】清脾胃，利大小肠。

菜部·柔滑类　利水消肿药

又名木粟、光风草，原出自古时的大宛，即现今的乌兹别克斯坦境内。西汉时，张骞出使西域，带回很多当时中原没有的动植物，苜蓿就是其中之一。

🌿 药用价值

苜蓿全草

[性味] 味苦、涩，性平，无毒。

孟诜说，多吃苜蓿会令冷气入筋中，使人瘦。

李鹏飞说，苜蓿不可与蜜同吃，否则会使人腹泻。

[主治] 安中利人。（出自《名医别录》）

利五脏，轻身健体，祛脾胃间邪热，通小肠诸恶热毒，煮和酱食，也可煮成羹吃。（孟诜）

把苜蓿晒干食用，对人有益。（苏颂）

祛腹藏邪气、脾胃间热气，通小肠。（出自《日华子本草》）

利大小肠。（出自《本草衍义》）

治尿酸性膀胱结石。（出自《现代实用中药》）

苜蓿根

[性味] 味苦，性寒，无毒。

[主治] 治疗热病烦满、目赤黄、小便黄、酒疸。（出自《新修本草》）

取苜蓿根捣汁，服一升，令人呕吐后即愈。（苏恭）

捣取汁煎服，治疗石淋作痛。（李时珍）

📖 医家名论

李时珍说，《西京杂记》中说，苜蓿原出自大宛，汉使张骞出使西域才将其带回中原。现在各处田野都有，陕西、甘肃一带的人也有栽种。苜蓿每年自生自发。它的苗可作蔬菜食用，一年可采割三次。苜蓿二月生新苗，一棵有数十茎，茎很像灰藋。一个枝丫上有三片叶子，叶子像决明叶，但小如手指尖，有像碧玉一样的绿色。入夏后到秋天，苜蓿开黄色的小花。结的荚为圆扁形，非常多，周围有刺，老了则为黑色。荚内有米，可以用来做饭，也可以用来酿酒。

苜蓿的历史

西汉时，张骞两次出使西域，加强了内地同西域之间的经济、文化交流，也带回了很多当时中原没有的植物品种。苜蓿就是在这个时候开始传入中原地区的。陶弘景的《名医别录》中记载，苜蓿又叫金花菜，属豆科植物。各地都有野生，亦有栽培。江苏苏州等地的人将其嫩苗腌作蔬菜。

使用禁忌

因属渗利之品，故不宜久食多食。尿路结石、大便溏薄者慎食。

形态特征

主根长，多分枝。茎通常直立，近无毛。复叶有三小叶，小叶倒卵形或倒披针形，顶端圆，中肋稍凸出，上半部叶有锯齿，基部狭楔形；托叶狭披针形，全缘。总状花序腋生，花紫色。荚果螺旋形，无刺，顶端有尖曝咀。

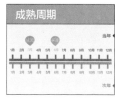

成熟周期

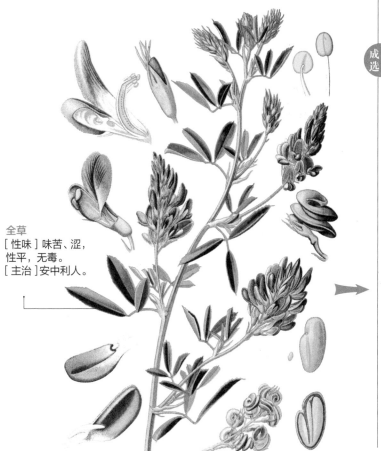

全草
[性味]味苦、涩，性平，无毒。
[主治]安中利人。

成品选鉴

茎光滑，多分枝，小叶片倒卵状长圆形，花冠紫色。荚果螺旋形，稍有毛，黑褐色，不开裂。种子黄褐色。

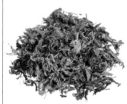

主要药用部分

全草

实用妙方

◎ 膀胱结石：鲜南苜蓿三至五两，捣汁服。

◎ 浮肿：苜蓿叶五钱（研末），豆腐一块，猪油三两，一起炖熟后一次服下，连续服用数天。

中药趣味文化

苜蓿芽，健康的美味

苜蓿芽是一种营养丰富的天然碱性食物，而且含有丰富的膳食纤维，仅含有少量糖类，热量非常低，是一种高纤维、低热量的极佳减肥食物。但是不能将苜蓿芽当成减肥过程中三餐的主食，这会破坏饮食均衡。经常食用苜蓿芽，能缓解身体疲劳、便秘、指甲脆弱等症状。苜蓿芽可以生吃或做三明治，日本人则把它和海苔一起做成苜蓿芽寿司，也是不可多得的美味。

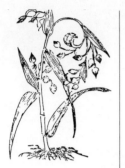

营养价值极高的谷物

薏苡

yì yǐ

【功效】健脾利湿，清热排脓。

谷部·稷粟类　　利水消肿药

又名解蠡、芑实、回回米、薏珠子。薏苡仁是我国传统食品之一，可以做成粥、饭和各种面食，还具有一定的抑菌、抗病毒功效。

药用价值

薏苡仁

[修治] 雷敩说，使用时，每一两加糯米一两，同炒熟，去糯米用。也有的用盐汤煮过用。

[性味] 味甘，性微寒，无毒。

[主治] 主筋急拘挛、不能屈伸，治风湿久痹，可降气。（出自《神农本草经》）

除筋骨麻木，利肠胃，消水肿，使人开胃。（出自《名医别录》）

煮饭或做面食，可充饥。将它煮粥喝，能解渴，杀蛔虫。（陈藏器）

治肺痿，消脓血，止咳嗽流涕、气喘。将它煎服，能解肿毒。（甄权）

可治干湿脚气。（孟诜）

健脾益胃，清热补肺，祛风胜湿。做饭食，治冷气。煎服，利小便，治热淋。（李时珍）

薏苡根

[性味] 味甘，性微寒，无毒。

[主治] 除肠虫。（出自《神农本草经》）

煮汁糜服，很香，驱蛔虫。（陶弘景）

煮服，可堕胎。（陈藏器）

将薏苡根锉破后煮成浓汁，服下三升，即可。（苏颂）

捣汁和酒服用，能治黄疸。（李时珍）

薏苡叶

[主治] 煎水饮，味道清香，益中空膈。（苏颂）

暑天煎服，能健胃、益气血。初生小儿用薏苡叶来洗浴，有益。（李时珍）

【发明】李时珍说，薏苡仁属土，为阳明经的药物，所以能健脾益胃。虚则补其母，所以肺痿、肺痈用之。筋骨之病，以治阳明为本，所以四肢拘挛、风痹者用之。土能胜水除湿，所以泻利、水肿者用它。

医家名论

李时珍说，薏苡二、三月间老根生苗，叶子像初生的芭茅。五、六月间抽出茎秆，开花结实。薏苡有两种：一种黏牙，实尖而壳薄，是薏苡，其米白色，像糯米，可以用来煮粥、做饭及磨成面食用，也可以和米一起酿酒；还有一种实圆壳厚而坚硬的，是菩提子，其很少，但可以将它穿成念经的佛珠。它们的根都是白色，大小如汤匙柄，根须相互交结，味甜。

苏颂说，薏苡到处都有，春天生苗茎，高三四尺。叶像黍叶，开红白色花，作穗，五、六月间结实，为青白色，形如珠子而稍长，所以称为薏珠子。小孩常用线将珠穿成串当玩具。九、十月采其实。

使用禁忌

久服薏苡仁会使身体虚冷，虚寒体质的人不适宜长期食用。孕妇和经期女性应该避免食用。另外，汗少、便秘者不宜食用。

🌿 形态特征

茎直立粗壮，节间中空，基部节上生根。叶鞘光滑，与叶片间具白色薄膜状的叶舌，叶片长披针形，先端渐尖，基部有稍鞘状包茎，中脉明显。颖果成熟时，外面的总苞坚硬，呈椭圆形。种皮红色或淡黄色，种仁卵形。

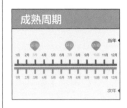

成熟周期

叶
[主治] 煎水饮，味道清香，益中空膈。

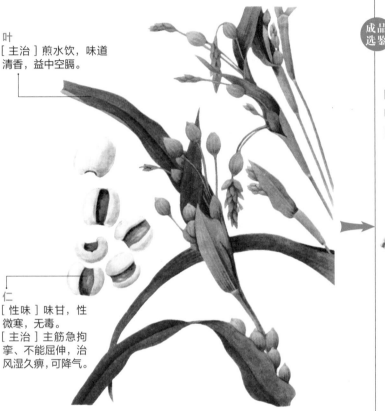

成品选鉴

种仁宽卵形或长椭圆形，表面乳白色，气微，味甘。以粒大充实、色白、无皮碎者为佳。

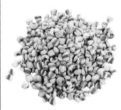

仁
[性味] 味甘，性微寒，无毒。
[主治] 主筋急拘挛、不能屈伸，治风湿久痹，可降气。

主要药用部分

种仁

🍵 实用妙方

○ 风湿身痛，用麻黄杏仁薏苡仁汤：麻黄三两，杏仁二十枚，甘草、薏苡仁各一两，加水四升，煮成二升，分两次服。

○ 水肿、喘急：郁李仁三两，研细，以水滤汁，加薏苡仁煮饭，一天吃两次。

○ 肺痿，见咳吐脓血：薏苡仁十两，捣破，加水三升煎成一升，加酒少许服下。

中药趣味文化

成语『薏苡明珠』

成语『薏苡明珠』指无端受人诽谤而蒙冤。它来源于一段历史故事：东汉名将马援（伏波将军）领兵到南疆打仗，军中士卒病者甚多。当地民间多用薏苡治瘴，马援用此法医治士卒，果然疗效显著。平定南疆凯旋时，他带回几车薏苡药种。谁知马援死后，朝中有人诬告他带回来的几车薏苡是搜刮来的大量明珠。这一事件，朝野都认为是一宗冤案，故把它说成『薏苡之谤』。白居易也曾写有『薏苡谗忧马伏波』的诗句。

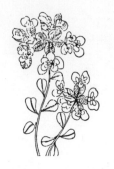

消除浮肿，还你本来面目

泽漆

zé qī

【功效】行水消肿，化痰止咳，解毒杀虫。

🌿 草部·毒草类　　利水消肿药

又名漆茎、猫儿眼睛草、绿叶绿花草、五凤草。它的叶子椭圆而呈黄绿色，像猫的眼睛，所以叫猫儿眼睛草。一般长在江河、沼泽等湿润地带。

📖 形态特征

茎丛生，上部淡绿色。叶片倒卵形或匙形，有缺刻或细锯齿，两面深绿色或灰绿色。

叶
[性味] 味苦，性微寒，无毒。
[主治] 主皮肤热、腹水、男子阴气不足。

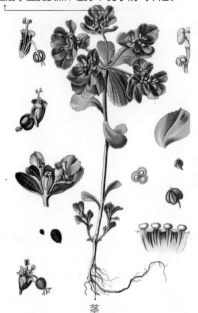

茎
[性味] 味苦，性微寒，无毒。
[主治] 止疟疾，消痰退热。

📖 药用价值

泽漆全草

[性味] 味苦，性微寒，无毒。

[主治] 主皮肤热，腹水，四肢、面目浮肿，男子阴气不足。（出自《神农本草经》）

利大、小肠。（出自《名医别录》）

主蛊毒。（苏恭）

止疟疾，消痰退热。（出自《日华子本草》）

消肌热，利小便。（甄权）

逐水。（出自《唐本草》）

止咳，杀虫。（出自《本草备要》）

成品选鉴

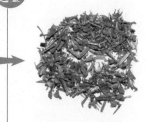

茎光滑，表面黄绿色，基部呈紫红色，具纵纹，质脆。气酸而特异，味苦。以茎粗壮、黄绿色者为佳。

主要药用部分

全草

🥄 实用妙方

⊙ 咳嗽上气、脉沉，用泽漆汤：泽漆三斤，加水五斗，煮取一斗五升，去渣；再加入半夏半升，紫参、白前、生姜各五两，甘草、黄芩、人参、桂心各三两，最后煎成药汁五升。每次服五合，一天三次。

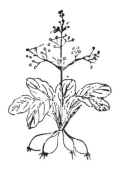

清湿热，利小便，消水肿

泽泻

zé xiè

【功效】利小便，清湿热。

草部·水草类　利水消肿药

又名水泻、鹄泻、及泻、芒芋、禹孙。除去水患叫泻，如泽水之泻。因禹能治水，所以称泽泻为禹孙。多生长在浅水中，以其根入药，汉中产的最佳。

形态特征

沉水叶条形或披针形，挺水叶宽披针形、椭圆形至卵形。花丛自叶丛中生出，白色。

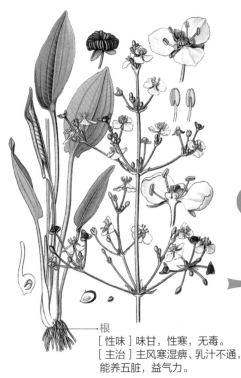

根

[性味] 味甘，性寒，无毒。
[主治] 主风寒湿痹、乳汁不通，能养五脏，益气力。

药用价值

泽泻根

[性味] 味甘，性寒，无毒。

[主治] 主风寒湿痹、乳汁不通，能养五脏，益气力，使人肥健，可消水。（出自《神农本草经》）

利水，治心下水痞。（李杲）

渗湿热，行痰饮，止呕吐、泻利、疝痛、脚气。（李时珍）

【发明】张元素说，泽泻是除湿的圣药，入肾经，治小便淋沥，祛阴部潮湿。无此疾服之，令人目盲。

成品选鉴

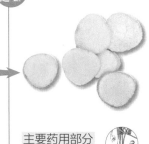

表面黄白色或淡黄棕色，质坚实，断面黄白色，有多数细孔。气微，味甘。以块大、黄白色、光滑、质充实、粉性足者为佳。

主要药用部分

根

实用妙方

○ 水湿肿胀：白术、泽泻各一两，研为末或者做成丸子，每次用茯苓汤送服三钱。

○ 暑天吐泻，头晕，口渴，小便不利：用泽泻、白术、白茯苓各三钱，加水一盏、生姜五片、灯芯草十根，煎至八分，温服。

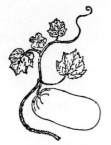

祛湿利尿，降压效果好

冬瓜

dōng guā

菜部·蓏菜类　**利水消肿药**

【功效】清热解毒，利水消痰，除烦止渴，祛湿解暑。

又名白瓜、水芝、地芝。一般在秋季采摘，冬瓜经秋霜后，外皮上有一层白粉状的物质，好像是冬季的霜一样，所以叫冬瓜。它的子是白色的，所以又叫白瓜。

🌿 药用价值

冬瓜肉

[性味] 味甘，性微寒，无毒。

[主治] 治小腹水肿，利小便，止渴。（出自《名医别录》）

捣汁服，止消渴烦闷，解毒。（陶弘景）

主三消渴疾，解积热，利大小肠。（出自《本草图经》）

益气耐老，除心胸胀满，祛头面热。（孟诜）

消热毒痈肿。将冬瓜切成片，用来摩擦痱子，效果很好。（出自《日华子本草》）

利大小肠，压丹石毒。（苏颂）

患发背及一切痈疽，削一大块冬瓜置疮上，热则易之，分散热毒。（出自《本草衍义》）

治痰吊、气喘，姜汤下。又解远方瘴气，又治小儿惊风。润肺、消热痰，止咳嗽，利小便。（出自《滇南本草》）

冬瓜练（瓜瓤）

[性味] 味甘，性平，无毒。

[主治] 绞汁服，止烦躁热渴，利小肠，治五淋，压丹石毒（甄权）。

用瓜练洗面沐浴，可祛黑斑，令人肌肤悦泽白皙。（李时珍）

冬瓜子

[性味] 味甘，性平，无毒。

[主治] 除烦闷不乐。可用来做面脂。（出自《名医别录》）

治肠痈。（李时珍）

益气。（出自《神农本草经》）

利水道。（崔禹锡）

去皮肤风，剥黑奸，润肌肤。（出自《日华子本草》）

能润肺化痰，兼益胃气。（陈念祖）

【发明】孟诜说，冬瓜热食味佳，冷食会使人消瘦。煮食养五脏，因为它能下气。

寇宗奭说，凡是患有发背及一切痈疽的人，可以削一大块冬瓜贴在疮上，瓜热时即换，分散热毒的效果好。

▦ 医家名论

李时珍说，冬瓜三月生苗引蔓，大叶圆而有尖，茎叶都有刺毛。六、七月开黄色的花，结的瓜大的直径有一尺，长三四尺。瓜嫩时绿色有毛，老熟后则为苍色，皮坚厚、有粉，瓜肉肥白。瓜瓤叫作瓜练，白虚如絮，可用来洗衣服。子叫瓜犀，在瓜囊中排列生长。霜后采收冬瓜，瓜肉可煮来吃，也可加蜜制成果脯。子仁也可以食用。凡收瓜，忌酒、漆、麝香及糯米，否则必烂。

使用禁忌
因营养不良而致虚肿者慎用。

形态特征

一年生蔓生或架生草本，全株被黄褐色硬毛及长柔毛。叶片肾状近圆形。花单性，雌雄同株，花冠黄色。瓠果大型，肉质，长圆柱状或近球形，表面有硬毛和蜡质白粉。种子多数，卵形，白色或淡黄色。

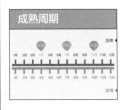
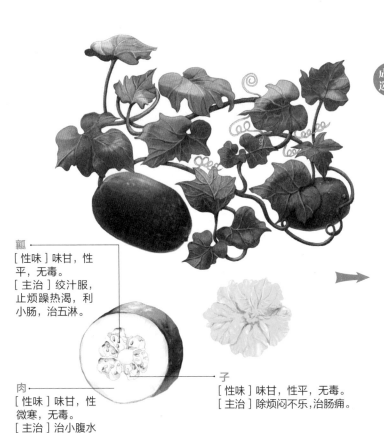

瓤
[性味] 味甘，性平，无毒。
[主治] 绞汁服，止烦躁热渴，利小肠，治五淋。

肉
[性味] 味甘，性微寒，无毒。
[主治] 治小腹水肿，利小便，止渴。

子
[性味] 味甘，性平，无毒。
[主治] 除烦闷不乐，治肠痈。

成品选鉴

外层果皮为不规则碎片，外表面灰绿色或黄白色，有的被有白霜，内表面较粗糙。体轻，质脆。无臭，味甘。

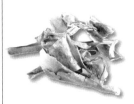

主要药用部分

果实

实用妙方

⊙ 伤寒后痢，日久津液枯竭，四肢浮肿，口干：冬瓜一枚，用黄土泥厚裹五寸，煨令烂熟，去土绞汁服之。

⊙ 夏月生痱子：冬瓜切片，捣烂涂之。

⊙ 食鱼中毒：饮冬瓜汁。

⊙ 痔疮肿痛：用冬瓜煎汤洗。

中药趣味文化

是东瓜还是冬瓜

传说神农培育了『四方瓜』，即东瓜、南瓜、西瓜、北瓜，令它们各奔所封之地安心落户。结果，南瓜、西瓜、北瓜各自都到受封的地方去了，唯有东瓜不服从分配。神农只好让它换个地方，西方它嫌沙多，北方它怕冷，南方它惧热，最后还是去了东方。神农看到东瓜回心转意，便高兴地说：『东瓜，东方为家。』东瓜立即回答道：『是冬瓜，不是东瓜，处处都是我的家。』神农说：『冬天无瓜，你喜欢就叫冬瓜罢。』

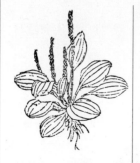

治疗泌尿系统疾病的妙药

车前草

chē qián cǎo

【功效】利尿通淋，渗湿止泻，明目，祛痰。

草部·隰草类　　利尿通淋药

又名当道、马舄（音"昔"）、牛遗、车轮菜、地衣、蛤蟆衣。陆玑《诗义疏》中说，此草爱长在路旁及牛马足迹中，所以有车前、当道、马舄、牛遗的名称。

药用价值

车前根

[性味] 味甘，性寒，无毒。

[主治] 主金疮出血、鼻出血、血块、便血、小便赤，能止烦、下气，除小虫。（出自《名医别录》）

车前叶

[性味] 味甘，性寒，无毒。

[主治] 主泄精，治尿血，能明目，利小便，通五淋。（甄权）

车前子

[修治] 李时珍说，凡用车前子须以水淘去泥沙，晒干。入汤液，炒过用；入丸散，则用酒浸泡一夜，蒸熟研烂，做成饼晒干，焙后研末。

[性味] 味甘，性寒，无毒。

[主治] 主气癃，止痛，利水道，除湿痹。久服轻身耐老。（出自《神农本草经》）

主男子伤中、女子小便淋漓不尽、食欲不振，能养肺、强阴、益精、明目，疗目赤肿痛。（出自《名医别录》）

祛风毒、肝中风热、毒风冲眼、目赤痛、障翳、头痛流泪。能压丹石毒，除心胸烦热。（甄权）

主小便不通，导小肠中热。（出自《医学启源》）

清小肠热，止暑湿伤脾所致的痢疾。（李时珍）

通小便淋涩。治脱精、心烦。下气。（出自《日华子本草》）

消上焦火热，止水泻。（出自《滇南本草》）

祛肾之邪水，兼祛脾之积湿，润心、肾。（出自《医林纂要》）

主淋漓癃闭、阴茎肿痛、湿疮、泄泻、赤白带浊、血闭难产。（出自《雷公炮制药性解》）

捣烂敷湿疮、疱疮、小儿头疮。（出自《山东中药》）

【发明】王好古说，车前子能利小便而不走气，与茯苓作用相同。

医家名论

苏颂说，车前草初春长出幼苗，叶子布地，像匙面，连年生长的长一尺多。此草从中间抽出数茎，结长穗像鼠尾。穗上的花很细密，色青微红。它结的果实像葶苈，为红黑色。如今人们在五月采苗，七、八月采实，也有在园圃里种植的。蜀中一带多种植，采其嫩苗当菜吃。

《名医别录》中记载，车前草多生长在路边，五月五日采摘，阴干后使用。

使用禁忌

精气不固所致虚滑者禁用。

形态特征

多年生草本，连花茎可高达 50 厘米。叶片卵形或椭圆形，贴地面，全缘或呈不规则的波状浅齿，通常有弧形脉。花茎从叶中抽出，花序穗状，花冠小，膜质，淡绿色。蒴果卵状圆锥形。种子近椭圆形，黑褐色。

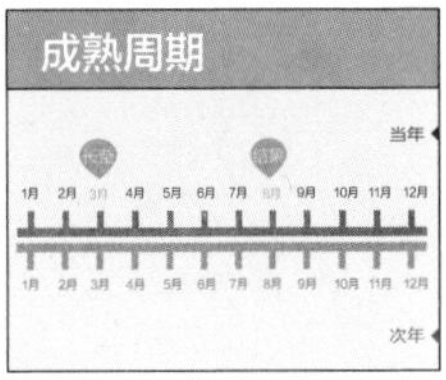
成熟周期
当年
1月 2月 3月 4月 5月 6月 7月 8月 9月 10月 11月 12月
1月 2月 3月 4月 5月 6月 7月 8月 9月 10月 11月 12月
次年

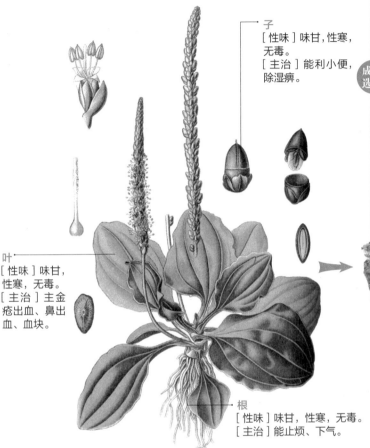

子
[性味] 味甘，性寒，无毒。
[主治] 能利小便，除湿痹。
叶
[性味] 味甘，性寒，无毒。
[主治] 主金疮出血、鼻出血、血块。
根
[性味] 味甘，性寒，无毒。
[主治] 能止烦、下气。

成品选鉴

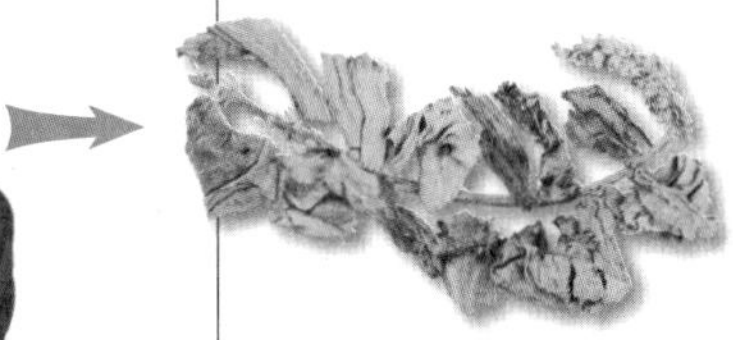

叶呈灰绿色而卷曲，展平呈椭圆形。花茎顶部有留存尚未开放的花。气微，味甘。

主要药用部分

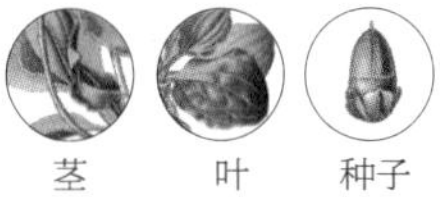
茎
叶
种子

实用妙方

- **血淋作痛**：车前子晒干研细，每次服二钱，用车前叶煎汤送下。
- **小便不通**：车前草一斤，加水三升，煎取一升半，分三次服。
- **金疮血出**：车前叶捣烂外敷。

中药趣味文化

车前草与大禹治水

相传大禹在江西治水时，当年夏天天气炎热，久旱无雨，乡民们头昏发热、小便短赤，病倒的人不计其数。大禹为了此事愁眉不展。几日之后，有个马夫来帐中求见，他说马厩里有一些马也和人得了一样的病，但是有一些马却很健康，经过几天的观察，他发现健康的马经常吃一种长在车前面的草。大禹让他用这种草熬成水给生病的士兵及乡民喝，结果他们的病也好了。因为这种草长在马车前面，所以就命名为『车前草』。

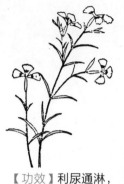

清心热、利小便的石竹花

瞿麦

qú mài

【功效】利尿通淋，破血通经。

又名蘧麦、巨句麦、大菊、大兰、石竹、南天竺草。它的花朵小而妩媚，颜色多样，具有很高的观赏价值。一般除根之外，全草入药，在我国大部分地区均有分布。

形态特征

茎丛生，直立，叶呈线形至线状披针形，全缘，两面粉绿色，花稍小，色彩斑斓。

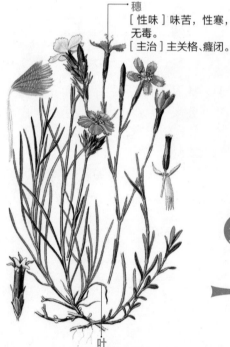

穗
[性味]味苦，性寒，无毒。
[主治]主关格、癃闭。

叶
[性味]味苦，性寒，无毒。
[主治]主痔瘘并下血，可做成汤粥食用。

药用价值

瞿麦穗

[性味]味苦，性寒，无毒。

[主治]主关格、癃闭，能出刺、去痈肿、明目去翳、破胎堕子、下瘀血。（出自《神农本草经》）

养肾气，逐膀胱邪逆，止霍乱，长毛发。（出自《名医别录》）

主五淋。（甄权）

瞿麦叶

[性味]味苦，性寒，无毒。

[主治]主痔瘘并下血，又治小儿蛔虫，以及丹石药发。（出自《日华子本草》）

成品选鉴

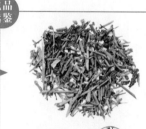

茎中空，质脆、易断。气微，味苦。以青绿色、干燥、无杂草、无根及花未开放者为佳。

主要药用部分

全草

实用妙方

◐ 小便不利，有水气，栝蒌瞿麦丸主之：瞿麦二钱半，栝蒌根二两，大鸡子一个，茯苓、山芋各三两，研为末，用蜜调和成梧桐子大小的丸状。一次服三丸，一日三次。不愈，增至七八丸，以小便利、腹中温为止。

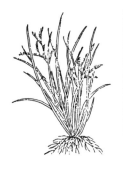

清心火，下肺气，治喉痹

灯芯草

dēng xīn cǎo

【功效】清心降火，利尿通淋。

草部·隰草类　｜　利尿通淋药

又名虎须草、碧玉草。多年生草本水生植物，主产区为江苏、四川、云南、浙江、福建、贵州等地。《品汇精要》中说，其芯能燃灯，故名灯芯草。

形态特征

根茎横走，茎簇生。叶片退化呈刺芒状，红褐色或淡黄色。花序聚伞状，多花，密集或疏散。

茎

[性味] 味甘，性寒，无毒。

[主治] 通阴窍涩，利水道，除水肿。

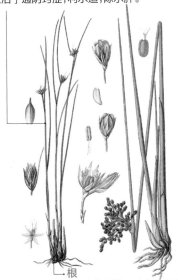

根

[性味] 味甘，性寒，无毒。

[主治] 降心火，止血，通气，消肿，止渴。

药用价值

灯芯草茎、根

[性味] 味甘，性寒，无毒。

[主治] 泻肺，治阴窍阻塞不利，行水，除水肿、癃闭。（张元素）

治急喉痹，烧灰吹之甚捷。烧灰涂乳上，饲小儿，能止小儿夜啼。（朱震亨）

降心火，止血，通气，消肿，止渴。烧灰入轻粉、麝香，治阴疳。（李时珍）

通阴窍涩，利水道，除水肿，治五淋。（出自《医学启源》）

治急喉痹、小儿夜啼。（出自《本草衍义补遗》）

成品选鉴

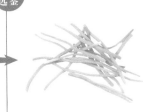

细圆柱形，表面白色或淡黄白色。质轻柔软，有弹性，易拉断，气味不显著。以条长、粗壮、色白、有弹性者为好。

主要药用部分　

全草

实用妙方

�◦ 伤口流血：用灯芯草嚼烂敷患处。

◦ 鼻血不止：用灯芯草一两研为末，加丹砂一钱，每次用米汤送服二钱。

◦ 喉痹：用灯芯草一把，瓦上烧存性，加炒盐一匙，每取少许吹入喉中，数次即愈。

温里理气、开窍安神药

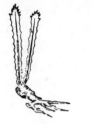

【功效】回阳救逆，补火助阳，散寒除湿。

回阳救逆第一品

附子

fù zǐ

❀草部·毒草类　　　温里药

初种为乌头，因像乌鸦的头而名。附乌头而生的为附子。乌头像芋魁，附子像芋子，是同一物。另外有草乌头、白附子，故俗称此为川乌头、黑附子以之区别。

🌿 药用价值

附子根

[性味] 味辛、甘，性大热，有大毒。

张元素说，附子大辛大热，气厚味薄，可升可降，为阳中之阴，浮中沉，无所不至，是各经的引经药。

王好古说，附子入手少阳，手三焦、命门，其性走而不守，不像干姜止而不行。

徐之才说，附子与地胆相使，恶蜈蚣，畏防风、黑豆、甘草、人参、黄芪。

[主治] 治风寒呃逆、邪气，能温中，治寒湿痿痹、拘挛膝痛、不能走路，可破症坚积聚、血瘕，疗金疮。（出自《神农本草经》）

治腰脊风寒、脚疼冷弱、心腹冷痛、霍乱转筋、赤白痢疾，能强阴、坚肌骨、堕胎。（出自《名医别录》）

温暖脾胃，除脾湿肾寒，补下焦阳虚。（张元素）

除脏腑沉寒、三阳厥逆、湿淫腹痛、胃寒蛔动，治闭经，补虚散壅。（李杲）

治三阴伤寒、阴毒寒疝、中寒中风、痰厥气厥、癫痫、小儿慢惊风、风湿麻痹、脚气肿满、头风、肾厥头痛、暴泻脱阳、久痢脾泄、寒疟瘴气、久病呕哕、反胃噎膈、痈疽不敛、久漏冷疮。合葱汁，塞耳治聋。（李时珍）

醋浸后削如小指，纳耳中，去聋。去皮炮令坼，以蜜涂上炙之，令蜜入内，含之，勿咽其汁，主喉痹。（出自《本草拾遗》）

📖 医家名论

李时珍说，乌头有两种，出彰明者即附子之母，现在人叫它川乌头。它在春末生子，所以说春天采的是乌头；冬天已经生子，所以说冬天采的是附子。天雄、乌喙、侧子，都是生子多的，因象命名。出自江左、山南等地的，是现在人所说的草乌头，其汁煎为射罔。此物有七种，初种的是乌头，附乌头而旁生的是附子，左右附而偶生的是鬲子，附而长的是天雄，附而尖的是天锥，附而上出的是侧子，附而散生的是漏篮子，都有脉络相连，如子附母。附子的外形，以蹲坐、正节、角少的为好，有节多鼠乳（香）的次之，形不正而伤缺风皱的为下。附子的颜色，以花白的为好，铁色的次之，青绿色的为下。天雄、乌头、天锥，都以丰实盈握的为好。

使用禁忌
孕妇禁用。不宜与半夏、栝蒌、天花粉、贝母、白蔹、白及同用。用量过大，容易引起中毒。

形态特征

多年生草本，高 60 ～ 120 厘米。块根通常两个连生，纺锤形至倒卵形，外皮黑褐色。茎直立或稍倾斜，下部光滑无毛，上部散生柔毛。叶互生，革质，叶片卵圆形。圆锥花序，花萼蓝紫色，外被微柔毛。蓇葖果长圆形，具横脉。

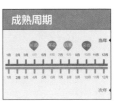

成品选鉴

白附片为纵切片，无外皮，黄白色，半透明；黑附子外皮黑褐色，切面暗黄色，油润具光泽，质硬而脆，味辛、甘。

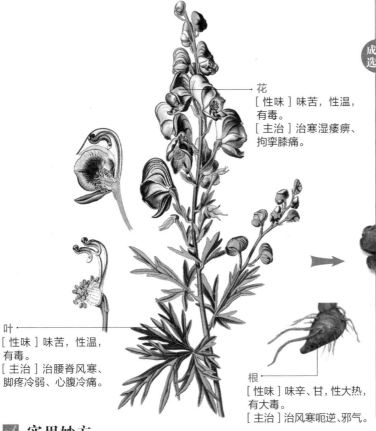

花
[性味] 味苦，性温，有毒。
[主治] 治寒湿痿痹、拘挛膝痛。

叶
[性味] 味苦，性温，有毒。
[主治] 治腰脊风寒、脚疼冷弱、心腹冷痛。

根
[性味] 味辛、甘，性大热，有大毒。
[主治] 治风寒呃逆、邪气。

主要药用部分

根

温里理气、开窍安神药

实用妙方

⊙ 呕逆反胃：大附子一个，生姜一个（锉细），研细后煮如面糊，米汤饮下。

⊙ 中风偏废：生附子一个（去皮、脐），羌活、乌药各一两。上为粗末，每服四钱，加生姜三片、水一盏，煎至七分，去滓温服。

⊙ 头痛：附子（炮）、石膏（煅）各等份，研为末，入麝香少许，茶酒下半钱。

中药趣味文化

附子的毒性

《汉书·霍光传》中记载，宣帝时，大将军霍光把持朝政。霍光的夫人想让自己的小女儿成君做皇后，就处心积虑，想找机会谋害当时的皇后许氏。宣帝即位第二年，许皇后怀孕，御医淳于衍被指派伺候皇后。霍夫人胁迫淳于衍借皇后分娩之时，投下毒药杀之。淳于衍别无选择，将附子捣碎，掺在产后吃的一种丸药中，带进宫中，待许皇后分娩以后，让她服下。不久，许皇后觉得头痛难忍，很快便昏迷死亡。

111

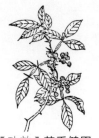

厨房里的芳香之宝

花椒

huā jiāo

果部・味果类　　　**温里药**

【功效】芳香健胃，温中散寒，除湿止痛，杀虫解毒，止痒，祛腥。

又名大椒、秦椒。有浓郁的香气，炒菜时可用于去除肉类腥气，是川菜中最常用的调味品。花椒还有降低血压的作用。最早产于秦地，所以也叫秦椒。

药用价值

花椒红（果壳）

[性味] 味辛，性温，无毒。

　　徐之才说，椒红恶栝蒌、防葵，畏雌黄。

[主治] 除风邪，温中，去寒痹，坚齿发，明目。（出自《神农本草经》）

　　疗咽喉肿痛、吐逆疝瘕。散瘀血，治产后腹痛。能发汗，利五脏。（出自《名医别录》）

　　治上气咳嗽、久风湿痹。（孟诜）

　　治恶风遍身、四肢麻痹、口齿浮肿摇动、闭经、产后恶血痢、慢性腹泻，疗腹中冷痛，生毛发，灭瘢痕。（甄权）

　　能消肿除湿。（朱震亨）

　　破症结，开胃，治天行时气温疟、产后宿血，治心腹气，壮阳，疗阴汗，暖腰膝，缩小便。（出自《日华子本草》）

　　散寒除湿，解郁结，消宿食，通三焦，温脾胃，补右肾命门，杀蛔虫，止泄泻。（李时珍）

　　灭瘢痕，下乳汁。（出自《食疗本草》）

　　疮毒腹痛，冷水下一握效，能通三焦，引正气，下恶气。（出自《本经逢原》）

花椒叶

[性味] 味辛，性热，无毒。

[主治] 治寒积、霍乱转筋、脚气、漆疮、疥疮。

　　治奔豚、伏梁气及内外肾钓痛并霍乱转筋，和艾及葱研，以醋汤拌罨并得。（出自《日华子本草》）

　　杀虫，洗脚气及漆疮。（李时珍）

　　外敷去寒湿脚肿、风弦烂眼。（出自《本草求原》）

花椒根

[性味] 味辛，性温，有小毒。

[主治] 肾与膀胱虚冷、血淋色瘀者，煎汤细饮，色鲜者勿服。（李时珍）

　　杀虫。煎汤洗，祛脚气及湿疮。（出自《本草从新》）

医家名论

　　李时珍说，秦椒也就是花椒，最早出自秦地，现在各地都可种植，很容易繁衍。它的叶是对生的，尖而有刺。四月开小花，五月结子，生时为青色，成熟后变成红色，比蜀椒大，但其子实中的子粒不如蜀椒的黑亮。

　　范子计说，蜀椒产自成都，红色的好；秦椒出自甘肃天水，粒小的好。

　　《唐本草》载，秦椒，其叶及子都似蜀椒，但味短实细。蓝田秦岭间大有。

使用禁忌
阴虚火旺者禁服，孕妇慎服。

形态特征

灌木或小乔木，高3～6米。茎略向上斜，嫩枝被短柔毛。叶互生，叶片卵形、椭圆形至广卵形，边缘钝锯齿状，齿间具腺点。伞房状圆锥花序，顶生或顶生于侧枝上，花单性，雌雄异株，花轴被短柔毛。果实红色至紫红色。种子黑色，有光泽。

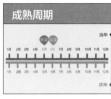
成熟周期

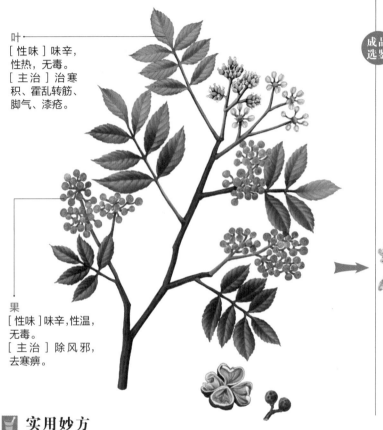

叶
[性味]味辛，
性热，无毒。
[主治]治寒积、霍乱转筋、脚气、漆疮。

果
[性味]味辛，性温，无毒。
[主治]除风邪，去寒痹。

成品选鉴

外表面紫红色或棕红色，散有多数疣状突起的油点，内表面淡黄色。香气浓，味辛而持久。

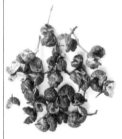

主要药用部分

果实

叶

实用妙方

● 手足心肿：取花椒末、盐末各等份，用醋调匀敷肿处。
● 牙齿风痛：秦椒煎醋含漱。

● 久患口疮：取秦椒，去掉闭口的颗粒，水洗后加米煮为粥，空腹服，以饭压下。重者可多服几次，以愈为度。

● 元藏伤惫，耳聋目暗：将蜀椒研末，取生地捣绞自然汁，入铜器中煎至一升许，熄火，候稀稠得所，即和花椒末为丸，如梧桐子大，每日空心酒下三十丸。

中药趣味文化

神农和花椒的故事

有一年，神农到临江察访庶民生活。当地地方官将神农的午饭安排在一对年轻夫妻椒儿和花秀的家。神农生活简朴，提出要吃庶民的家常便饭，地方官很为难，但椒儿和花秀很有把握。吃饭时，神农发现他们做的汤非常好喝，就问用了什么材料。夫妻俩说只用了萝卜、青菜和山上一种树结出的有香味的种子。神农尝了尝他们摘回来的种子，发现味道辛香，还能调理胃气，就各取夫妻俩名字的第一个字，称其为『花椒』。

113

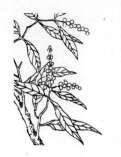

温暖肝胃的驱寒药

吴茱萸

wú zhū yú

【功效】散寒止痛，降逆止呕，助阳止泻。

果部·味果类　　**温里药**

又名吴萸、茶辣、漆辣子、优辣子、曲药子、气辣子。茱萸南北都有，入药以吴地产的为好，所以有吴茱萸之名。多生于气候温暖的山地，芳香浓郁，味辛辣。

药用价值

吴茱萸果实

[性味] 味辛，性热，有小毒。

王好古说，吴茱萸果实味辛、苦，性热，性味俱厚，为阳中之阴，半浮半沉，入足太阴经血分，足少阴经、足厥阴经气分。

孙思邈说，陈久的吴茱萸为好，闭口的有毒。多食伤神动火，令人咽喉不通。

徐之才说，吴茱萸与蓼实相使，恶丹参、芒硝、白垩，畏紫石英。

[主治] 能温中下气，止痛，除湿痹，逐风邪，开腠理，治寒热咳逆。（出自《神农本草经》）

利五脏，祛痰止咳，除冷气，治饮食不消、心腹诸冷绞痛。（出自《名医别录》）

疗霍乱转筋、胃冷吐泻、腹痛、产后心痛。治全身疼痛麻木、腰脚软弱，能利大肠壅气，治痔疮，杀三虫。（甄权）

杀恶虫毒，治齼齿。（陈藏器）

下女产后余血，治肾气、脚气水肿，通关节，起阳健脾。（出自《日华子本草》）

主痢疾，止泻，厚肠胃。（孟诜）

治痞满塞胸、咽嗝不通，润肝燥脾。（王好古）

能开郁化滞，治吞酸、厥阴头痛、阴毒腹痛、疝气、血痢、喉舌口疮。（李时珍）

杀恶虫毒、牙齿虫蛀。（出自《本草拾遗》）

【发明】张元素说，吴茱萸的作用有三，能去胸中逆气满塞，止心腹感寒疼痛，消宿酒。与白豆蔻相使。

李时珍说，茱萸辛热，能散能温；苦热，能燥能坚。所以它所治的病，都是取其能散寒温中、化湿解郁的作用。

医家名论

《名医别录》中记载，吴茱萸生长于上谷和冤句一带，每年九月九日采摘，阴干，以存放时间久的为好。

李时珍说，茱萸的树枝柔软而粗，叶子长且有皱。它的果实长在树梢，累累成簇，果实中没有核，与花椒不同。有一种粒大，另一种粒小，以粒小的入药为好。

《淮南万毕术》中说，井边适宜种植茱萸，叶子落入井中，人们长期饮用这种水，不得瘟疫。在屋里挂上茱萸子，可以避邪气。

<table>
<tr><td align="center">使用禁忌</td></tr>
<tr><td>呕吐吞酸属胃火、腹痛属血虚有火者不宜用。因暑邪入肠胃而赤白下痢者不宜用。一切阴虚之证及有内热的人不宜使用。</td></tr>
</table>

形态特征

常绿灌木或小乔木，高3～10米。树皮青灰褐色，有细小圆形的皮孔。叶对生，椭圆形至卵形，全缘或有不明显的钝锯齿，两面均被淡黄褐色长柔毛。圆锥花序，顶生，花瓣白色，长圆形。果实扁球形，紫红色。种子黑色，有光泽。

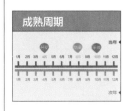

成熟周期

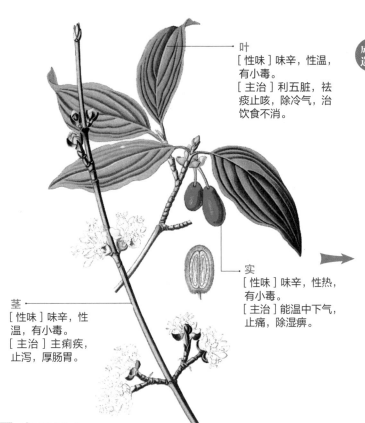

叶
[性味] 味辛，性温，有小毒。
[主治] 利五脏，祛痰止咳，除冷气，治饮食不消。

实
[性味] 味辛，性热，有小毒。
[主治] 能温中下气，止痛，除湿痹。

茎
[性味] 味辛，性温，有小毒。
[主治] 主痢疾，止泻，厚肠胃。

成品选鉴

略呈五角状扁球形，表面暗黄绿色至褐色，粗糙，内有五颗种子，质硬而脆。气芳香浓郁，味辛辣。

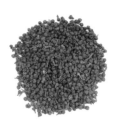

主要药用部分

果实

实用妙方

● 全身发痒：用吴茱萸一升、酒五升，煮成一升半，温洗。

● 冬天受寒：取吴茱萸五钱煎汤服，取汗。

● 呕吐、头痛，用吴茱萸汤：吴茱萸一升、大枣二十枚、生姜一两、人参一两，加水五升，煎成三升，每服七合，一天三次。

中药趣味文化

吴茱萸名字的由来

据说，『吴茱萸』在春秋时本名『吴萸』，因产在吴国而得此名，是一味止痛良药。后来吴国衰落，楚国强大，吴国每年需向楚国进贡。一次，吴国将它进献给楚王，楚王不解其意，很生气，觉得吴国不把自己放在眼里。御医朱大夫便恳请楚王允许他用吴萸治疗楚王的腹痛。后来，楚王的腹痛果然被治愈了。为表彰朱大夫的功劳，楚王下令把『吴萸』更名为『吴朱萸』。后来，为了表明这是一种草，改为『吴茱萸』。

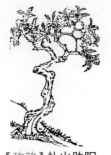

香气浓郁的温里药

桂

guì

【功效】补火助阳，散寒止痛，温经通脉，引火归元。

木部·香木类　　温里药

桂亦称牡桂。产于南方高山地区，四季常青。桂树一般自为林，不与其他杂树共同生长。中秋前后开花，花香浓郁甜腻，可酿酒或制作成糕点。

🌿 药用价值

桂皮

[性味] 味甘、辛，性大热，无毒。

[主治] 主呃逆上气、喉痹结气，利关节，补中益气。（出自《神农本草经》）

主心痛，胁风胁痛，温经通脉，止烦。主温中，利肝肺气，治心腹寒热、冷疾、霍乱转筋、头痛、腰痛，止唾，止咳嗽、鼻齆。能堕胎，坚骨节，通血脉。宣导百药，无所畏。（出自《名医别录》）

治一切风气，补五劳七伤，通九窍，利关节，益精，明目，暖腰膝，破痃癖症瘕，消瘀血。治风痹，见骨节挛缩。续筋骨，生肌肉。（出自《日华子本草》）

补命门不足，益火消阴。（王好古）

治寒痹、风喑、阴盛失血、泻利，治阳虚失血，内托痈疽痘疮，能引血、发汗、化脓，解蛇蝮毒。（李时珍）

桂心

[性味] 味苦、辛，性大热，无毒。

[主治] 治九种心痛，腹内冷气、痛不忍，呃逆结气，脚痹；止下痢，除三虫，治鼻中息肉，破血，通利月闭、胞衣不下。治一切风气，补五劳七伤，通九窍，利关节，益精明目，暖腰膝，治风痹，生肌肉，消瘀血，破胸腹胀痛，解草木毒。治咽喉肿痛、失声，以及阳虚失血。

牡桂

[性味] 味辛，性温，无毒。

[主治] 治呃逆上气，喉痹结气，利关节，补中益气，久服通神，轻身延年。可温经通脉，去冷风疼痛，去伤风头痛，开腠理，解表发汗，去皮肤风湿，利肺气。

叶

[性味] 味苦，性温，无毒。

[主治] 捣碎浸水，洗发，去垢除风。

📖 医家名论

李时珍说，桂有很多种，如牡桂，叶长得像枇杷叶，坚硬，有毛和细锯齿，其花白色，其皮多脂；菌桂，叶子像柿叶，尖狭而光净，有三纵纹路而没有锯齿，其花有黄、有白，其皮薄而卷曲。现在的商人所卖的都是以上两种。皮卷的是菌桂，半卷的和不卷的是牡桂。

使用禁忌
服用过量，轻者会有口干、喉咙痛、精神不振、失眠等症状，甚至还可能引发高血压、胃肠炎等疾病。夏季不宜多食，孕妇慎用。

🌿 形态特征

　　常绿乔木，高12～17米。树皮灰褐色，芳香。叶互生，革质，长椭圆形至近披针形，无锯齿，有光泽。圆锥花序腋生或近顶生，花冠小，黄色或白色。浆果椭圆形或倒卵形，暗紫色。种子长卵形，紫色。

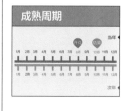

成熟周期

桂心
[性味] 味苦、辛，性大热，无毒。
[主治] 治九种心痛，腹内冷气，痛不忍。

成品选鉴

外皮褐色或棕褐色，粗糙，或有灰棕色花斑；内表面灰棕色或棕色，断面浅棕色或棕色。质硬。香气弱，微有樟之气，味甘、辛。

叶
[性味] 味苦，性温，无毒。
[主治] 捣碎浸水，洗发，去垢除风。

桂皮
[性味] 味甘、辛，性大热，无毒。
[主治] 主呃逆上气、喉痹结气，利关节，补中益气。

主要药用部分

皮

🥄 实用妙方

○ 产后心痛，恶血冲心，气闷欲绝：桂心三两研末，加狗胆汁做如芡子大小的丸子，每次用热酒服一丸。

○ 心腹胀痛，气短欲绝：桂皮二两，加水一升二合，煮至八合，顿服。

○ 喉痹不语，中风失声：取桂心放在舌下，咽汁。又方：桂末三钱，加水二盏，煎成一盏，服用取汗。

温里理气、开窍安神药

中药趣味文化

巧用桂皮治喉痛

　　相传有一天，西施抚琴吟唱自编的《梧叶落》，忽然觉得咽喉疼痛，用了一些清热泻火的中药，却不见起效。一位名医来为她诊病，望、闻、问、切一番后，又仔细询问其病情。见西施四肢不温，六脉沉细，小便清长，于是名医开了以下处方：桂皮一斤。西施命下人去药房照方抓药，药店老板对名医的方子很不以为然，直骂庸医害人。西施取一小块桂皮放在口里细嚼，嚼完半斤，不适症状全消，感觉香甜可口。饮食也恢复正常了。

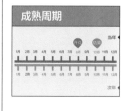

117

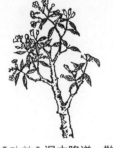

温中散寒治呕逆

丁香

dīng xiāng

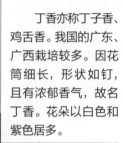

丁香亦称丁子香、鸡舌香。我国的广东、广西栽培较多。因花筒细长，形状如钉，且有浓郁香气，故名丁香。花朵以白色和紫色居多。

【功效】温中降逆，散寒止痛，温肾助阳。

🌿 木部·香木类　　温里药

📿 形态特征

常绿乔木，叶片长方卵形或长方倒卵形。花芳香，白色或淡紫色，短管状。浆果红棕色，长方椭圆形。种子长方形。

花
[性味] 味辛，性温，无毒。
[主治] 主温脾胃，止霍乱壅胀。

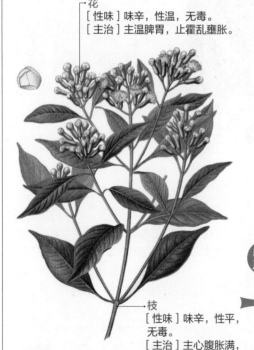

枝
[性味] 味辛，性平，无毒。
[主治] 主心腹胀满，恶心，虚滑泄泻，水谷不消。

📿 药用价值

丁香花

[性味] 味辛，性温，无毒。

[主治] 主温脾胃，止霍乱壅胀、风毒诸肿、齿疳溃疡。（出自《本草经解》）

治冷气腹痛。（甄权）

补肝、润命门，暖胃、祛中寒，泻肺、除风湿。（出自《医林纂要》）

丁香枝

[性味] 味辛，性平，无毒。

[主治] 治一切冷气、心腹胀满、恶心、虚滑泄泻，水谷不消。

丁香根

[性味] 味辛，性平，有小毒。

[主治] 治风热肿毒。不入心腹之用。

成品选鉴

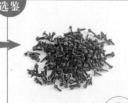

棒状，长1～2厘米。花冠圆球形，花瓣棕褐色至褐黄色，搓碎后可见黄色细粒状花粉。质坚实，富油性。气芳香浓烈，味辛辣、有麻舌感。

主要药用部分

花

🥣 实用妙方

◑ 突然心痛：丁香末用酒送服一钱。

◑ 干霍乱痛：丁香十四枚，研末，开水一碗送服，不愈再服。

◑ 反胃，气噎不通：丁香、木香各一两，每取四钱，水煎服。

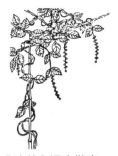

温中下气，善解食物毒

胡椒

hú jiāo

【功效】温中散寒，下气止痛，止泻，开胃，解毒。

果部·味果类　　温里药

又名味履支。原产于西域，所以名字里有"胡"字；又因其辛辣似椒，所以得椒名。一般四月成熟，五月采收，在古代就是人们日常生活中的必需品。

温里理气、开窍安神药

🌿 形态特征

攀缘状藤本，叶片厚革质，阔卵形或卵状长圆形。花黄白色。果实初为青色，成熟后变成红色。

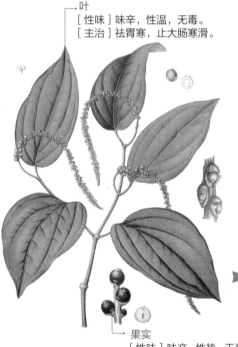

→叶
[性味]味辛，性温，无毒。
[主治]祛胃寒，止大肠寒滑。

└果实
[性味]味辛，性热，无毒。
[主治]主下气、温中、祛痰，除脏腑中冷气。

🌱 药用价值

胡椒果实

[性味]味辛，性热，无毒。

李时珍说，胡椒辛热纯阳，走气助火，昏目发疮。

[主治]主下气、温中、祛痰，除脏腑中冷气。（出自《新修本草》）

调五脏，壮肾气，治冷痢，解一切鱼、肉、鳖、蕈毒。（出自《日华子本草》）

暖肠胃，除寒湿，治反胃虚胀、冷积阴毒、牙齿浮热疼痛。（李时珍）

【发明】李时珍说，胡椒辛热，为纯阳之物，肠胃寒湿的人适宜吃。有热病的人吃了，动火伤气，反而身受其害。

成品选鉴

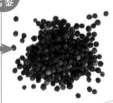

果实近圆球形，表面暗棕色或白色，有网状皱纹，内果皮淡黄色。气芳香，味辛。以粒大、饱满、色黑、皮皱、气味强烈者为佳。

主要药用部分　　果实

🎒 实用妙方

◈ 心腹冷痛：胡椒二十粒，淡酒送服。

◈ 伤寒呃逆，日夜不止：胡椒三十粒打碎，加麝香半钱、酒一盏，煎成半盏，热服。

◈ 石淋作痛，用二拗散：胡椒、朴硝各等份，研为末，每次用开水服二钱，一天两次。

回阳通脉不可少

干姜

gān jiāng

【功效】温中散寒，回阳通脉，温肺化饮。

菜部·荤辛类　温里药

又名白姜。李时珍说，干姜是用母姜制成的。以白净、结实的为好。以前人称其为白姜，又名均姜。凡入药都宜炮用。

形态特征

叶线状披针形，穗状花序卵形至椭圆形，花冠黄绿色，唇瓣有淡紫色条纹及淡黄色斑点，雄蕊微紫色。

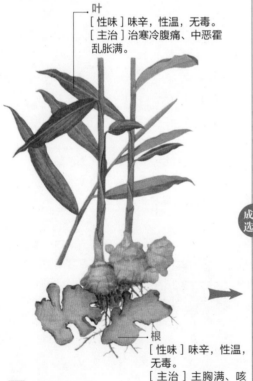

叶
[性味]味辛，性温，无毒。
[主治]治寒冷腹痛、中恶霍乱胀满。

根
[性味]味辛，性温，无毒。
[主治]主胸满、咳逆上气，能温中止血。

药用价值

干姜根茎

[性味]味辛，性温，无毒。

[主治]主胸满、咳逆上气，能温中止血、发汗、逐风湿痹，止肠澼下利。生者尤好。（出自《神农本草经》）

治寒冷腹痛、中恶霍乱胀满、风邪诸毒、皮肤间结气，止唾血。（出自《名医别录》）

【发明】李时珍说，干姜能引血药入血分，气药入气分，又能去恶养新，有阳生阴长之意，所以血虚的人可以用；而吐血、衄血、下血，有阴无阳的人，也宜使用。

成品选鉴

为不规则切片，具指状分枝。外皮灰黄色或浅黄棕色，粗糙，具纵皱纹及明显的环节。断面灰黄色或灰白色，有纤维性。气香、特异，味辛辣。

主要药用部分　
根　茎

实用妙方

◇ 胃冷生痰致头晕吐逆：川干姜（炮）二钱半、甘草（炒）一钱二分，加水一碗半，煎成一半服下。

◇ 中寒水泻：干姜（炮）研为末，用粥送服二钱。

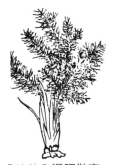

暖胃驱寒、理气止痛的香料

茴 香

huí xiāng

【功效】温阳散寒，理气止痛。

菜部·荤辛类　　温里药

茴香又名八角珠，是一种常用的调料，是烧鱼、炖肉或制作卤制食品时的必需品。因为它能去除肉中的腥气、臭气，使之重新添香，所以叫作"茴香"。

形态特征

有特殊辛香味，表面有白粉。茎肥叶细，夏季开黄色花。果椭圆形，黄绿色。

子
[性味]味辛，性温，无毒。
[主治]主诸瘘、霍乱及蛇伤。

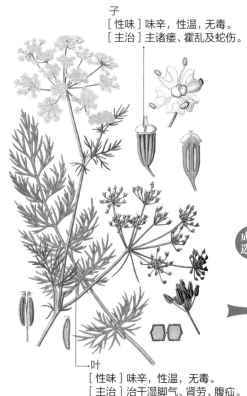

叶
[性味]味辛，性温，无毒。
[主治]治干湿脚气、肾劳、腹疝。

药用价值

茴香子

[性味]味辛，性温，无毒。

[主治]主诸瘘、霍乱及蛇伤。（出自《新修本草》）

除膀胱、胃部冷气，能调中，止痛，止呕吐。（马志）

治干湿脚气，肾劳，腹疝，阴疼。能开胃下气。（出自《日华子本草》）

补命门不足。（李杲）

【发明】李时珍说，小茴香性温，理气开胃，夏天驱蝇辟臭，食物中适宜使用。大茴香性热，多食伤目发疮，食料中不宜过多使用。

成品选鉴

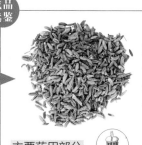

干燥果实呈长椭圆形，断面呈五边形。气芳香，味辛。以颗粒均匀、饱满，黄绿色，香浓者为佳。

主要药用部分　　子

实用妙方

○ 疝气：茴香炒过，分作两包，交替熨患处。

○ 胁下刺痛：小茴香（炒）一两，枳壳（麸炒）五钱，同研末，每次用盐酒调服二钱。

121

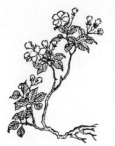

芳香解郁，缓解胸腹胀痛

茉莉

mò lì

【功效】清热解表，理气和中，利湿，缓解精神紧张。

🌿 草部·芳草类　　　　理气药

又名奈花，原产于中南半岛，我国很早就有广泛种植。茉莉的香气清新，沁人心脾，喜温暖湿润，不耐霜冻，在北方不易成活。

🌱 形态特征

高可达1米，叶对生，宽卵形或椭圆形，光亮。聚伞状花序，顶生或腋生，花冠白色，极芳香。

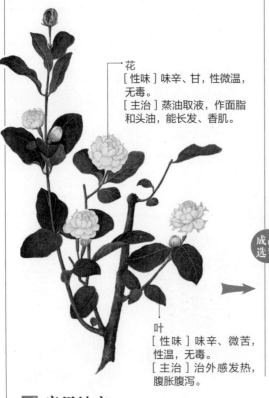

花
[性味]味辛、甘，性微温，无毒。
[主治]蒸油取液，作面脂和头油，能长发、香肌。

叶
[性味]味辛、微苦，性温，无毒。
[主治]治外感发热，腹胀腹泻。

💊 药用价值

茉莉花

[性味]味辛、甘，性微温，无毒。

[主治]蒸油取液，作面脂和头油，能长发、润燥、香肌，也可加入茶中饮用。（李时珍）

能清虚火，祛寒积，治疮毒，消疽瘤。（出自《本草再新》）

和中下气，辟秽浊。治下痢腹痛。（出自《随息居饮食谱》）

平肝解郁，理气止痛。（出自《饮片新参》）

用菜油浸泡，滴入耳内，治耳心痛。（出自《四川中药志》）

茉莉叶

[性味]味辛、微苦，性温，无毒。

[主治]清热解表。治外感发热、腹胀腹泻。

成品选鉴

花多呈扁缩团状，花瓣展平后呈椭圆形，黄棕色至棕褐色，表面光滑无毛、质脆。气芳香，味辛、甘。以朵大、色黄白、香气浓者为佳。

主要药用部分

花

🥤 实用妙方

○ 内服：煎汤，半钱至一钱；或代茶饮。

○ 外用：适量，煎水洗目或菜油浸滴耳。

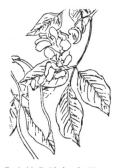

佳肴良药，益肾补元气

刀豆

dāo dòu

【功效】降气止呃，温肾助阳。

🌱 谷部·菽豆类　　理气药

又名挟剑豆。李时珍说，它是以豆荚的形状而命名的。《酉阳杂俎》中说，乐浪有挟剑豆，其豆荚横斜着生长，像人持着刀剑，就是此豆。

温里理气、开窍安神药

🌾 形态特征

叶阔卵形或卵状长椭圆形，总状花序腋生，花冠蝶形，淡红紫色，荚果带形而扁，略弯曲，边缘有隆脊。

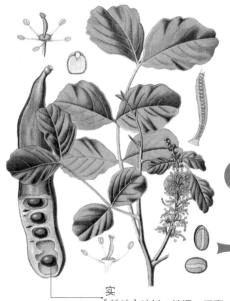

实
[性味] 味甘，性温，无毒。
[主治] 温中下气，利肠胃，止呃逆，益肾，补元气。

🍵 药用价值

刀豆实

[性味] 味甘，性温，无毒。

[主治] 温中下气，利肠胃，止呃逆，益肾，补元气。（李时珍）

和胃，升清，降浊。（出自《新修本草》）

治胸中痞满及腹痛，疗肾气不归元及痢疾。（出自《四川中药志》）

健脾。（出自《滇南本草》）

补肾，散寒，下气。利肠胃，止呕吐。治肾气虚损、肠胃不和、呕逆、腹胀吐泻。（出自《中药材手册》）

成品选鉴

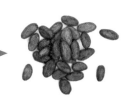

干燥种子呈扁卵形，表面淡红色，略有光泽，微皱缩不平。气微，味甘，嚼之具有豆腥味。以个大、饱满、色鲜艳、干燥者为佳。

主要药用部分

种子

🥄 实用妙方

◐ 气滞呃逆，膈闷不舒：刀豆取老而绽者，每服二三钱，开水下。

◐ 肾虚腰痛：刀豆二粒，包于猪腰子内，外裹叶，烧熟食之。

◐ 百日咳：刀豆十粒（打碎）、甘草一钱，加冰糖适量，水一杯半，煎至一杯，去渣，频服。

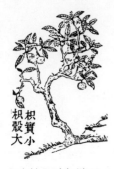

枳殻大小 枳實

【功效】破气消积，化痰除痞。

消积破气，通利关节

枳

zhǐ

木部·灌木类 | 理气药

枳子名枳实、枳壳，两者皆可入药。"橘生淮北则为枳"，由此可见，枳一般分布在淮北，相对耐寒。它与橘是两种不同的植物，枳很像橘，但比橘小一些。

🌿 药用价值

枳实

[性味] 味苦、酸，性寒，无毒。

张元素说，性寒味苦，气厚味薄，浮而升（微降），阴中之阳。

[主治] 主大风在皮肤中，如麻豆、苦痒，除寒热结，止利，长肌肉，利五脏，益气轻身。（出自《神农本草经》）

除胸胁痰癖，逐停水，破结实，消胀满，心下急痞痛，逆气，胁风痛，安胃气，止溏泻，明目。（出自《名医别录》）

解伤寒结胸，入陷胸汤中；主上气喘咳。肾内伤冷，阴痿而有气，加而用之。（甄权）

祛胃中湿热。（出自《珍珠囊》）

主心痞，化心胸痰，消食，散败血，破积坚。（出自《主治秘诀》）

破气，化痰，消食宽肠，杀虫，败毒。（出自《本草再新》）

枳壳

[性味] 味苦、酸，性微寒，无毒。

[主治] 治遍身风疹，肌中如麻豆恶痒，主肠风痔疾、心腹结气、两胁胀虚、关格阻塞。（甄权）

健脾开胃，调五脏，下气，止呕逆，消痰。治反胃、霍乱泻利，消食，破症结痃癖、膈气，除风明目及肺气水肿，利大小肠。痔肿可炙熨。（出自《日华子本草》）

主风痒麻痹，通利关节，劳气咳嗽，背膊闷倦，散留结、胸膈痰滞，逐水，消胀满、大肠风，安胃，止风痛。（出自《开宝本草》）

破气，泄肺中不利之气。（出自《珍珠囊》）

破心下坚痞，利胸中气，化痰，消食。（出自《主治秘诀》）

治里急后重。（李时珍）

【发明】李时珍说，枳实、枳壳，气味功用俱同，以前本没有分别，魏、晋以来，开始将它们分开使用。其功皆能利气，气下则痰喘止，气行则痞胀消，气通则痛刺止，气利则后重除，故以枳实利胸膈，枳壳利肠胃。或胎前气盛壅滞者宜用之，所谓八、九月胎必用枳壳、苏梗以顺气，胎前无滞，则产后无虚也。若气禀弱者，即大非所宜矣。

📖 医家名论

苏颂说，现在洛西、江湖州郡等地皆有，以商州的为最好。树木像橘但稍小，高五七尺。叶如橙，多刺。春天开白花，秋天长成果实，在九、十月采摘的为枳壳。现在的人用汤泡去苦味后，蜜渍糖拌，当作果品。

使用禁忌
脾胃虚弱者及孕妇慎服。小儿如服入大量果皮，可致中毒。

形态特征

小乔木，茎枝三棱形，光滑。叶退化成单叶状，**互生**，革质，叶片长椭圆形，全缘或有不明显的波状锯齿。总状花序，花瓣白色，长椭圆形。柑果圆形而稍扁，成熟时橙黄色，果皮粗糙。

实
[性味] 味苦、酸，性寒，无毒。
[主治] 除寒热结，长肌肉，利五脏，止痢。

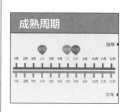

成熟周期

成品选鉴

该品呈半球形，外果皮暗棕绿色，具颗粒状突起和皱纹。切面中果皮略隆起，黄白色或黄褐色。质坚硬，气清香，味苦、酸。

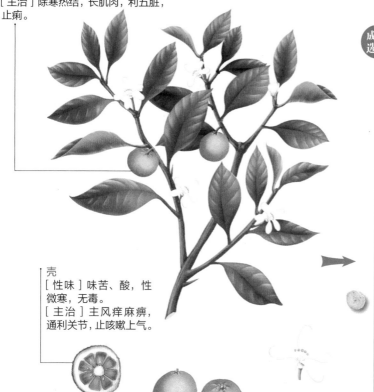

壳
[性味] 味苦、酸，性微寒，无毒。
[主治] 主风痒麻痹，通利关节，止咳嗽上气。

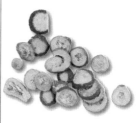

主要药用部分

果实

温里理气、开窍安神药

实用妙方

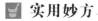

◐ 卒胸痹痛：枳实捣末，煎汤服方寸匕，白天三次、夜一次。

◐ 产后腹痛：枳实（麸炒）、赤芍（酒炒）各二钱，水一盏煎服。亦可研末服。

◐ 奔豚气痛：枳实炙后研末，饮下方寸匕，白天三次、夜一次。

中药趣味文化

橘子和枳实

「橘化为枳」是一个古老的成语，见于《晏子春秋·内篇杂下》：「橘生淮南则为橘，生于淮北则为枳，叶徒相似，其实味不同，所以然者何，水土异也。」橘味甜美，枳味酸苦。由于水土不同，淮南的橘种在淮北就会变成枳，比喻由于环境的影响，人的习性也会由好变坏。枳又名枸橘，俗称「臭橘」。果肉少而味酸。现代研究表明，橘和枳虽然都属于芸香科，但不同种，橘不会变成枳，古人观察不周，因而造成误会。

125

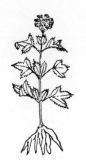

调节脏腑，芳香润泽

兰草

lán cǎo

【功效】生津止渴，利水，滋润肌肤。

草部·芳草类　　**理气药**

又名香水兰、燕尾香、兰泽草、省头草、都梁香。因其叶像马兰，故名兰草；当地人用它煮水洗浴，以御风邪，故又名香水兰；生长在湖泽河畔，故又称泽兰。

药用价值

兰草叶

[性味]味辛，性平，无毒。

[主治]能利水道，杀蛊毒，辟秽邪。（出自《神农本草经》）

可除胸中痰饮。（出自《名医别录》）

能生血，调气，养颜。（雷敩）

兰草气味清香，能生津止渴、滋润肌肤，治疗消渴、黄疸。（李杲）

煎水用来洗浴，可疗风病。（马志）

能消痈肿、调月经，水煎服可解吃牛马肉中毒。（李时珍）

主恶气，其气芳香润泽，可做成膏剂涂抹头发。（陈藏器）

【正误】李时珍说，寇、朱二人说的是现在的兰草，并不是古代的兰草。兰有好几种，兰草、泽兰生长在水边，山兰即生长在山中的兰草。兰花也生长在山中，但与兰草、泽兰、山兰有很大区别。兰草与泽兰属同类。古时的香草，花、叶都有香味且可燥湿，所以可以佩戴。现在所说的蕙兰，只是花有香味而叶并没有气味，质弱易萎，不能采来佩戴。

医家名论

《名医别录》中记载，兰草生长在太吴池塘湖泊，四、五月采挖。

马志说，此草的叶像马兰，故名兰草。它的叶上有分支，俗称燕尾香。当地人用它煮水沐浴，以御风邪，故又名香水兰。

陈藏器说，兰草生长在湖泽、河畔，妇人用它调油来抹头，故称泽兰。

盛弘之《荆州记》中记载，都梁有山，山下有水清浅，水中生长着兰草，所以名都梁香。

李时珍说，兰草、泽兰为一类植物的两个品种，两者都生长在水边低湿处，二月老根发芽生苗成丛，紫茎素枝，赤节绿叶，叶子对节生，有细齿。但以茎圆节长，叶片光滑、有分叉的为兰草；茎微方，节短而叶上有毛的是泽兰。它们鲜嫩时都可摘来佩戴，八、九月后渐渐长老，高的有三四尺，开花后呈穗状，像鸡苏花，呈红白色，中间有细子。

使用禁忌

肺虚有热者，元气虚脱及阴虚内热者，诸病有热、心痛属火者禁用。脏腑燥热、胃气虚弱者禁用。

形态特征

茎直立或微有倾斜。叶复生，小叶片呈长卵形，边缘有规则的锯齿，背面叶脉明显。头状花序顶生，花萼细长，绿色，花冠较小，红白色，中间有细子。

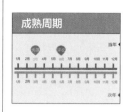

成熟周期

花
[性味] 味辛，性平，无毒。
[主治] 能生血，调气。

叶
[性味] 味辛，性平，无毒。
[主治] 能利水道，杀蛊毒，辟秽邪。

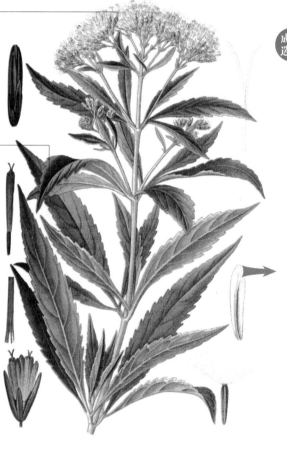

成品选鉴

表面黄棕色或黄绿色，有的带紫色，有明显的节及纵棱，质脆。气芳香浓烈而特异，味辛，稍刺舌。

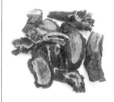

主要药用部分

全草

温里理气、开窍安神药

实用妙方

○ 吃牛马肉中毒：用兰草连根、叶一起煎服，可解毒。

中药趣味文化

兰草种植需注意

兰草为草本石蒜科，喜阴，喜温润通风的生长环境。它与泽兰都是兰花的一种，但不是我们常见的兰花。兰草适宜的土壤是腐土，最好是山里的；浇水不能过勤，否则容易烂根，也不能太干燥。如果在北方，空气干燥，需要一周浇两次水。如果在江南，一周浇一次水就可以了。兰花开花周期很长，香气淡雅而沁人心脾。如果想延长花期，可以在兰花结苞时往根部撒一些草木灰，花凋零后再在兰花花盆的边缘打一个鸡蛋。

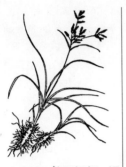

气病之总司，女科之主帅

莎草

suō cǎo

【功效】疏肝解郁，温经止痛，理气调中。

草部·芳草类　　　理气药

又名雀头香、草附子、水香棱、水巴戟、水莎、侯莎、莎结、夫须、续根草。莎草可做斗笠和雨衣，因其为衣下垂穗，像孝子的衰衣，也写成"蓑"。

🌱 药用价值

莎草根（香附子）

[修治] 李时珍说，莎草采来后，连苗晒干，用火燎去苗及毛。使用的时候，用水洗干净，放在石上磨去皮，洗后晒干捣用。或生用，或炒用，或用酒、醋、盐水浸，根据具体情况选择。又有用稻草煮的，味不苦。

[性味] 味辛、微苦、甘，性平，无毒。

李时珍说，甘草味辛、甘、微苦而性平，为足厥阴经、手少阳经的主药，兼行十二经、八脉气分，宜与醋、川芎、苍术同用。

[主治] 除胸中热，濡润肌肤，久服利人，益气，长须眉。（出自《名医别录》）

散时气寒疫，利三焦，解六郁，消饮食积聚、痰饮痞满、脚肿腹胀、脚气，止心腹、肢体、头目、齿耳各种痛证，疗痈疽疮疡，止吐血、下血、尿血，治妇人崩漏带下、月经不调、胎前产后各种疾病。（李时珍）

莎草苗、花

[性味] 味苦、辛，性凉，无毒。

[主治] 治男子心肺中虚风及客热，膀胱间连胁下气机不畅，皮肤瘙痒、隐疹，饮食不多，日渐瘦损，常有忧愁、心悸、少气等症。用莎草苗、花二十多斤锉细，加水二石五斗，煮至一石五斗，倒入斛中熏洗浸浴，令全身出汗，瘙痒即止。四季经常使用，可根治风疹。（出自《天宝单方图》）

煎饮能散气郁，利胸膈，消痰热。（李时珍）

【发明】李时珍说，莎草根性平，味多辛能散，微苦能降，微甘能和，是足厥阴肝经、手少阳三焦经气分主药，而兼通十二经气分。莎草根生用则上行胸膈，外达皮肤；熟用则下走肝肾，外彻腰脚；炒黑则止血；用盐水浸炒则入血分而润燥；用青盐炒则补肾气；用酒浸炒则通经络；用醋浸炒则消积聚；用姜汁炒则能化痰饮。

■ 医家名论

《名医别录》中记载，莎草生长在田野里，二月、八月采收。

寇宗奭说，香附子今人多用，虽生于莎草根，但有的根上有而有的根上则没有。香附子有薄辙皮，为紫黑色，毛不多，刮去皮则色白。如果以莎草根为香附子，那就错了。

李时珍说，莎草的叶子有光泽、有剑脊棱，五、六月中抽一茎，三棱中空，茎端再长出数片叶子。开青色的花，花穗上有细黑毛，大小像羊枣而两头尖。采来燎去细毛晒干后，就是现在的常用药。

形态特征

多年生草本，块茎呈纺锤形，紫褐色，有棕毛或黑褐色的毛状物。茎呈锐三棱形。叶窄线形，穗状花序，轮廓为陀螺形，青色，中间有细子，子上有细黑毛，大小像羊枣而两头尖。小坚果长圆状倒卵形。

成熟周期

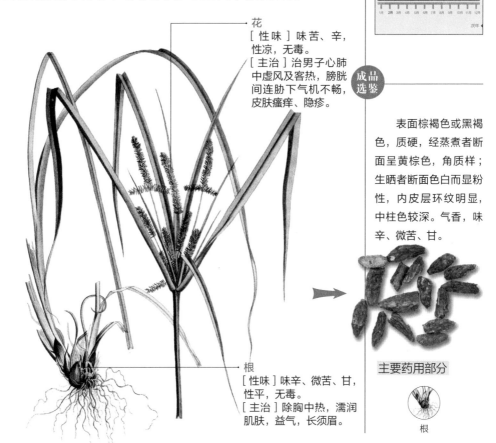

花
[性味] 味苦、辛，性凉，无毒。
[主治] 治男子心肺中虚风及客热，膀胱间连胁下气机不畅，皮肤瘙痒、隐疹。

成品选鉴

表面棕褐色或黑褐色，质硬，经蒸煮者断面呈黄棕色，角质样；生晒者断面色白而显粉性，内皮层环纹明显，中柱色较深。气香，味辛、微苦、甘。

主要药用部分

根

根
[性味] 味辛、微苦、甘，性平，无毒。
[主治] 除胸中热，濡润肌肤，益气，长须眉。

实用妙方

◎ 心腹刺痛，用小乌沉汤：香附子（擦去毛后焙干）二十两、乌药十两、炒甘草一两，同研末，每次用盐汤送服二钱。

◎ 心腹诸痛，用艾附丸，治疗心气痛、腹痛、小腹痛、血气痛等：香附子二两、蕲艾叶半两，用醋汤同煮熟后去艾叶；取香附子炒后研末，用米醋调糊，做成梧桐子大的丸子，每次用白开水送服五十丸。

中药趣味文化

莎草的传说

莎草的根叫作香附子。相传两晋时，有个美丽的妇人叫索索。一年，村里闹瘟疫，只有索索一家安然无恙，丈夫认为是索索身上的香气起了作用，让她给乡亲们治病，人们果真都好了。可丈夫听到了这样的谣言：「索索每到一家，就脱去衣服让人看。」丈夫羞愧难当，毒死了索索。不几天，索索的坟上长出几缕小草，蜂围蝶绕。人们都说，索索死得冤屈。直到今天，尽管药名改叫香附子，可当地人仍叫它「索索草」。

129

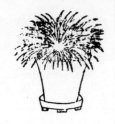

补五脏，开九窍，醒神益脑

菖蒲

chāng pú

【功效】开窍醒神，化湿和胃，宁神益志。

草部·水草类　　开窍药

又名昌阳、尧韭、水剑草。李时珍说，因其是蒲类植物中生长最昌盛的，所以叫菖蒲。《本草·菖蒲》中论，典术上云，尧帝时，天降精于庭为韭，感百阴之气为菖蒲，所以称之为尧韭。

药用价值

菖蒲根

[性味] 味辛，性温，无毒。

徐之才说，菖蒲与秦皮、秦艽相使，恶地胆、麻黄。

[主治] 能除风寒湿痹、咳逆上气，开心窍，补五脏，通九窍，明耳目，出声音。主耳聋、痈疮，能温肠胃，治尿频。（出自《神农本草经》）

四肢湿痹、不能屈伸，小儿温疟、身热不退，可用菖蒲煎汤洗浴。（出自《名医别录》）

治耳鸣、头昏、泪下，杀诸虫，疗恶疮疥瘙。（甄权）

菖蒲根研末炒，趁热外敷，能除风下气，疗男子肾病、女子血海冷败，治健忘，除烦闷，止心腹痛、霍乱转筋及耳痛。（出自《日华子本草》）

治痰蒙清窍引起的昏迷、癫痫，疗崩漏，安胎漏，散痈肿。捣汁服，能解巴豆、大戟毒。（李时珍）

治心积伏梁。（王好古）

治九种胃气，止疼痛。（出自《滇南本草》）

补肝益心，祛湿逐风，除痰消积，宽中开胃。疗口噤、毒痢、风痹、惊痫。（出自《本草备要》）

止鼻血，散牙痈。（出自《本草再新》）

菖蒲叶

[性味] 味辛，性温，无毒。

[主治] 洗浴可治疥疮、大风疥。（李时珍）

【发明】李时珍说，开国之初，周颠仙见高祖皇帝经常嚼食菖蒲，便问其中原因。高祖皇帝说吃了不会有腹痛的毛病。这在高祖皇帝的御制碑中有记载。菖蒲性温、味辛，入手少阴经、足厥阴经。心气不足的人用它，是取虚则补其母的道理。

医家名论

《日华子本草》中记载，菖蒲生长在石涧中，以坚小、一寸九节的为好。

李时珍说，菖蒲有五种，生长在池泽中，蒲叶肥，根长二三尺的是泥菖蒲，也叫白菖；生长在溪涧中，蒲叶瘦，根长二三尺的是水菖蒲，也叫溪荪；生长在水石之间，叶有剑脊，根瘦、有密节，根长一尺多的是石菖蒲；人们用沙石栽种一年，到春天剪洗，越剪越细，高四五寸，叶如韭，根如匙柄粗的，也是石菖蒲；经多次剪洗，根长二三分，叶长一寸多的，称为钱蒲。服食及入药用的只有上面所说的两种石菖蒲，其余的都不可用。

使用禁忌
阴虚阳亢、烦躁多汗、咳嗽、吐血、精滑者慎服。心劳神耗者禁用。

形态特征

多年生草本，根茎横卧，外皮黄褐色。叶剑状线形，长 30 ～ 50 厘米，先端渐尖，暗绿色，有光泽。花茎高 10 ～ 30 厘米，花淡黄绿色。浆果肉质，倒卵形，红色。

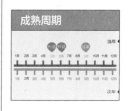

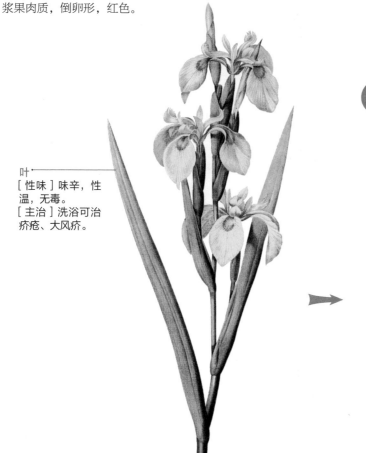

叶

[性味] 味辛，性温，无毒。

[主治] 洗浴可治疥疮、大风疥。

成品选鉴

表面类白色至棕红色，有细纵纹。质硬，折断面呈海绵样，类白色或淡棕色。气较浓烈而特异，味辛。

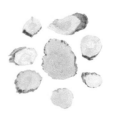

主要药用部分

根

温里理气、开窍安神药

实用妙方

⊙ 霍乱胀痛：生菖蒲（锉）四两,加水捣汁，分四次温服。

⊙ 食积、气积、血积等引起的各种鼓胀：取菖蒲（锉细）八两，斑蝥（去翅足）四两，同炒黄后，去掉斑蝥不用。将炒好的菖蒲研为细末，加醋糊成梧桐子大的丸子，每次用温水送服三十至五十丸。也可以加入香附末两钱。

⊙ 麦粒肿：用菖蒲根同盐一起研末，包起来，外敷患处。

中药趣味文化

我国的菖蒲文化

菖蒲在我国传统文化中，是可以防疫驱邪的灵草。菖蒲『不假日色』『耐苦寒，安淡泊』『生野外则生机盎然，富有而滋润，着厅堂则亭亭玉立，飘逸而俊秀』。江南人家每逢端午节时，悬菖蒲、艾叶于门窗，饮菖蒲酒，以社燃菖蒲、艾叶，以驱蚊灭虫。这些习俗保存至今。古人夜读，常在油灯下放置一盆菖蒲，可免灯烟熏眼之苦。

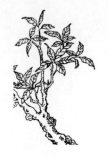

通窍醒脑，驱一切不正之气

苏合香

sū hé xiāng

【功效】开窍醒神，辟秽止痛。

🌿 木部·香木类　　开窍药

苏合香又名帝膏，是一种芳香的黏稠液体。李时珍说，此香出自苏合国，因此得名。苏合香产于印度、伊朗、土耳其等国，是苏合香树所分泌的树脂。

🖐 形态特征

苏合香树，乔木，叶片掌状五裂，花黄绿色。蒴果先端喙状，成熟时顶端开裂。种子狭长圆形，扁平。

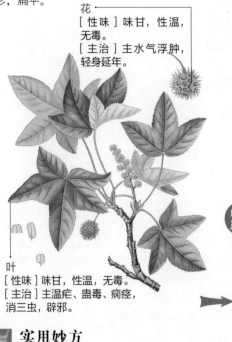

花
[性味]味甘，性温，无毒。
[主治]主水气浮肿，轻身延年。

叶
[性味]味甘，性温，无毒。
[主治]主温疟、蛊毒、痫痉，消三虫，辟邪。

🏵 药用价值

苏合香树脂

[性味]味辛，性温，无毒。

[主治]辟恶，主温疟、蛊毒、痫痉，消三虫，辟邪。通神明，久服轻身延年。（出自《本草经集注》）

主辟恶、温疟、痫痉。去浊，除邪，令人无梦魇。（出自《名医别录》）

杀虫毒，疗癫痫，止气逆疼痛。（出自《本草正》）

通窍开郁，辟一切不正之气。（出自《本草备要》）

利水消肿，消胀，消疹痱、气积血症，调和脏腑。（出自《玉楸药解》）

成品选鉴

半流质的黏稠液体，棕黄色或暗棕色，半透明，不溶于水。有特异芳香气，味辛。以质黏稠、含油足、半透明、气香浓者为佳。

主要药用部分

树脂

🥄 实用妙方

○ 霍乱、鬼魅瘴疟、赤白暴痢、血瘀经闭、痃癖疔肿、小儿惊痫客忤、大人中风、心痛，用苏合香丸：安息香末二两，以酒熬成膏，入一两苏合油内。白术、香附子、丁香、青木香、白檀香、沉香、麝香、荜茇、诃梨勒（煨、去核）、朱砂、乌犀牛角各二两，龙脑、熏陆香各一两，研末，与以上苏合油膏加炼蜜和成剂，蜡纸包收。每服旋丸如梧桐子大，早取井华水，化服四丸。老人、小孩各一丸。

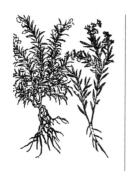

赶走失眠健忘，还头脑清醒

远志

yuǎn zhì

【功效】安神益智，祛痰，消肿。

| 草部·山草类 | 养心安神药 |

远志苗名小草、细草、棘菀、蔓绕。李时珍说，服用此草能益智强志，所以叫远志。远志生长在山谷中，有大叶、小叶之分，一般四月采其根、叶晒干入药。

形态特征

茎细柱形，质坚硬。叶片线形，花小而稀疏，淡紫色。蒴果圆状倒心形，绿色。种子卵形，棕黑色。

叶
[性味]味苦，性温，无毒。
[主治]能益精，补阴气，止梦遗。

花
[性味]味苦，性温，无毒。
[主治]治肾积、奔豚气。

根
[性味]味苦，性温，无毒。
[主治]主呃逆伤中，补虚，除邪气。

药用价值

远志根

[性味]味苦，性温，无毒。

[主治]主咳逆伤中，补虚，除邪气，利九窍，益智慧，聪耳明目。久服可以轻身延年。（出自《神农本草经》）

治一切痈疽。（李时珍）

远志叶

[主治]能益精，补阴气，止梦遗。（出自《名医别录》）

【发明】李时珍说，远志入足少阴肾经，不是心经药，作用主要是安神、定志、益精，治健忘。

成品选鉴

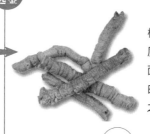

表面灰黄色至灰棕色，有皱纹及裂纹。质硬而脆、易折断，断面皮部棕黄色，木部黄白色。气微，味苦，嚼之有刺喉感。

主要药用部分

根

实用妙方

◎ 喉痹作痛：取远志根研末，吹喉痛处，至涎出为止。

◎ 治乳肿痛：远志焙干研细，用酒冲服二钱，药渣外敷患处。

◎ 各种痈疽，用远志酒治疗：取远志（不限量），入淘米水中浸洗后，捶去心，研为末。每次服三钱，用温酒一盏调匀，沉淀后饮上面清澈部分，药渣外敷患处。

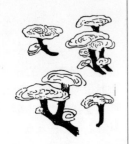

神经衰弱和失眠者必备

灵芝

líng zhī

【功效】益气血，安心神，健脾胃。

菜部·芝栭类　养心安神药

灵芝又名茵。李时珍说，芝本作"之"，篆文像草生长在地上的样子。后人借"之"字为语气词，所以加草头为"芝"，以与"之"相区别。芝是菌类，可以食用。

🌿 药用价值

青芝（一名龙芝）

[性味] 味酸，性平，无毒。

[主治] 主明目，补肝气，安精魂。久服轻身，不老。（出自《神农本草经》）

增记性。（出自《新修本草》）

赤芝（一名丹芝）

[性味] 味苦，性平，无毒。

[主治] 主胸中郁结，益心气，补中，长智慧，增记性。久食令人轻身，不老。（出自《神农本草经》）

黄芝（一名金芝）

[性味] 味甘，性平，无毒。

[主治] 主心腹五邪，益脾气，安神，使人忠信、和乐。久食令人轻身，不老。（出自《神农本草经》）

白芝（一名玉芝、素芝）

[性味] 味辛，性平，无毒。

[主治] 治呃逆上气，益肺气，通利口鼻，使人意志坚强，长勇气，安魄。久食令人轻身，不老。（出自《神农本草经》）

黑芝（一名玄芝）

[性味] 味咸，性平，无毒。

[主治] 能利水道，治尿闭，益肾气，通九窍，使人耳聪目明。久食令人轻身，不老。（出自《神农本草经》）

紫芝（一名木芝）

[性味] 味甘，性温，无毒。

[主治] 主耳聋，利关节，保精神，益精气，坚筋骨，令人面色好。久食使人轻身，不老。（出自《神农本草经》）

疗虚劳，治痔。（李时珍）

📖 医家名论

李时珍说，芝的种类很多，也有开花结果的。本草唯以六芝标明，但对其种属不能不知道。《神农本草经》中记载，吸收山川云雨、四时五行、阴阳昼夜精华而生长的五色神芝，是供圣王用的。《瑞应图》中说，芝草常在六月生长，春青、夏紫、秋白、冬黑。葛洪《抱朴子》中说，芝有石芝、木芝、肉芝、菌芝等，品种有数百种。李时珍常疑惑，芝乃腐朽余气所生，就像人生瘤赘，而古今都认为芝是瑞草，又说吃了芝能成仙，实在是迂腐荒谬。

使用禁忌
实证慎服。恶恒山。畏扁青、茵陈蒿。一次不可服用过多。

形态特征

一年生，有柄，栓质。菌盖半圆形或肾形，盖表褐黄色或红褐色，盖边渐趋淡黄，有同心环纹，微皱或平滑，有亮漆状光泽，边缘微钝。菌肉乳白色，近管处淡褐色。菌口近圆形，初白色，后呈淡黄色或黄褐色。菌柄圆柱形，侧生或偏生。

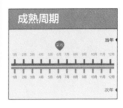

成熟周期

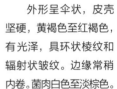

成品选鉴

外形呈伞状，皮壳坚硬，黄褐色至红褐色，有光泽，具环状棱纹和辐射状皱纹。边缘常稍内卷。菌肉白色至淡棕色。

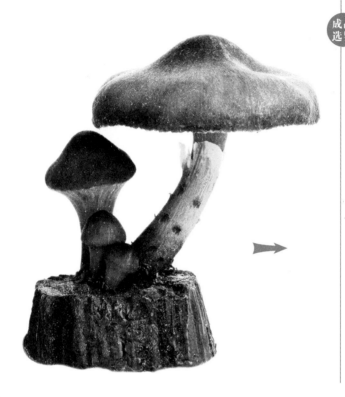

主要药用部分

全株

温里理气、开窍安神药

实用妙方

◎ 肾虚阳痿：紫芝6克，将其切片，文火久煎成浓汁，每服100~150毫升，晨起空腹或午饭前一小时服，可加少许冰糖，每日一剂。

◎ 治支气管哮喘：灵芝焙干研末，开水冲服，每服0.9~1.5克，每日三次。

中药趣味文化

古人对灵芝的信奉

灵芝历史悠久，自古以来就被认为是吉祥、富贵、美好、长寿的象征，有「仙草」「瑞草」之称。

传说秦始皇为求长生不老，曾派徐福带领三千童男童女到蓬莱仙岛寻不死之药，要寻找的就是灵芝仙草。《白蛇传》中，白娘子为救夫君，历尽艰辛，从仙山上盗来灵芝仙草，给许仙服用，便达到起死回生的效果。传说中的长寿老翁彭祖，因常服武夷山的灵芝仙草，活到七百六十岁，依然不见衰老。由此可见古人对灵芝功效的信奉。

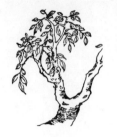

行气止痛的佛家圣品

檀 香

tán xiāng

【功效】行气止痛，温中散寒。

木部·香木类　　　理气药

檀香亦称旃檀、真檀。主产于印度、澳大利亚、印度尼西亚等地。我国的主要种植区在海南、广东、云南和台湾等地。檀香一向备受佛家推崇，其香气能让人进入沉静的境界。

形态特征

常绿小乔木，叶片椭圆状卵形。聚伞式圆锥花序，腋生或顶生。果成熟时呈深紫红色至紫黑色。

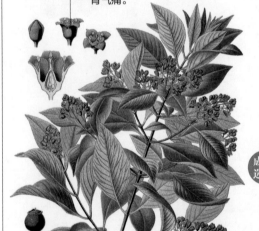

花
[性味] 味辛，性温，无毒。
[主治] 煎服，止心腹痛、霍乱、肾气痛。

茎
[性味] 味辛，性温，无毒。
[主治] 消风热肿毒。治中恶鬼气，杀虫。

药用价值

紫檀

[性味] 味咸，性微寒，无毒。

[主治] 磨末后涂风毒。刮末敷金疮，能止血止痛。

白檀

[性味] 味辛，性温，无毒。

[主治] 消风热肿毒。治中恶鬼气，杀虫。煎服，止心腹痛、霍乱、肾气痛。磨水，可涂腰肾痛处。散冷气，引胃气上升，治噎膈吐食。如面生黑子，可每夜用浆水洗拭至红，再磨汁外涂，甚佳。

成品选鉴

心材圆柱形，有的略弯曲，表面淡灰黄色，光滑细密，有时可见纵裂纹，有刀削痕。横切面棕色，显油迹；纵向劈开，纹理顺直。质坚实，不易折断。气清香，味辛，燃烧时香气浓烈。以体重质坚、显油迹、香气浓郁而持久、烧之气香者为佳。

主要药用部分

心材

实用妙方

◎ 胃脘寒痛，呕吐食少：取檀香研末，用干姜汤泡服。

妃子笑，疝气走

荔枝

lì zhī

【功效】行气散结，散寒止痛。

果部·夷果类 　 理气药

又名离枝、丹荔。诗人白居易曾描述，此果若离开枝干，一日色变，二日香变，三日则味变。离枝之名，也可能是这个意思。

形态特征

常绿乔木，羽状复叶互生，叶片披针形或卵状披针形。花雌雄同株，花五瓣。果卵圆形至近球形，成熟时通常呈暗红色至鲜红色。

果实
[性味] 味甘，性平，无毒。
[主治] 止烦渴，治头晕、心胸烦躁不安，背膊劳闷。

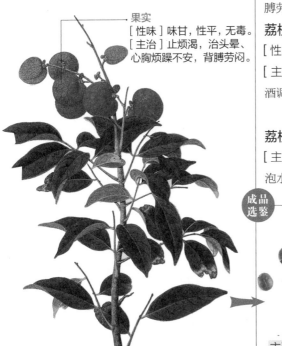

药用价值

荔枝果实

[性味] 味甘，性平，无毒。

[主治] 止烦渴，治头晕、心胸烦躁不安、背膊劳闷。（李珣）

荔枝核（种仁）

[性味] 味甘、涩，性温，无毒。

[主治] 取荔枝核一枚，煨存性，研为末，新酒调服，治心痛、小肠气痛。（寇宗奭）

治疝气痛、妇女气血瘀滞刺痛。（李时珍）

荔枝壳

[主治] 取荔枝壳煎汤服，治小儿痘疮出不快。泡水喝，可解吃荔枝过多导致的火热。（李时珍）

成品选鉴

种仁长圆形或长卵形，稍扁，表面棕色至棕红色，稍具光泽，有不规则凹隙和细皱纹。质坚硬，剖开后种皮薄、革质、脆。气微，味甘、涩。以粒大、饱满者为佳。

主要药用部分

种仁

实用妙方

◎ 心腹胃脘久痛，屡触屡发：荔枝核一钱，木香八分，研为末。每服一钱，清汤调服。

◎ 心痛及小肠气痛：荔枝核一枚，煨存性，酒调服。

◎ 肾大如斗：舶上茴香、青皮（全者）、荔枝核各等份，锉散，炒至出火毒，研为末。酒下二钱，日三服。

温里理气、开窍安神药

泻下消食药

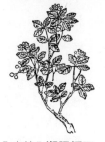

消浮肿，清宿食

郁李

yù lǐ

【功效】润肠缓下，利尿消肿。

🌿 **木部·灌木类**　　　**泻下药**

　　郁李也叫车下李、爵李、雀梅、棠棣。生于高山川谷及丘陵上，山野到处都有。五、六月采根。郁李仁红熟可食，微涩，可蜜煎。

🌱 形态特征

　　叶卵形或宽卵形，边缘有锐重锯齿。花瓣粉白色。核果近球形，暗红色，光滑而有光泽。

叶
[性味] 味酸，性平，无毒。
[主治] 治大肠气滞、大便燥涩不通。

花
[性味] 味酸，性平，无毒。
[主治] 破癖气，消四肢水。

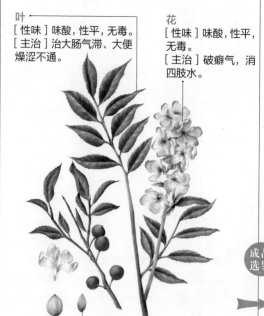

仁
[性味] 味辛、甘、苦，性平，无毒。
[主治] 主大腹水肿，利小便水道。

🍲 实用妙方

⊙ 肿满气急，睡卧不得：用郁李仁一合，捣末，和面做饼食用，吃下即可通便，气泄后即愈。

💊 药用价值

郁李仁
[性味] 味辛、甘、苦，性平，无毒。

　　张元素说，郁李仁性味辛苦，为阴中之阳，乃脾经气分药。

[主治] 主大腹水肿，面目、四肢浮肿，利小便水道。主肠中结气，关格不通。通泄五脏及膀胱急痛，宣腰胯冷脓，消宿食，下气。破癖气，消四肢水肿。酒服四十九粒，可泻结气，破血润燥。专治大肠气滞、大便燥涩不通。

郁李根
[性味] 味苦、酸，性凉，无毒。
[主治] 治牙龈痛、龋齿。祛白虫。浓煎含漱，治风虫牙痛。治小儿身热，作汤浴之。

成品选鉴

　　种仁卵形或圆球形，种皮淡黄白色至浅棕色。先端尖，基部钝圆。气微，味辛、甘、苦。

主要药用部分

种仁

根

⊙ 心腹胀满，二便不通，气急喘息，脚气浮肿：郁李仁十二分，捣烂，水磨取汁，加薏苡三合，捣如粟大，一同煮粥吃。

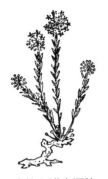

性味苦寒的泄水圣药

甘遂

gān suì

甘遂又名甘藁、陵藁、陵泽、甘泽、重泽、苦泽、白泽、主田、鬼丑。甘遂苗像泽漆，根皮赤而肉白，以连珠、实重的为好。

【功效】泄水逐饮，消肿散结。

🌿 草部·毒草类　　泻下药

🌱 形态特征

全株含白色乳汁。茎常从基部分枝，下部带紫红色，上部淡绿色。

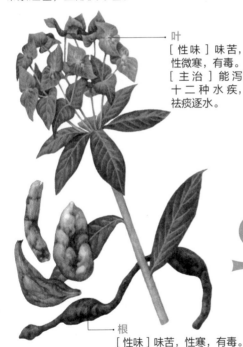

叶
[性味]味苦，性微寒，有毒。
[主治]能泻十二种水疾，祛痰逐水。

根
[性味]味苦，性寒，有毒。
[主治]能破症坚积聚，利水道。

🍵 药用价值

甘遂根

[修治]李时珍说，现在的人多用面裹煨熟用，去其毒。

[性味]味苦，性寒，有毒。

徐之才说，甘遂与瓜蒂相使，恶远志，反甘草。

[主治]主大腹疝瘕、腹满、面目浮肿、留饮宿食，能破症坚积聚，利水道。（出自《神农本草经》）

下五水，散膀胱留热、皮中痞、热气肿满。（出自《名医别录》）

泻肾经及水道水湿、脚气、阴囊肿坠、痰迷癫痫、噎膈痞塞。（李时珍）

成品选鉴

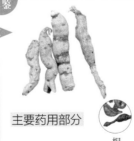

质脆，易折断，断面粉性，皮部类白色，木部淡黄色，有放射状纹理。以肥大、类白色、粉性足者为佳。

主要药用部分

根

泻下消食药

🥄 实用妙方

◇ 水肿腹满：甘遂（炒）二钱二分、牵牛一两半，同研末，水煎，时时含呷。

◇ 疝气偏肿：甘遂、茴香各等份，同研为末，每次用酒送服二钱。

◇ 水肿喘急，大小便不通，用十枣丸：甘遂、大戟、芫花各等份，同研末，用大枣肉和成梧桐子大的丸子。每天清晨用热汤送服四十丸，以利去黄水为度。

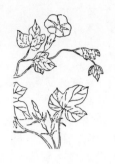

泻下驱虫的胃肠"清洁工"

牵牛子

qiān niú zǐ

【功效】泄水通便，消痰涤饮，杀虫攻积。

🌸 草部·蔓草类　　峻下逐水药

牵牛花又名黑丑、草金铃、盆甑草、狗耳草。叶子有三尖角。花不作瓣，像旋花但较大些。子有黑白两种，大如荞麦，有三棱。

🌿 药用价值

牵牛子（种仁）

[性味] 味苦，性寒，有毒。

[主治] 逐痰消饮，通大肠气秘风秘、杀虫。（出自《本草纲目》）

主下气，疗脚满水肿，除风毒，利小便。（出自《名医别录》）

治腰痛，下寒性脓液，为泻蛊毒药，疗一切气滞。（出自《日华子本草》）

治痃癖气块，利大小便，除水气虚肿。落胎。（甄权）

与山茱萸同服，去水病。（孟诜）

除气分湿热、三焦壅结。（李杲）

适用于急性关节炎。（出自《江苏植物药材志》）

泻下，利尿，杀虫。治便秘、消化不良、肾性水肿、小儿咽喉炎。（出自《新疆中草药手册》）

【发明】李杲说，牵牛性辛烈，能泻人元气，比诸辛药泻气尤甚。今重为备言之，若病湿胜，湿气不得施化，致大小便不通，则宜用之耳，湿去则气得周流，所谓五脏有邪，更相平也。

📖 医家名论

苏颂说，牵牛到处都有生长。三月生苗，作藤蔓绕篱墙，高的有二三丈。它的叶为青色，有三尖角。七月开花，微红、带碧色，像鼓子花但大些。八月结实，外有白皮裹成球状，每球内有子四五枚，大如荞麦，有三棱。牵牛子有黑白两种，九月后采收。

李时珍说，牵牛有黑白两种，黑的到处都有，多为野生。其藤蔓有白毛，折断后有白汁流出。叶子有三尖，像枫叶。花不作瓣，像旋花但较大些。其果实有蒂包裹着，生时青色，干枯时则泛白色。其核与棠棣子核一样，只是颜色为深黑色。

白的多是人工种植。其藤蔓微红无毛，有柔刺，掐断有浓汁流出。叶子圆形，有斜尖，像山药的茎叶。其花比黑牵牛花小，色浅碧、带红色。其果实蒂长约一寸，生时青色，干枯时呈白色。其核为白色，稍粗。人们也采摘其嫩果实，用蜜糖煎制成果品食用，叫作天茄，那是因为它的蒂像茄子。

使用禁忌

孕妇及胃弱气虚者忌服。不胀满、不便秘者勿用。治痰壅气滞、呃逆喘满，则不可久服。不宜用本品攻泻消积，克伐胃气。

形态特征

全株密被白色长毛。叶互生，阔心形，全缘；叶柄与总花梗近等长。花序有花 1～3 朵；萼片深裂，裂片卵状披针形，先端尾尖；花冠白色、蓝紫色或紫红色。

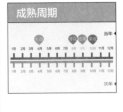

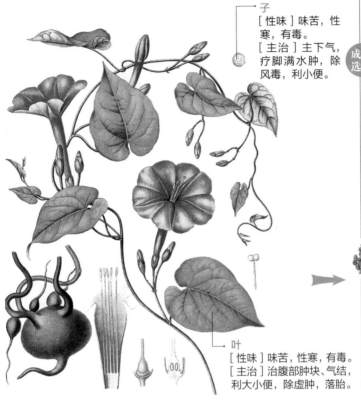

子
[性味] 味苦，性寒，有毒。
[主治] 主下气，疗脚满水肿，除风毒，利小便。

成品选鉴

种仁似橘瓣状，略有棱，表面灰黑色或淡黄白色，质坚硬。以颗粒饱满、无果皮等杂质者为佳。

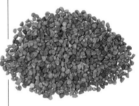

主要药用部分

种仁

叶
[性味] 味苦，性寒，有毒。
[主治] 治腹部肿块、气结，利大小便，除虚肿，落胎。

实用妙方

水肿尿涩： 牵牛子研为末，每服一匙，以小便通利为度。

湿气中满，足胫微肿，小便不利，气急咳嗽： 黑牵牛子末一两、制厚朴半两，同研为末，每次用姜汤送服二钱。

风热赤眼： 白牵牛子研末，以葱白汤煮，和成绿豆大小的丸子，每次服五丸。

停饮肿满： 黑牵牛头四两、茴香（炒）一两，或加木香一两。上为细末，以姜汁调一二钱，临卧服。

中药趣味文化

牵牛子名字的由来

从前，有个小伙子叫李虎，身体很结实，却得了鼓胀病，多次诊治也不见好转。有一次，他夫人请来一位老郎中。

老郎中开了个药方：用野喇叭花子煎汤服用。他夫人照药方煎汤给李虎吃了几剂，果然见效。为感谢老郎中救命之恩，要送给老郎中一头牛，李虎牵来一头牛，要送给老郎中，并问老郎中给他吃的是什么药。

当时这种野喇叭花还没有确切的名字。老郎中想，这种花的子能治好不治之症，力能牵牛，今日病人又牵牛上门，不如就叫『牵牛子』吧。

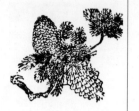

延年益寿的"长寿果"

松子

sōng zǐ

【功效】润肠通便，润肺止咳。

🌸 木部·香木类 ｜ 泻下药

松树属于乔木类，松柏为百木之长，松好比公，柏好比伯，因此，松从公，柏从伯。松树坚固，常年不枯。

🌿 药用价值

松叶

[性味] 味苦，性温，无毒。

[主治] 治风湿疮，生毛发，安五脏，不饥延年。切细，用水及面饮服，或者捣成粉、制成丸服，可以断谷及治恶疾。炙治冻疮、风疮，效果颇佳。去风痛脚痹，杀米虫。

松花（松黄）

[性味] 味甘，性温，无毒。

[主治] 主润心肺，益气，除风，止血，还可以酿酒。

松脂（松香）

[修治] 苏颂说，凡是取用松脂，须先经炼制。用大釜加水放入瓦器中，用白茅垫在瓦器底部，又在茅上加黄沙，厚一寸左右；然后把松脂散布于上，用桑树发火来烧，汤变少时频加热水；等到松脂全部进入釜中再取出来，然后投入冷水里，冷凝后又蒸热。如此两次，至其白如玉，再拿来使用。

[性味] 味苦、甘，性温，无毒。

[主治] 主痈疽恶疮、头疡白秃、风气疥瘙，安五脏，除热。（出自《神农本草经》）

松子仁

[性味] 味甘，性温，无毒。

[主治] 主骨节风、头眩，去死肌，使人白，能散水气，润五脏，充饥。（出自《开宝本草》）

逐风痹寒气，治虚羸少气，补不足，润皮肤，肥五脏。（出自《名医别录》）

主诸风，温肠胃。（李珣）

润肺，治燥结、咳嗽。（李时珍）

与柏子仁一样，能治体虚便秘。（寇宗奭）

【发明】朱震亨说，松花即松黄，拂取正蒲黄，酒服，能轻身治病，比皮、叶和脂都好。

苏颂说，花上黄粉，山里人及时拂取，做汤时放少许，效果很好，但不能长久存放，所以很少寄往远方。

李时珍说，现在的人用松黄、白糖和米粉做成糕饼，特别好吃。

🖼 医家名论

李时珍说，松树挺拔耸直，多枝节，其皮粗厚有鳞形，其叶后凋。二、三月抽蕤开花，长四五寸，采其花蕊叫作松黄。结的果实形状如猪心，叠成鳞砌，秋后种子长成时鳞裂开，而且叶子有二针、三针、五针的区别。三针的是栝子松，五针的是松子松。其种子如柏子，只有辽海和云南的种子大小如巴豆，可以吃，称作海松子。

使用禁忌

松子存放时间过长会产生哈喇味，不宜食用，胆功能不良者也应慎食松子。此外，松子有润肠通便的作用，所以肠滑泄泻者应慎用。

形态特征

树皮多为鳞片状，线状披针形，叶缘具齿。花单性，雌雄同株。结球果，卵圆形或圆锥形，有木质鳞片。成熟时种鳞张开，种子脱落。

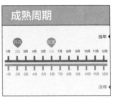

成熟周期

花
[性味]味甘，性温，无毒。
[主治]主润心肺，益气，除风，止血。

子
[气味]味甘，性温，无毒。
[主治]润肺，治燥结、咳嗽。

叶
[性味]味苦，性温，无毒。
[主治]治风湿疮，生毛发，安五脏。

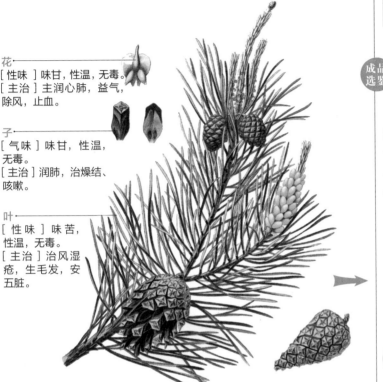

成品选鉴

松子以仁颗粒丰满、大而均匀、色泽光亮、干燥者佳，闻起来无油脂腐败的异味，而有干果的香甜味。

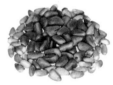

主要药用部分

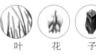

叶　　花　　子

实用妙方

○ 关节风痛：用松叶捣汁一升，在酒中浸七日，每服一合，一天服三次。

○ 中风口斜：青松叶一斤，捣成汁，放酒中浸两宿，又在火旁温一宿，初服半升，渐加至一升，以头面出汗为度。

○ 风牙肿痛：松叶一把、盐一合、酒二升，共煎含漱。

○ 便秘：松子仁适量，用沙炒熟。早、晚当零食吃，每次 20~30 粒。

中药趣味文化

松子的神奇功效

《神仙传》中记载，有一个名叫赵瞿的人得了很重的癞病。家里人害怕感染，就把他送到深山老林之中。有一天，赵瞿忽遇三位鹤发童颜的老者，他们送给赵瞿一些松子仁和柏子仁，并对他说：

『此物不仅能治你的病，还可以使你长生不老。服至一年，病当痊愈，愈则去根。』赵瞿谨遵老者的嘱咐，不到一年，病果然痊愈，而且自觉身体强健，便回家了。之后他又继续服用两年，面颜转少，行走如飞。

泻下消食药

143

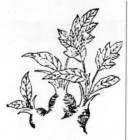

峻猛"将军"，泻下有奇功

大黄

dà huáng

【功效】攻积滞，清湿热，泻火凉血，祛瘀解毒。

草部·毒草类　　泻下药

又名黄良、将军、火参、肤如。大黄，是因其颜色而得名。大黄能推陈出新，就像平定祸乱致太平，所以得"将军"之名。

药用价值

大黄根

[修治] 陈藏器说，大黄有蒸的、生的、熟的，不能一概用之。

[性味] 味苦，性寒，无毒。

张元素说，大黄性味苦寒，气味俱厚，沉而降，属阴，用之须酒浸煨熟，是寒因热用，大黄酒浸入太阳经，酒洗入阳明经，其余经不用酒。

[主治] 能下瘀血，除寒热，破肿块，去留饮、宿食，荡涤肠胃，排出肠道积滞，通利水谷，调中化食，安和五脏。（出自《神农本草经》）

可平胃下气，除痰实、肠间积热、心腹胀满、女子寒血闭胀、小腹痛，以及各种陈久的瘀血凝结之症。（出自《名医别录》）

通女子月经，利水肿，利大小肠，消热肿毒、小儿寒热时疾、烦热、蚀脓。（甄权）

宣通一切气，调血脉，利关节，泻壅滞水气、温瘴热疟。（出自《日华子本草》）

泻各种实热不通，除下焦湿热，消宿食，泻心下痞满。（张元素）

主下痢赤白、里急腹痛、小便淋沥、实热燥结、潮热、谵语、黄疸，以及各种火疮。（李时珍）

【发明】李时珍说，大黄是足太阴经、手足阳明经、手足厥阴五经血分之药。凡病在五经血分者，适宜使用。如果病在气分而用大黄，是诛伐无过。泻心汤治疗心气不足、吐血、衄血，是真心之气不足，而手厥阴心包络、足厥阴肝、足太阴脾、足阳明胃之邪火有余。虽然说是泻心，实际是泻四经血中的伏火。

医家名论

吴普说，大黄生长在蜀郡北部或陇西，二月叶子卷曲生长，黄赤色，叶片四四相当，茎高三尺多。三月开黄色花，五月结实黑色，八月采根。根有黄汁，切片阴干。

苏恭说，大黄的叶、子、茎都像羊蹄，但茎高达六七尺而脆，味酸，叶粗长而厚。根细的像羊蹄，大的有碗大，长二尺。其性湿润而易蛀坏，烘干就好。

陈藏器说，用的时候应当区分，如果取深沉、能攻病的，可用蜀中像牛舌片坚硬的；如果取泻泄迅速、除积滞祛热的，当用河西所产的有锦纹的大黄。

使用禁忌

凡表证未罢，血虚气弱，脾胃虚寒，无实热、积滞、瘀结者均应慎服。哺乳期妇女服用后可能引起婴儿腹泻。妇女产前、产后及月经期间也必须谨慎服用。

形态特征

高 1.5 米左右。茎直立，疏被短柔毛密。根生叶，有长柄，叶片圆形至卵圆形，掌状浅裂，先端锐尖。圆锥花序，花小成簇，淡绿色或黄白色。瘦果三角形，有翅，顶端下凹，呈红色。花果期为六、七月。

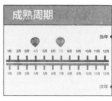
成熟周期

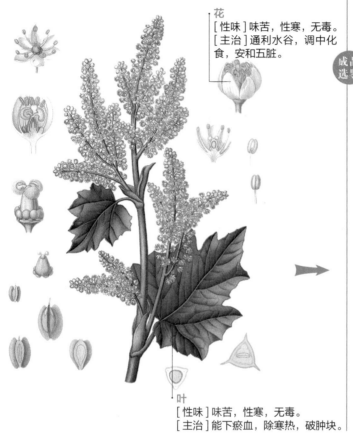

花
[性味] 味苦，性寒，无毒。
[主治] 通利水谷，调中化食，安和五脏。

成品选鉴

外皮表面黄棕色，质坚实，有的中心稍松软，断面淡红棕色或黄棕色，显颗粒性。气清香，味苦，嚼之黏牙，有沙粒感。

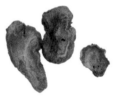

主要药用部分

根

叶
[性味] 味苦，性寒，无毒。
[主治] 能下瘀血，除寒热，破肿块。

泻下消食药

实用妙方

◐ 热痢，里急后重：大黄一两，用酒浸泡半日，取出煎服。

◐ 产后血块：大黄末一两、头醋半升，熬膏做成梧桐子大的丸子，每服五丸，温醋化下。

◐ 湿热眩晕：取酒炒大黄研末，用清茶送服二钱。

◐ 汤火灼伤：大黄生研，调蜜涂搽患处，不仅止痛，还能灭瘢痕。

中药趣味文化

大黄与黄根

从前有个郎中，承袭祖业，擅长采挖黄连、黄芪、黄精、黄芩、黄根这五种药材为人治病，被誉为『五黄先生』。一次，一位孕妇因腹泻前来求医。郎中一时疏忽，把治泻的黄连错写成泻火通便的黄根，结果孕妇服后大泻不止，差点死掉，胎儿也死于腹中。这事被告到县衙，县老爷念郎中一向名声极好，只责罚他赔偿孕妇家一些银两，但让他给黄根改个名字，以免日后混淆再惹麻烦。郎中便把黄根改叫『大黄』，以便区别。

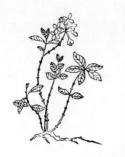

既能泄水，又可行气

芫花

yuán huā

芫花又名杜芫、赤芫、去水、毒鱼、头痛花。根名黄大戟、蜀桑。称去水，是说它的功用；毒鱼，是说它的药性；大戟，言其形似。

【功效】泄水逐饮，祛痰止咳，杀虫疗疮。

草部·毒草类　　泻下药

药用价值

芫花

[修治] 陶弘景说，用芫花的时候再微熬，不可近眼。

李时珍说，芫花以留数年陈久的为好。用的时候以好醋煮沸十数次，去醋，以水浸一夜，晒干用，则毒灭。或用醋炒，较前者为次。

[性味] 味辛，性温，有小毒。

徐之才说，芫花与决明相使，反甘草。

[主治] 主呃逆上气、喉鸣、咽肿、气短、蛊毒、鬼疟、疝瘕、痈肿。杀虫鱼。（出自《神农本草经》）

消胸中痰水，主喜唾、水肿，五水在五脏、皮肤及腰痛，下寒毒、肉毒。（出自《名医别录》）

治心腹胀满，去水气寒痰、涕唾如胶，通利血脉，治恶疮、风湿痹，一切毒风，以及四肢挛急、不能行步。（甄权）

去水气，消五脏寒痰，泄水肿胀满。（出自《药性论》）

疗咳嗽、瘴疟。（出自《日华子本草》）

治水饮痰澼、胁下痛。（李时珍）

消痰饮水肿，治呃逆咽肿、疝瘕痈毒。（出自《本经逢原》）

煎汁渍丝线，系痔易落，并能系瘤。（出自《本草原始》）

芫花子

[性味] 味辛，性温，有小毒。

[主治] 治心腹胀满，去水气寒痰。

芫花根

[性味] 味辛、苦，性温，有小毒。

[主治] 疗疥疮，可用毒鱼。（出自《名医别录》）

治风湿筋骨痛、跌打损伤。（出自《分类草药性》）

【发明】李时珍说，杨士瀛《仁斋直指方》中说，破癖须用芫花，行水后便养胃。

医家名论

吴普说，芫花二月生，叶青色，加厚则黑。花有紫、赤、白的。三月实落尽，才生叶。三月采花，五月采叶，八、九月采根阴干。

苏颂说，芫花各处都有。宿根旧枝茎紫，长一二尺。根入土深三五寸，为白色，像榆根。春天生苗叶，小而尖，像杨柳枝叶。二月开紫花，很像紫荆而作穗，又像藤花而细。

使用禁忌

体质虚弱者、津液亏损者、孕妇，以及心脏病、溃疡病、消化道出血患者禁用。用量宜轻，逐渐增加，病去即止，不可久服。

形态特征

落叶灌木，茎多分枝，幼枝有淡黄色绢状柔毛，老枝褐色或带紫红色，无毛或有疏柔毛。叶对生，长椭圆形或椭圆形，背面有长绢状柔毛。花紫色或粉红色，簇生于叶腋。

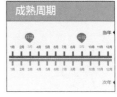

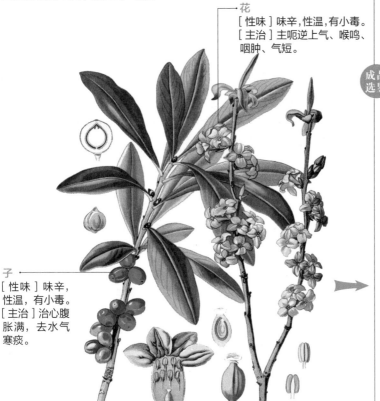

花
[性味] 味辛,性温,有小毒。
[主治] 主呃逆上气、喉鸣、咽肿、气短。

子
[性味] 味辛,性温,有小毒。
[主治] 治心腹胀满,去水气寒痰。

成品选鉴

单朵呈棒槌状，多弯曲，花表面淡紫色，密被短柔毛，先端有裂口，裂片淡紫色或黄棕色。质软。气微，味辛。

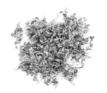

主要药用部分

花　　　　子

实用妙方

○ 咳嗽有痰：芫花（炒）一两，加水一升，煮沸四次，去渣，加入白糖半斤。每服约一个枣子大的分量。忌食酸咸物。

○ 牙痛难忍：用芫花末擦牙令热，痛定后，以温水漱口。
○ 白秃头疮：取芫花末，和猪脂涂之。

○ 干呕胁痛，用十枣汤：芫花（熬过）、甘遂、大戟各等份，研为末，以大枣十枚、水一升半，煮成八合后，去渣纳药。体壮者服一钱，弱者服半钱，清晨服下，能下泻则病除，否则次晨再服药。

泻下消食药

中药趣味文化

酷似丁香的「头痛花」

芫花在《山海经》中就有记载：「首山其草多芫。」芫花呈紫色或粉红色，生于山坡路边或疏林中，形态和丁香很相似，并且也在春季开放，香气浓烈，所以常常被误认作丁香。芫花是我国植物图谱数据库收录的有毒植物，全株有毒，花蕾和根的毒性最大，含刺激皮肤的油状物，中毒后会引起腹痛和水泻。入药的芫花可泻水逐水，解毒杀虫。芫花的香气过于浓重，闻久会致人头痛，所以有「头痛花」的别称。

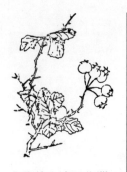

健胃消食的灵丹妙药

山楂

shān zhā

【功效】消积化滞，开胃消食，活血散瘀。

果部·山果类　　消食药

山楂又名赤爪子、鼠楂、猴楂、茅楂、机（音"求"）子、羊梂、棠梂子、山里果。入药归脾、胃、肝经，有消食化积、活血散瘀的功效。

🌿 药用价值

山楂果实

[性味] 味酸、甘，性微温，无毒。

李时珍说，山楂味酸、甘，性微温，生吃使人烦躁易饥，损齿。有龋齿的人尤其不宜吃。

[主治] 煮汁服，止水痢。洗头浴身，治疮痒。（出自《新修本草》）

煮汁洗漆疮，多愈。（陶弘景）

治腰痛有效。（苏颂）

能消食积，补脾，治小肠疝气，发小儿疮疹。（吴瑞）

健胃，行结气。煎水加白糖服，治妇人产后儿枕痛、恶露不尽。（朱震亨）

化饮食，消肉积，治痰饮、痞满吞酸、血滞胀痛。（李时珍）

化血块气块，活血。（宁源）

山楂叶

[性味] 味酸，性平，无毒。

[主治] 茎叶煮汁，洗漆疮。（出自《肘后方》）

山楂核

[性味] 味苦，性平，无毒。

[主治] 研末吞之，化食磨积，治癫疝。（李时珍）

治疝气，催生。（出自《本草从新》）

【发明】朱震亨说，山楂能消化饮食。如果胃中没有食积，脾虚不能运化，没有食欲者，多吃山楂，反而会克伐脾胃生发之气。

📖 医家名论

李时珍说，赤爪、棠梂、山楂是一种植物。古方中很少用山楂，所以《新修本草》虽载有赤爪，但后人不知道那就是山楂。从朱丹溪开始著山楂的功效后，山楂才成为重要的药物使用。山楂有两种，都生长在山中。一种小的，人们叫它棠杌子、茅楂、猴楂，可以入药用。树高数尺，叶有五尖，桠间有刺。三月开五瓣小白花。果实有红、黄两种颜色，大的像小林檎，小的如指头，九月才成熟，小孩多采来卖。闽人将熟山楂去掉皮、核后，与糖、蜜同捣，做成山楂糕。它的核像牵牛子，黑色，很坚硬。另一种大的，山里人称作羊杌子。树高丈余，花、叶都与小的相同，但果实稍大而颜色为黄绿色，皮涩肉虚，这与小的不同。初时味特别酸涩，经霜后才可以吃。两者的功效应该是相同的，但采药的一般不收大山楂。

使用禁忌

生食多，令人嘈烦易饥，损齿、齿龋者尤不宜。脾胃虚，兼有积滞者，当与补药同施，亦不宜过多服用。多食耗气、损齿、易饥，空腹及羸弱者或虚病后忌之。

🌿 形态特征

落叶灌木。枝密生,有细刺,幼枝有柔毛。叶倒卵形,先端常裂,基部狭楔形下延至柄,边缘有尖锐重锯齿。伞房花序,总花梗和花梗均有柔毛,花白色。果球形或梨形,红色或黄色,宿萼较大,反折。

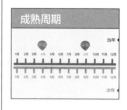

成熟周期

叶
[性味]味酸,性平,无毒。
[主治]洗漆疮。

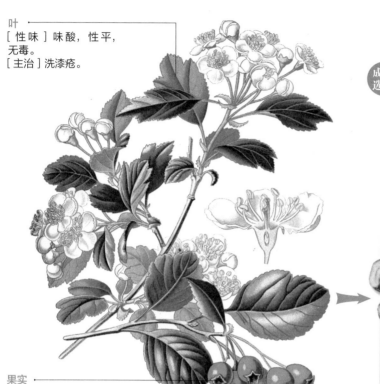

果实
[性味]味酸、甘,性微温,无毒。
[主治]煮汁服,止水痢。健胃、行气、消食。

成品选鉴

本品为果实圆形片,皱缩不平。外皮红色,具皱纹,有灰白色小斑点。果肉深黄色至浅棕色。气微清香,味酸、甘。

主要药用部分

果实

泻下消食药

🥄 实用妙方

◎ 偏坠疝气:山楂、茴香(炒)各一两,同研末,调糊做成梧桐子大的丸子,每次空腹服一百丸,白开水送下。

◎ 肠风下血:山楂焙干研为末,用艾汤调下。

◎ 高脂血症:山楂一钱、杭菊一钱、决明子一钱,稍煎后代茶饮。

中药趣味文化

山楂与糖葫芦

南宋绍熙年间,宋光宗最宠爱的黄贵妃生了怪病,面黄肌瘦,不思饮食。御医用了许多贵重药品,都不见起效。皇帝见爱妃日渐憔悴,也整日愁眉不展,最后只好张榜求医。一位江湖郎中揭榜进宫,为黄贵妃诊脉后说:『只要用冰糖与红果(即山楂)煎熬,每顿饭前吃五至十枚,不出半月,病准见好。』按照这个方法服用后,贵妃的病果然在半个月内痊愈了。后来,这种红果与冰糖的做法流传到民间,渐渐演变成糖葫芦。

止血活血药

血虚头痛必用川芎

川芎

chuān xiōng

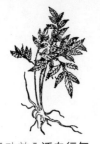

【功效】活血行气，祛风止痛。

🌸 草部·芳草类　　活血止痛药

川芎又名胡劳、香果、山鞠穷、雀脑芎。川芎以产自胡戎的品质最优，又称胡劳。后世的人因其状如雀脑，叫它雀脑芎。

🌿 药用价值

川芎根、茎

[性味] 味辛，性温，无毒。

徐之才说，川芎与白芷相使，畏黄连，伏雌黄。配细辛用，可止痛，疗金疮。配牡蛎用，治头风、吐逆。

[主治] 治中风头痛、寒痹筋挛、刀箭伤、妇人经闭不孕。（出自《神农本草经》）

治腰腿软弱、半身不遂、胞衣不下。（甄权）

治一切风证、气分病、劳损及血分病。补五劳，壮筋骨，调血脉，破症结宿血，养新血，止吐血、鼻出血、尿血，治脑痈发背、瘰疬瘿赘、痔漏、疥疮，能长肉排脓，消瘀血。（出自《日华子本草》）

疏肝气，补肝血，润肝燥，补风虚。（王好古）

燥湿，止泻利，行气开郁。（李时珍）

用蜂蜜拌和做丸，晚上服，治疗风痰，有很好的疗效。（苏颂）

含服，治齿根出血。（陶弘景）

【发明】张元素说，川芎上行头目，下行血海，所以清神及四物汤中都有用它。它能散肝经之风，治少阳经、厥阴经头痛，是血虚头痛的圣药。川芎的功用有四，一是少阳经引经药，二治各经头痛，三助清阳之气，四祛湿气在头。

李时珍说，川芎为血中气药，如果肝苦急，辛味药可补，所以血虚者适宜使用。因辛能散气，所以气郁结者也适宜使用。

📖 医家名论

李时珍说，蜀地气候温和，人工多栽培川芎，深秋时节，茎叶也不枯萎。清明后，上一年的根长出新苗，将枝分出后横埋入土，则节节生根。八月的时候根下开始结川芎，便可挖取，蒸后晒干备用。

《救荒本草》中说，川芎叶像芹菜叶，但略微细窄些，有丫杈；也像白芷叶，叶细；又像胡荽叶而微壮；还有一种像蛇床叶，但比它粗些。川芎的嫩叶可以食用。

苏颂说，关陕、川蜀、江东山中多有生长川芎，而以川蜀生长的最好。川芎四、五月生叶，像水芹、胡荽、蛇床子，成丛生长而茎细。

使用禁忌

气升痰喘者不宜用。火剧中满、脾虚食少、火郁头痛者皆禁用。凡上盛下虚，虚火炎上，呕吐咳嗽，自汗、盗汗、咽干口燥，发热作渴且烦躁者，法并忌之。久服则耗散真气。恶黄芪、山茱萸、狼毒，反藜芦。

形态特征

多年生草本。全株有浓烈香气。根茎呈不规则的结节状拳形团埠，下端有多数须根。茎直立，圆柱形，中空，表面有纵直沟纹根茎匍匐，下部木质化。单叶对生，具短柄。

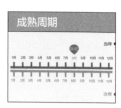

成熟周期

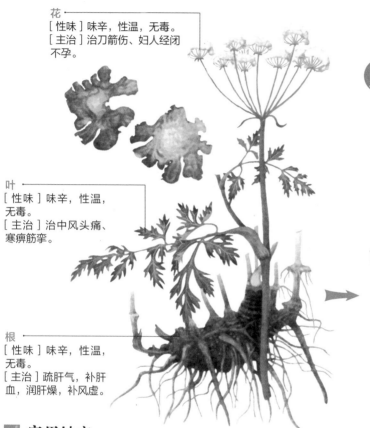

花
[性味] 味辛，性温，无毒。
[主治] 治刀箭伤、妇人经闭不孕。

叶
[性味] 味辛，性温，无毒。
[主治] 治中风头痛、寒痹筋挛。

根
[性味] 味辛，性温，无毒。
[主治] 疏肝气，补肝血，润肝燥，补风虚。

成品选鉴

表面黄褐色至黄棕色，粗糙皱缩。质坚实，不易折断，断面黄白色或灰黄色，具波状环纹形成层。全体散有黄棕色油点。香气浓郁而特殊。

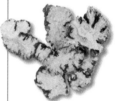

主要药用部分

根　　　茎

实用妙方

| ● 气虚头痛：取川芎研末，每取二钱，用腊茶调服，效果明显。 | ● 风热头痛：取川芎一钱、茶叶二钱，加水一盏，煎至五分，饭前热服。 | ● 偏头痛：将京芎锉细，泡酒，每天饮用。 | ● 心痛：取大川芎一个，研为末，用酒送服。 | ● 牙痛：取大川芎一个，焙后加入细辛，共研为末，擦牙。 | ● 诸疮肿痛：将川芎煅后研末，加入适量轻粉，用麻油调涂患处。 |

中药趣味文化

良药降苍穹

唐朝初年，孙思邈带着徒弟云游到四川采药。一天，师徒二人见林中有一只白鹤，只见它突然头颈低垂，双脚颤抖，不断地哀鸣。然而没过几天，白鹤就渐渐好起来了，很快就恢复健康。孙思邈发现它在空中一边飞，一边吃一种开小白花的植物。之后，他发现这种植物有活血通经、祛风止痛的作用，便用它为病人对症治病。孙思邈因此吟诗一首：『青城天下幽，川西第一洞。仙鹤过往处，良药降苍穹。』川芎由此而得名。

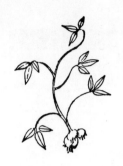

活血行气第一药品

延胡索

yán hú suǒ

【功效】活血，行气，止痛。

草部·山草类　　活血止痛药

延胡索又名玄胡索、元胡索、元胡。此草名玄胡索时，因避宋真宗名讳，故改"玄"为"延"。它有镇痛、镇静、催眠的作用。夏季开花，一般生长在山林地下，以根入药。

药用价值

延胡索根

[性味] 味苦、辛，性温，无毒。

王好古说，延胡索味苦、辛，性温，纯阳，性升浮，入手太阴经、足太阴经。

[主治] 能破血，疗妇人月经不调、腹中结块、崩漏、产后各种血病、暴血冲上，因损下血。将其煮酒或用酒磨服。（出自《开宝本草》）

能行血中气滞、气中血滞，故专治一身上下诸痛，用之中的，妙不可言。盖延胡索活血行气，第一品药也。（出自《本草纲目》）

能除风治气，暖腰膝，止暴腰痛，破症瘕，治跌打损伤，能落胎。（出自《日华子本草》）

凡用之行血，酒制则行；用之上血，醋制则止；用之破血，非生用不可；用之调血，非炒用不神。随病制宜，应用无穷者也。（出自《本草汇言》）

主肾气，破产后恶露及儿枕，与三棱、鳖甲、大黄为散，能散气，通经络。（出自《海药本草》）

治心气痛、小腹痛，有神。（王好古）

散气，治肾气，通经络。（李珣）

能活血利气，止痛，通小便。（李时珍）

治脾胃气结不散，主虚劳冷泻、心腹痛。（出自《医学启源》）

治心痛欲死。（出自《雷公炮炙论》）

不论是血是气，积而不散者，服此力能通达。理一身上下诸痛。（出自《本草求真》）

治内外上下气血不宣之病，通滞散结，主一切肝胃胸腹诸痛，盖攻破，通导中之冲和品也。（出自《本草正义》）

【发明】李时珍说，延胡索味苦、辛，性温，入手足太阴、厥阴四经，能行血中气滞、气中血滞，所以专治一身上下诸痛，用之恰当则特别有效，是活血行气第一药品。

医家名论

陈藏器说，延胡索生长在奚地，从安东道运来，根像半夏，色黄。

李时珍说，奚，也就是东北夷地，现在二茅山西上龙洞有栽种。每年寒露后栽种，立春后生苗，叶如竹叶样，三月长三寸高，根丛生，像芋卵，立夏后挖取。

使用禁忌
妊娠期间不能服用延胡索。经事先期及一切血热为病者禁用。产后血虚或者经血枯少不利、气虚作痛者，也不宜使用。

152

📗 形态特征

　　块茎扁球形，上部略凹陷，下部生须根，有时纵裂成数瓣，断面深黄色。茎直立或倾斜。叶宽三角形。花冠淡紫红色。葫果条形，数粒，细小，扁长圆形，黑色，有光泽，表面密布小凹点。

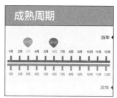

成熟周期

茎
[性味] 味辛，性温，无毒。
[主治] 能治腹中结块、崩漏。

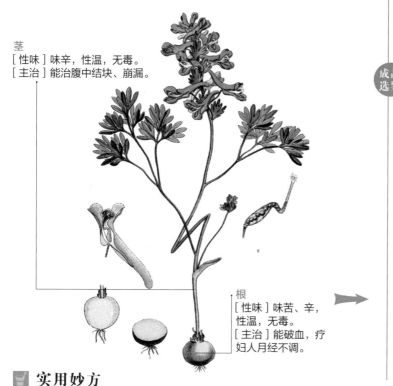

根
[性味] 味苦、辛，性温，无毒。
[主治] 能破血，疗妇人月经不调。

成品选鉴

　　表面黄色或褐黄色，质坚硬而脆，断面黄色，角质，有蜡样光泽。无臭，味苦、辛。以个大、饱满、质坚、色黄者为佳。

主要药用部分

根

📗 实用妙方

⊙ 老少咳嗽：延胡索一两、枯矾二钱半，共研为末，每次取二钱，用软糖一块和药含咽。

⊙ 产后诸病：凡产后血污不净、腹满，以及产后血晕，或寒热不禁，或心闷、手足烦热等，都可将延胡索炒后研末，每次用酒送服一钱，很有效。

⊙ 尿血：延胡索一两、朴硝七钱半，合研为末，每次服四钱，用水煎服。

⊙ 妇女气血瘀滞的腹中刺痛、月经不调：延胡索去皮醋炒，当归酒浸炒，各一两，橘红二两，共研为末，酒煮米糊和药做成丸子，如梧桐子大，每次空腹用艾醋汤送服一百丸。

止血活血药

中药趣味文化

延胡索的故事

　　相传，唐末年间，有一天，一位行医的老人上山采药，不慎失足跌落山下，昏迷不醒。他鼻青脸肿，身上也摔伤了，处处都是瘀青。老人醒后，感到浑身疼痛，动弹不得。于是，他让后辈们挖出他身边的野草球茎，带回家直接生吃或者煎水服。过了几天，老人就能行走自如了。儿孙们见此药的功效如此神奇，便问老人是什么药。老人说叫延胡索。从此，延胡索就被广泛用来救治病人，并逐渐传至其他地方。

153

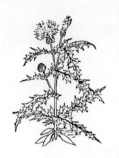

皆是寒凉能止血

大蓟、小蓟

dà jì、xiǎo jì

【功效】凉血止血，散瘀，解毒，消痈。

🌿 草部·隰草类　　凉血止血药

又名虎蓟（大蓟）、猫蓟（小蓟）、马蓟、刺蓟、山牛蒡、鸡项草、千针草、野红花。它们的叶都多刺，很相似。

🌿 药用价值

大蓟根

[性味] 味甘、苦，性凉，无毒。

[主治] 治女子赤白带下，安胎，止吐血、鼻出血，令人肥健。（出自《名医别录》）

　　捣根绞汁服半升，治崩中下血，即刻见效。（甄权）

　　消瘀血，生新血，止吐血、鼻血。治小儿尿血、治妇人红崩下血，生补诸经之血。消疮毒，散瘰疬，疮痈久不收口，生肌排脓。（出自《滇南本草》）

　　治金疮。（出自《玉楸药解》）

　　坚肾水，去血热，泄逆气。治肠风、肠痈。（出自《医林纂要》）

大蓟叶

[性味] 味甘、苦，性凉，无毒。

[主治] 将其生研，用酒随意送服，治肠痈、腹脏瘀血。治恶疮疥癣，则同盐研敷。（出自《日华子本草》）

小蓟根、苗

[性味] 味甘、苦，性微寒，无毒。

[主治] 养精保血。（出自《名医别录》）

　　破旧血，止新出血，治突然下血、血痢、金疮出血、呕血等，都绞取汁温服。煎后和糖，可促进金疮愈合。用来治蜘蛛蛇蝎毒，服用也佳。（陈藏器）

治热毒风及胸膈烦闷，能开胃下食，退热，补虚损。苗生研后服汁，去烦热。（出自《日华子本草》）

　　做菜食用，能除风热。夏天热烦不止，捣汁服半升，立愈。（孟诜）

【发明】《日华子本草》中记载，小蓟力微，只能退热，不像大蓟一样能健养下气。

📖 医家名论

　　苏恭说，大蓟、小蓟的叶虽然相似，但功效有差别。大蓟生长在山谷，它的根可治疗痈肿；小蓟生于平泽，不能消肿。二者都能破血。

　　苏颂说，小蓟到处都有，俗名青刺蓟。二月生苗，长到二三寸时，连根一起做菜食用，味好。四月长至一尺多高，多刺，花从蓟中心长出来，北方人叫它千针草。

　　寇宗奭说，大蓟、小蓟都相似，花如发髻。但大蓟高三四尺，叶皱；小蓟高一尺多，叶不皱，可以此来区别它们。做菜食用，虽有尖毛，但对人体无害。

使用禁忌
脾胃虚寒而无瘀滞者忌服。不宜用于胃弱泄泻、血虚极、脾胃弱而不思饮食等症。气虚体质的人应慎用。

形态特征

大蓟，茎直立，叶片倒披针形或倒卵状椭圆形，羽状深裂，边缘齿状，中部叶无柄，上部叶渐小。头状花序单一或数个生于枝端，呈圆锥状，花冠紫色或紫红色。稍扁。

小蓟，茎直立，叶椭圆形或椭圆状披针形，先端钝或圆形，通常无叶柄，上部茎叶渐小，叶缘有细密的针刺或刺齿。头状花序，单生于茎端，花冠紫红色。瘦果椭圆形或长卵形，略扁平。

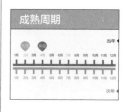

成熟周期

叶
[性味]味甘、苦，性凉，无毒。
[主治]止吐血、鼻出血，令人肥健。

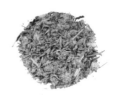

褐棕色或绿褐色，质略硬而脆。断面灰白色，髓部疏松或中空。叶皱缩，多破碎，绿褐色。气微，味甘、苦。

主要药用部分

根　　　叶　　　梢

实用妙方

◯ 突然便下鲜血：取小蓟叶捣汁，温服一升。	◯ 小产流血过多：小蓟根叶、益母草各五两，加水三大碗，煎煮成一盏，分两次服，一日服完。	◯ 刀伤出血不止：将小蓟苗捣烂，外敷伤处。	◯ 小便热淋：取大蓟根捣汁服。	◯ 妇人阴痒：用小蓟煮汤，每天外洗三次。

止血活血药

中药趣味文化

救过庞统的『功臣』

大蓟是一种特别常见的草药，在路边、田野、山边都能看到它的身影。它还救过三国时期蜀汉著名谋士庞统的命呢。

庞统在一次战斗中受伤，当时他身中数箭，血流如注，因伤势严重而跌落马下。恰好他身边有个懂医药的士兵，赶忙从道旁扯来一种茎秆笔直的草药，揉搓后按在庞统的伤口上，很快就把血止住了。庞统因此才保住了性命。这种有着神奇止血功效的草药就是大蓟。

清火明目的凉血药

地榆

dì yú

【功效】凉血止血，清热解毒。

🌿 草部·山草类　　凉血止血药

地榆又名玉豉、酸赭。其叶像榆但要长些，初生时铺在地上，所以叫地榆。地榆的花和子是紫黑色的，像豉，所以又叫玉豉。

🌿 药用价值

地榆根

[性味] 味苦、酸，性微寒，无毒。

徐之才说，地榆恶麦门冬，伏丹砂、雄黄、硫黄。

[主治] 主产后腹部隐痛、带下崩漏，能止痛止汗，除恶肉，疗刀箭伤。（出自《神农本草经》）

止脓血，治诸瘘、恶疮、热疮，补绝伤，疗产后内塞，可制成膏药治疗刀箭创伤。能解酒，止渴，明目。（出自《名医别录》）

治冷热痢疾、疳积，有很好的效果。（出自《开宝本草》）

止吐血、鼻出血、便血、月经不止、崩漏及胎前、产后各种血证，并治水泻。（出自《日华子本草》）

用地榆汁酿的酒，可治风痹，且能补脑。将地榆捣汁外涂，用于虎、犬、蛇虫咬伤。（李时珍）

止血痢、蚀脓。（甄权）

主带下十二病。（出自《唐本草》）

治酒寒、肚腹疼。（出自《滇南本草》）

清火明目。治带浊痔漏、产后阴气散失。亦敛盗汗，疗热痞。（《本草正》）

解诸热毒痈。（出自《药品化义》）

调敷治汤火伤、疳疮溃烂。（出自《药物图考》）

【发明】李时珍说，地榆除下焦血热，治大便、小便出血。如果用来止血，取上半截切片炒用。它的末梢能行血，不可不知。

杨士瀛说，治疗各种疮，疼痛的加用地榆，伴瘙痒的加黄芩。

🔲 医家名论

李时珍说，据《外丹方言》说，地榆也称酸赭，因它味酸，色如赭，现在蕲州当地人把地榆叫作酸赭，又讹传赭为枣，则地榆、酸赭为一种药物，主治功用也相同，所以将《名医别录》中"有名未用"类的酸赭合并。

苏颂说，现在各处的平原，川泽都有地榆生长。它的老根在三月里长苗，初生时铺在地面，独茎直上，高三四尺，叶子对分长出，像榆叶但窄而细长，呈锯齿状，青色。七月开花像葚子，为紫黑色。它的根外黑里红，像柳根。

陶弘景说，地榆可用来酿酒。山里人在没有茶叶时，采它的叶泡水喝，效果也很好。叶还能炸着吃。

形态特征

根粗壮，多呈纺锤形，茎直立，有棱。叶子对分长出，卵圆形，呈锯齿状，青色。花像葚子，为紫黑色。根外黑里红，像柳根。穗状花序，呈椭圆形。果实包藏在宿存萼筒内，外面有斗棱。

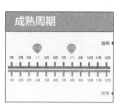

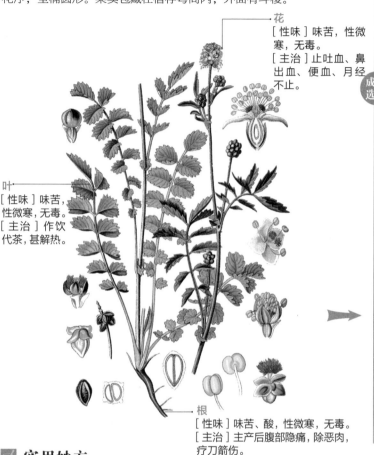

花
[性味] 味苦，性微寒，无毒。
[主治] 止吐血、鼻出血、便血、月经不止。

叶
[性味] 味苦，性微寒，无毒。
[主治] 作饮代茶，甚解热。

根
[性味] 味苦、酸，性微寒，无毒。
[主治] 主产后腹部隐痛，除恶肉，疗刀箭伤。

成品选鉴

表面棕褐色，具明显纵皱。质坚，稍脆。横断面形成层环明显，皮部淡黄色，木部棕黄色或带粉红色，呈显著放射状排列。气微，味苦、酸。

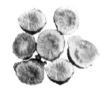

主要药用部分

根

实用妙方

⊙ **吐血及妇人赤白漏下，极黄瘦**：地榆三两，加米醋一升，煎沸几次后去渣，饭前温服一合。

⊙ **小儿湿疮**：用地榆煎成浓汁，每天外洗两次。

⊙ **赤白下痢**：地榆一斤，加水三升，煮取一升半，去渣后熬成膏，每次空腹服三合，一日两次。

⊙ **久病肠风下血，痛痒不止**：地榆五钱，苍术一两，加水二盏，煎取一盏，空腹服，一日一次。

中药趣味文化

诗仙李白与地榆

唐代大诗人李白喜欢喝酒，尤其喜欢五加皮和地榆做的药酒。传说他取刺五加、地榆各一斤，用袋盛装，放入好酒中。把坛子封上口。之后，放在大锅里，用火煮。把药渣捞出来，晒干研碎，做成药丸，早晚各服用一次，服时用煮药材的酒送下。据说，这个药酒的方子有添精补髓、健脑益智之益。

止血活血药

157

活血调经的中药名花

红花

hóng huā

【功效】活血通经，祛瘀止痛。

🌿 草部·隰草类　　活血调经药

红花又名红蓝花、黄蓝。初生的嫩叶、苗都可以食用。它的叶像小蓟叶，在五月开花，像大蓟花，为红色。

🌱 形态特征

花下结球猬，多刺，花开在球上。球中结实，为白色、像小豆大的颗粒。

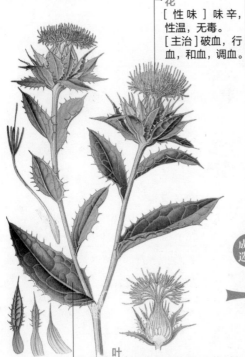

[花]
[性味] 味辛，性温，无毒。
[主治] 破血，行血，和血，调血。

[叶]
[性味] 味辛，性温，无毒。
[主治] 活血润燥，散肿止痛，通经。

🌱 药用价值

红花

[性味] 味辛，性温，无毒。

[主治] 治产后失血过多、饮食不进，腹内恶血不尽所致的绞痛，胎死腹中，用红花和酒煮服。也治蛊毒。（出自《开宝本草》）

红花本行血之药也，血晕解、留滞行，即止，过用能使血行不止而毙。（出自《本草经疏》）

多用破积血，少用养血。（朱震亨）

活血润燥，散肿止痛，通经。（李时珍）

【发明】李时珍说，血生于心包，藏于肝，属于冲任。红花汁与之同类，所以能行男子血脉、通女子经水。多用则行血，少用则养血。

成品选鉴

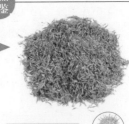

简状花皱缩弯曲，成团或散在，质柔软。气微香，味辛。以花冠长、色红、鲜艳、质柔软、无枝刺者为佳。

主要药用部分　花

🍵 实用妙方

◐ 风疾兼腹内气血滞痛：红花一大两，分作四份。取一份，加酒一升，煎取一盏半，一次服下。如不止，再服。

◐ 一切肿疾：红花捣烂取汁服。

◐ 喉痹，壅塞不通：将红花捣烂，取汁一小升服下，以病愈为度。如在冬天没有新鲜的花，可用干花浸湿再绞汁煎服。

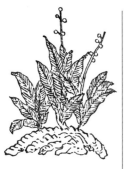

活血效果好，行气更有效

姜黄

jiāng huáng

【功效】破血行气，通经止痛。

🌸 草部·芳草类　　活血止痛药

姜黄又名莲（音"述"）、宝鼎香。现在以扁如干姜的，为片子姜黄；圆如蝉腹的，为蝉肚郁金。两者都可浸水染色。莲的外形虽然像郁金，但色不黄。

🖐 形态特征

根茎发达，分枝呈椭圆形或圆柱状，橙黄色，极香；根粗壮，末端膨大成块根。

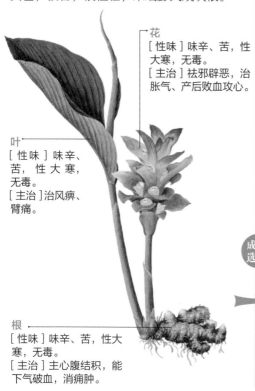

花
[性味]味辛、苦，性大寒，无毒。
[主治]祛邪辟恶，治胀气、产后败血攻心。

叶
[性味]味辛、苦，性大寒，无毒。
[主治]治风痹、臂痛。

根
[性味]味辛、苦，性大寒，无毒。
[主治]主心腹结积，能下气破血，消痈肿。

🌿 药用价值

姜黄根

[性味]味辛、苦，性大寒，无毒。

[主治]主心腹结积，能下气破血，除风热，消痈肿，药效强于郁金。（出自《新修本草》）

治症瘕血块，通月经，治跌打损伤，止暴风痛冷气，下食。（出自《日华子本草》）

祛邪辟恶，治胀气、产后败血攻心。（苏颂）

治风痹、臂痛。（李时珍）

【发明】李时珍说，姜黄、郁金、莲药三物，外形、功用都相近。但郁金入心治血；姜黄入脾，兼治气；莲药则入肝，兼治气中之血。这是它们的区别。古方五痹汤中用片子姜黄，治风寒、湿气、手臂痛。

成品选鉴

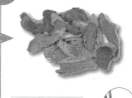

表面深黄色，粗糙。质坚实，不易折断，断面棕黄色至金黄色，角质样，有蜡样光泽。气香特异，味辛、苦。

主要药用部分　

根

止血活血药

🧂 实用妙方

◐ 心痛难忍：姜黄一两、桂心三两，共研末，每次用醋汤送服一钱。

◐ 疮癣初生：用姜黄研末外擦。

◐ 产后，腹内有血块：姜黄、桂心各等份，研末，用酒调服方寸匕。血下尽后即愈。

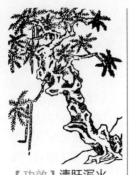

芳香美味的止血药

槐花

huái huā

【功效】清肝泻火，凉血止血。

木部·灌木类　　**凉血止血药**

槐者，同"怀"，指怀念来人之意。一般将槐树的花称为槐花，也称槐蕊，花蕾叫作槐米。具有清热解毒、凉血止血的功效。

药用价值

槐花

[性味] 味苦，性微寒，无毒。

[主治] 凉血止血，清肝泻火。用于吐血、便血、痔疮出血、尿血崩漏。外用适量。止血，多炒炭用；祛痰止咳，多生用。

炒香频嚼，治失声及喉痹。又疗吐血、衄血、崩中漏下。（李时珍）

治五痔、心痛，杀腹中虫，治皮肤风病、肠风泻血、赤白痢。（出自《日华子本草》）

凉大肠热。（出自《医学启源》）

治大便、小便出血，舌衄。（出自《本草求真》）

为凉血要药。治胃脘卒痛，杀蛔虫。（出自《本草求原》）

凉大肠，杀疳虫。治痈疽疮毒、阴疮湿痒、痔漏，解杨梅恶疮，下疳伏毒。（出自《本草正》）

槐叶

[性味] 味苦，性平，无毒。

[主治] 清肝泻火，凉血解毒，燥湿杀虫。治惊痫、壮热、肠风、溲血、痔疮、疥癣、湿疹、疔肿。

主邪气、难产、绝伤。又主隐疹及牙齿诸风痛。（出自《食疗本草》）

煎汤，治小儿惊痫、壮热、疥癣及疔肿。（出自《日华子本草》）

槐白皮

[性味] 味苦，性微寒，无毒。

[主治] 外中风邪、身体强直、肌肤不仁、热病口疮、牙疳、喉痹、肠风下血、痈疽、痔疮、疮疡、阴部湿疮、水火烫伤。（出自《名医别录》）

煮汁淋，治阴囊坠肿。可煎浆水煮后含之。又可煎后淋浴，治男子阴疝肿痛。（甄权）

医家名论

苏颂说，槐树到处都有生长，四、五月开黄花，六、七月成熟。

李时珍说，槐树在春季长得像兔子的眼睛，十天后像老鼠的耳朵，十五天后才会有槐树的样子，三十天后叶子才长成。槐实，味苦，性寒，主五脏邪热，止涎唾，补绝伤，治五痔、火疮、妇人乳瘕、子脏急痛。生于平泽地区。

使用禁忌

槐花虽然美味，但在食用时也有一些禁忌。粉蒸槐花不易消化，消化系统功能不好的人，尤其是中老年人不宜过量食用。同时，过敏性体质的人也应谨慎食用槐花。

形态特征

枝叶密生。羽状复叶，花蝶形，夏季开黄白色花，略具芳香。荚果肉质，念珠状，不开裂，黄绿色，常悬垂树梢，内含种子 1 ~ 6 枚。种子肾形，棕黑色。

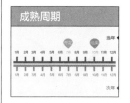

成熟周期

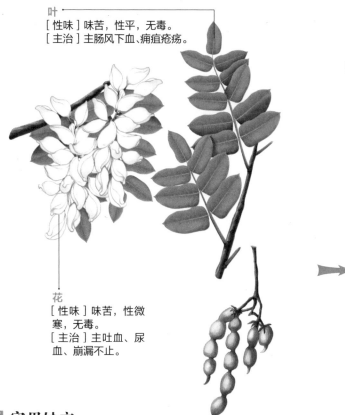

叶
[性味] 味苦，性平，无毒。
[主治] 主肠风下血、痈疽疮疡。

花
[性味] 味苦，性微寒，无毒。
[主治] 主吐血、尿血、崩漏不止。

成品选鉴

本品皱缩而卷曲，花瓣多散落；花萼钟状，黄绿色；花瓣黄色或黄白色。无臭，味苦。以紧缩、色黄绿、无梗叶者为佳。

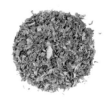

主要药用部分

花　　　叶

实用妙方

◎ 痈疽发背：用槐花一堆，炒成褐色，泡入一碗好酒中，趁热饮酒，汗出即愈。

◎ 疔疮肿毒：用槐花微炒，加核桃仁二两，放入一碗酒中煎开多次，热服。疮未成者二三服，疮已成者一二服，即可见效。

◎ 肠风下血，用槐角丸：用槐角一两，地榆、当归（酒焙）、防风、黄芩、枳壳（麸炒）各半两，共研为末，加酒、面糊做成丸子，如梧桐子大。每服五十丸，用米汤送。

止血活血药

诗歌中的槐花

在中国诗歌文化中，提及槐花的诗句很多，多用以表达一种悲凉和忧思。唐代罗邺曾有一首诗，名为《槐花》，全文为：「行宫门外陌铜驼，两畔分栽此最多。欲到清秋近时节，争开金蕊向关河。层楼寄恨飘珠箔，骏马怜香撼玉珂。愁杀江湖随计者，年年为尔剩奔波。」其他还有白居易的《秋日》「袅袅秋风多，槐花半成实」，以及《秋凉闲卧》中的「薄暮宅门前，槐花深一寸」，都表达了秋日悲凉肃杀之感。

中药趣味文化

161

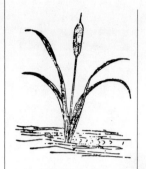

药食兼用的水边仙草

香蒲

xiāng pú

【功效】止血，化瘀，利尿。

草部·水草类　　化瘀止血药

香蒲又名甘蒲、醮石。生于浅水、河流、池沼等地水边，以及沙漠地区的浅水滩中。春天生苗，取白色鲜嫩的制成腌菜，也可以蒸来食用。蒲黄，即香蒲的花粉。

🌿 药用价值

蒲蒻（又名蒲笋、蒲儿根）

[性味] 味甘，性平，无毒。

[主治] 除五脏心下邪气、口中烂臭。坚齿，明目，聪耳。久服轻身耐老。（出自《神农本草经》）

生吃，可止消渴。（汪颖）

能补中益气，和血脉。（出自《饮膳正要》）

蒲黄（花粉）

[修治] 使用的时候，不要用松黄和黄蒿。它们和蒲黄非常相似，只是味不正，会使人呕吐。真蒲黄须隔三层纸焙干至黄色，蒸半日，冷却后再焙干备用。

《日华子本草》中记载，破血消肿者，生用；补血止血者，炒用。

[性味] 味甘，性平，无毒。

[主治] 主心、腹、膀胱寒热，能利小便，止血，消瘀血。（出自《神农本草经》）

治痢血、鼻血、吐血、尿血等血证。能利水道，通经脉，止女子崩漏。（甄权）

治妇人带下、月经不调、心腹痛。能排脓，治疮疖、游风肿毒、下乳汁、止泄精。（出自《日华子本草》）

能凉血活血，止心腹诸痛。（李时珍）

治五劳七伤，瘀血停积。（出自《本草经疏》）

生用则性凉，行血而兼消；炒用则味涩，调血而且止也。（出自《本草汇言》）

上治吐血、咯血，下治肠红、崩漏。生用亦能凉血消肿。（出自《药品化义》）

能导瘀结而治气血凝滞之症。口舌生疮、皮肤湿痒诸病，敷以生蒲黄细粉，可愈。（出自《本草正义》）

【发明】李时珍说，蒲黄是手厥阴经、足厥阴经的血分主药，所以能治血、治痛。蒲黄生用则行血，熟用则能止血。它与五灵脂同用，能治心腹诸痛。

医家名论

苏颂说，春初生嫩叶，没出水面时为红白色。取其中心白色根茎，大如匕柄的生吃，甜脆。又可醋浸，像吃笋那样，味美。花在茎的顶端，像棒杵，蒲黄也就是花中蕊屑，细如金粉，宜在花欲开时采集。

李时珍说，蒲丛生于水边，似莞但狭小，有脊而柔软，二、三月生苗。采其嫩根，煮后腌制，过一夜可食。也可以炸食、蒸食及晒干磨粉，做成饼吃。

使用禁忌
孕妇慎服。不可多食。一切劳伤发热、阴虚内热，而无瘀血者禁用。

🌿 形态特征

多年生水生或沼生草本。根状茎乳白色，地上茎粗壮，叶片条形，光滑。花序轴呈棒状，具白色弯曲柔毛，干燥后絮状，有丰富的花粉。小坚果椭圆形至长椭圆形，褐色，微弯。

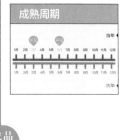

成熟周期

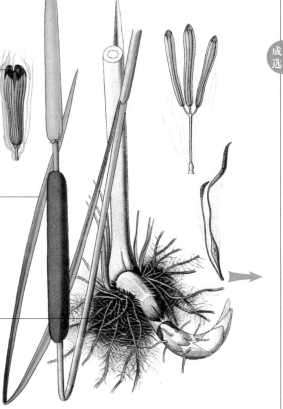

花粉
[性味] 味甘，性平，无毒。
[主治] 利小便，止血，消瘀血。

叶
[性味] 味甘，性平，无毒。
[主治] 能固齿、明目、聪耳。

根
[性味] 味甘，性平，无毒。
[主治] 除五脏心下邪气、口中烂臭。

成品选鉴

蒲黄为黄色细粉，质轻松、易飞扬，手捻之有润滑感，入水不沉。无臭，味甘。以色鲜黄、润滑感强、质纯净者为佳。

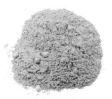

主要药用部分

花粉

🥄 实用妙方

⊙ 肺热致鼻出血：蒲黄、青黛各取一钱，用新汲水调服。

⊙ 肠痔出血：蒲黄末方寸匕，水煎服，一日三次。

⊙ 产后血瘀：蒲黄三两，加水三升，煎取一升，一次服下。

⊙ 关节疼痛：蒲黄八两、熟附子一两，同研为末，每次用凉水送服一钱，一日一次。

⊙ 乳汁不通及乳痛：将香蒲根捣料，外敷于患处，同时水煎，服汤吃渣。

止血活血药

中药趣味文化

织女和「仙草」香蒲

很久以前，人间的水边只长些芦苇，不长香蒲。蒲草是一种能治病的仙草，长在天河岸边，王母娘娘派天兵天将守护。

一天，织女散步到天河边，看到天河中长满了挺拔的香蒲，就随手拔下一株，坐在天河边，用香蒲的叶子编织花环。这时，织女的几个姐姐也来到了天河边，看到织女，就怂恿她一起去人间沐浴。织女走得匆忙，无意间把这株香蒲带到了人间。从此，香蒲就留在了人间，随风而飘，遇水生根。

163

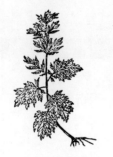

【功效】温经止血，理气血，逐湿寒，安胎。

艾灸回阳理气治百病

艾

ài

又名冰台、医草、黄草、艾蒿。初春生苗，茎像蒿，叶的背面呈现白色，以苗短的为好。以蕲州所产的艾最好，称为蕲艾。

🌸 草部·隰草类　　　温经止血药

🌿 药用价值

艾叶

[修治] 艾叶不好着力，如果加入白茯苓三五片同碾，马上可碾成细末，这也是一种不同的修治方法。

[性味] 味苦，性微温，无毒。

[主治] 灸治百病。也可煎服，止吐血、下痢、阴部生疮、妇女阴道出血。能利阴气，生肌肉，辟风寒，使人有子。（出自《名医别录》）

安胎、止腹痛。止赤白痢及五藏痔泻血。久服止冷痢。又心腹恶气，取叶捣汁饮。（出自《药性论》）

捣汁服，止损伤出血，杀蛔虫。（陶弘景）

主鼻血、下血、脓血痢，水煮或制成丸、散都可以。（苏恭）

止崩血、肠痔下血，搨金疮，止腹痛，安胎。用苦酒作煎剂，治癣极有效。捣汁饮，治心腹一切冷气。（甄权）

治带下，止霍乱转筋、痢后寒热。（出自《日华子本草》）

治带脉病，腹胀腰痛。（王好古）

温中、逐冷、除湿。（李时珍）

治金疮、崩中、霍乱，止胎漏。（出自《食疗本草》）

温胃。（出自《珍珠囊》）

调经开郁，理气行血。治产后惊风、小儿脐疮。（出自《本草再新》）

艾实

[性味] 味苦、辛，性温，无毒。

[主治] 明目，疗一切鬼气。（甄权）

壮阳，助肾强腰膝，暖子宫。（出自《日华子本草》）

■ 医家名论

《名医别录》中记载：艾叶，生田野。三月采，暴干作煎，勿令见风。

李时珍说，艾叶与苦酒、香附相使。凡用艾叶，必须用陈久的，通过修治使它变细软，称作熟艾。如果用生艾灸火，则容易伤人肌脉。拣取干净的艾叶，放入石臼内用木杵捣熟，筛去渣滓，取白的再捣，捣至柔烂如绵。用的时候焙干，这样灸，火才得力。入妇人丸、散中使用，必须用熟艾，用醋煮干，捣成饼子，烘干后再捣成细末用。

使用禁忌
阴虚火旺、血燥生热，以及宿有失血症者禁用。

形态特征

多年生草本，地下根茎分枝多。外被灰白色软毛，叶片卵状椭圆形，羽状深裂，基部裂片常成假托叶，裂片椭圆形至披针形，边缘具粗锯齿，正面深绿色，有稀疏的白色软毛，背面灰绿色，有灰白色茸毛。

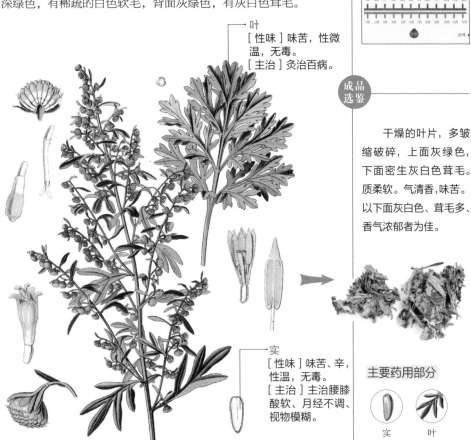

叶
[性味] 味苦，性微温，无毒。
[主治] 灸治百病。

成品选鉴

干燥的叶片，多皱缩破碎，上面灰绿色，下面密生灰白色茸毛。质柔软。气清香，味苦。以下面灰白色、茸毛多、香气浓郁者为佳。

实
[性味] 味苦、辛，性温，无毒。
[主治] 主治腰膝酸软、月经不调、视物模糊。

主要药用部分

实　　叶

实用妙方

| ◎ 流行伤寒，温病头痛，壮热脉盛：用干艾叶三升，加水一斗，煮取一升，一次服完取汗。 | ◎ 中风口噤：用熟艾灸承浆穴与两侧颊车穴，各五壮。 | ◎ 脾胃冷痛：用开水冲服白艾末两钱。 | ◎ 久痢：艾叶、陈皮各等份，水煎服。 | ◎ 盗汗不止：熟艾二钱、白茯神三钱、乌梅三个，加水一盏，煎至八分，睡前温服。 |

止血活血药

中药趣味文化

艾叶救象

古时候有个人叫莫徭，他在芦苇丛旁遇到一头老象卧在地上痛苦地呻吟。老象一见莫徭，便举起前脚，莫徭看到它脚上被扎进了一个竹钉，便用力帮其将竹钉拔出，鲜血随即涌出。旁边的小象立即拔起一把艾叶，交到莫徭手中。莫徭将艾叶敷在老象的伤口上，血便立刻止住，且老象竟能站起来走动了。后来，老象经常和小象一起为莫徭耕田犁地。人们也因此知道了这种普普通通的艾叶是一种止血的良药。

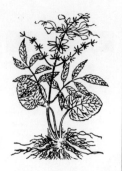

轻松赶走痛经的烦恼

丹参

dān shēn

【功效】活血，通心包络，调经止痛。

草部·山草类　　活血调经药

丹参又名赤参、山参、木羊乳、逐马、奔马草。中医理论中说，五参五色配五脏，而丹参入心，故又名赤参，可治风湿脚软。

药用价值

丹参根

[性味] 味苦，性微寒，无毒。

徐之才说，丹参畏咸水，反藜芦。

[主治] 治心腹疼痛、肠鸣、寒热积聚，能破症除瘕，止烦满，益气。（出自《神农本草经》）

养血，除心腹痼疾结气，能强腰脊、治脚痹，除风邪留热。久服对人体有益。（出自《名医别录》）

养神定志，通利关节血脉，治冷热劳、骨节疼痛、四肢不遂、头痛赤眼、热病烦闷；破瘀血，生新血，安生胎，堕死胎，止血崩带下。治妇人月经不调、血邪心烦，疗恶疮疥癣、瘿瘤肿毒，排脓止痛，生肌长肉。（出自《日华子本草》）

泡酒饮用，疗风痹脚软。（陶弘景）

主治各种邪气所致的脘腹胀痛、腹中雷鸣，能定精。（甄权）

活血，通心包络，治疝气痛。（李时珍）

治心腹邪气、肠鸣幽幽如走水等疾，止烦满者，瘀积去而烦满愈。（出自《本经逢原》）

补心定志，安神宁心。治健忘怔忡、惊悸不寐。（出自《滇南本草》）

活血散瘀，镇静止痛。治月经不调、痛经、风湿痹痛、子宫出血、吐血、乳腺炎、痈肿。（出自《云南中草药选》）

可生新安胎，调经除烦，养神定志，及治一切风痹、崩带、症瘕、目赤、疝痛、疥疮肿痛等症。（出自《本草求真》）

【发明】李时珍说，丹参色赤味苦，性微寒而降，属阴中阳品，入手少阴经、手厥阴经，是心与心包络的血分药。按《妇人明理论》所说，四物汤主治妇科疾病，不问胎前产后、月经多少，都可通用。只有一味丹参散，主治与它相同，是因丹参能破宿血，补新血，安生胎，堕死胎，止崩中带下，调经的作用大致与当归、地黄、川芎、芍药相似。

医家名论

苏颂说，现在陕西、河东州郡及随州都有，丹参，二月生苗，高一尺多。茎方有棱，为青色。它的叶不对生，如薄荷而有毛。三月至九月开花成穗，花为紫红色，像苏花。根红色，如手指般大，长一尺多，一苗多根。

李时珍说，丹参各处山中都有。一枝上长五叶，叶如野苏而尖，青色有皱毛。小花成穗像蛾形，中间有细子，根皮红而肉色紫。

使用禁忌

不宜与藜芦同用。服用抗凝血药物的心脏病患者，如同时服用丹参，可能引起严重出血。丹参可引起过敏反应，使用时需注意。

形态特征

叶如野苏而尖，青色有皱毛。茎有长柔毛，小叶椭圆卵形。组成顶生或腋生假总状花序，小花成穗，像蛾形。中间有细子，根皮红而肉色紫。小坚果黑色，椭圆形。

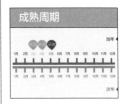
成熟周期

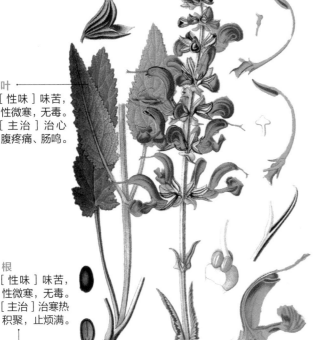

叶
[性味] 味苦，
性微寒，无毒。
[主治] 治心
腹疼痛、肠鸣。

根
[性味] 味苦，
性微寒，无毒。
[主治] 治寒热
积聚，止烦满。

成品选鉴

表面棕褐色，具纵皱纹及须根痕。质坚硬，易折断，断面纤维性。木部黄白色，导管放射状排列。气微香，味苦。

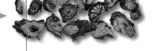

主要药用部分

根

实用妙方

○ 治月经不调、胎动不安、产后恶露不尽，兼治冷热劳、腰脊痛、骨节烦疼等，用丹参散：取丹参洗净切片，晒干研细，每次用温酒送服二钱。

○ 治烫伤，除痛生肌：取丹参八两锉细，加水稍稍调拌，取羊油二斤，同煎沸，外涂伤处。

○ 小儿惊痫发热，用丹参摩膏：丹参、雷丸各半两，猪油二两，同煎沸，滤去渣，取汁收存。用时，抹于小儿身体表面，每日三次。

○ 乳痈：丹参、白芷、白芍各二两，捣碎，用醋浸一夜，加猪油半斤，用小火熬成膏状，去渣取浓汁外敷。

止血活血药

中药趣味文化

丹参的故事

很久以前，一个小伙子的母亲患了妇科病，经常崩漏下血，怎么也治不好。小伙子听人说东海中的海岛上生长着一种花呈紫蓝色、根呈红色的药草能治愈其母亲的病，他便冒着生命危险出海到海岛上，找到了这种草药，挖出它的根带回来，煎汤给母亲喝，果然见效。村里人都说这种药草凝结了小伙子的一片孝心，又因为这种植物的根是红色的，便给它取名为『丹心』。后来逐渐传成了『丹参』。

补中益气，活血化瘀

桃

táo

桃树开花早，易种植且子多，故字从木、兆。一百万称兆，是多的意思。属于蔷薇科、桃属植物，果实香甜多汁，种子可入药用。

【功效】润肠通便，活血化瘀。

🌸 果部·五果类　　　活血调经药

🌿 药用价值

桃仁

[修治] 李时珍说，桃仁行血，宜连皮、尖生用。润燥活血，宜汤浸去皮、尖后炒黄用。或与麦麸同炒，或烧存性，各随方选择。双仁的有毒，不能食用。

[性味] 味苦、甘，性平，无毒。

[主治] 主瘀血积滞、血闭、腹内积块，杀小虫。（出自《神农本草经》）

止呃逆上气，消心下坚硬，疗突然出血，通月经，止心腹痛。（出自《名医别录》）

治血结、血秘、血燥，通润大便，破瘀血。（张元素）

杀三虫。每晚嚼一枚和蜜，用来涂手和脸，效果好。（孟诜）

主血滞、风痹、骨蒸、肝疟寒热、产后血病。（李时珍）

能泻血热，滋肠燥。若连皮研碎多用，主破蓄血，逐月水及遍身疼痛、四肢木痹、左半身不遂；左足痛甚者，以其舒经活血行血，有祛瘀生新之功；若去皮捣烂少用，入大肠，治血枯便闭、血燥便难。（出自《药品化义》）

桃花

[性味] 味苦，性平，无毒。

[主治] 使人面色润泽。（出自《神农本草经》）

除水气，破石淋，利二便，下三虫。（出自《名医别录》）

消肿胀，下恶气。（苏恭）

治心腹痛及秃疮。（孟诜）

利宿水、痰饮积滞，治风狂。将桃花研为末，可敷治头上的肥疮、手脚疮。（李时珍）

📖 医家名论

陶弘景说，桃树现在到处都有。用桃仁入药，取自然裂开的种核最好，山桃仁不能用。

李时珍说，桃的品种很多，易于栽种，而且结实也早。山中毛桃，即《尔雅》中所说的榹桃，小而多毛，核黏味差。但它的仁饱满多脂，可入药用，这大概是外不足而内有余吧。

孟诜说，桃能发丹石毒，生的尤为损人。

使用禁忌
凡血枯而经闭不通，血虚而产后腹痛，津液不足而大便不通者，禁用。生桃吃多了会令腹膨胀，生痈疖，有损无益。桃与鳖同食，易致心痛。

形态特征

叶卵状披针形或圆状披针形，边缘具细密锯齿，两边无毛或下面脉腋间有鬃毛。花单生，先叶开放，近无柄。萼筒钟，有短茸毛，裂叶卵形。花瓣粉红色，倒卵形或矩圆状卵形。果球形或卵形，径长 5～7 厘米，表面被短毛，白绿色。

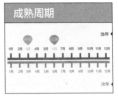

成熟周期

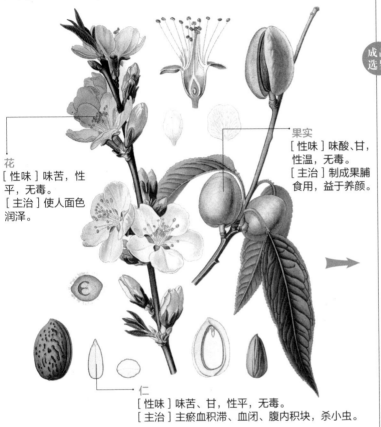

花
[性味] 味苦，性平，无毒。
[主治] 使人面色润泽。

果实
[性味] 味酸、甘，性温，无毒。
[主治] 制成果脯食用，益于养颜。

仁
[性味] 味苦、甘，性平，无毒。
[主治] 主瘀血积滞、血闭、腹内积块，杀小虫。

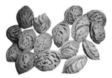

主要药用部分

花　　　种仁

实用妙方

⊙ 上气咳嗽,胸满气喘：桃仁三两，去皮、尖，加水一升研汁，与粳米二合煮粥食用。

⊙ 崩中漏下：桃仁烧存性，研为末，用酒送服一匙，一天三次。

⊙ 风虫牙痛：针刺桃仁，灯上烧烟出，吹灭，安痛齿上咬之。

⊙ 半身不遂：桃仁若干，去皮去尖，于黄酒中浸七日；晒干研末，以蜜调和成梧桐子大的丸。每日二次，每次十五丸，开水送服。

中药趣味文化

孙膑和『寿桃』

相传，孙膑年轻时离家拜鬼谷子为师，学习兵法。十八年后才第一次回家看望母亲。临行时，鬼谷子送了一个仙桃给孙膑，说：「你在外学艺未能报养育之恩，带这个仙桃回去给令堂贺寿吧。」孙膑在母亲过寿那天才赶到，他从怀里捧出师父送的仙桃给母亲。母亲吃完后，一下子变得年轻了。人们听说之后纷纷效仿，都在父母生日的时候送『寿桃』祝寿，借此祝福父母健康长寿。

止血活血药

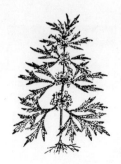

活血祛瘀的妇科第一药

益母草

yì mǔ cǎo

【功效】利水消肿，活血调经。

🌿 草部·隰草类　　活血调经药

此草及子都充盛密蔚，故又名茺蔚。其功用对妇人有益，还能益精明目，所以还有益母、益明的名称。其茎像方麻，所以又叫它野天麻。

🌱 药用价值

益母茎、苗、叶、根

[性味] 茎、叶：味辛、微苦。花：味微苦、甘。根：味甘。性均微寒，均无毒。

[主治] 治荨麻疹，可做汤洗浴。（出自《神农本草经》）

捣汁服用，能利水，治浮肿。消恶毒疔肿、乳痈、丹毒等，都可用益母草茎、叶外敷。另外，服汁可下死胎，疗产后血胀。将汁滴入耳内，治聤耳。捣碎外敷，可治蛇虫毒。（苏恭）

用来做驻颜的药，可令人容颜光泽，除粉刺。（陈藏器）

活血破血，调经，解毒。治流产及难产、胎盘不下、产后大出血、血分湿热、非经期大出血或出血不断、尿血、泄血、疳痢痔疾、跌打内伤、二便不通。（李时珍）

茺蔚子

[修治] 李时珍说，凡用益母草，微炒香，也可以蒸熟，放烈日下晒干，春簸去壳，取仁使用。

[性味] 味辛、甘，性微温，无毒。

[主治] 主益精明目，除水气，久服轻身。（出自《神农本草经》）

疗血逆高热、头痛心烦。（出自《名医别录》）

治产后血胀。（出自《日华子本草》）

春取仁生食，能补中益气，通血脉，增精髓，润肺止渴。（吴瑞）

治风解热，顺气活血，养肝益心，安魂定魄，调妇女经脉，治非经期大出血或出血不断及产后、胎前各种病。长期服用，令妇女有孕。（李时珍）

【发明】李时珍说，茺蔚子味甘、辛，性微温，属阴中之阳，是手厥阴经、足厥阴经的主药。茺蔚开白花的入气分，开紫花的入血分。治疗妇女经脉不调及胎产一切血气诸病。

李时珍说，益母草的根、茎、花、叶、实，都可以入药，可同用。如治手厥阴经、足厥阴血分风热，明目益精，调妇人经脉，则单用茺蔚子为好。如果治肿毒疮疡，消水行血，治妇人胎产诸病，则适宜一同使用。

🔲 医家名论

李时珍说，益母草在近水湿处生长繁茂。初春生苗，像嫩蒿，到夏天长至三四尺高，茎是方的，像麻黄茎。它的叶子像艾叶，但叶背为青色，一梗有三叶，叶子有尖尖的分叉。此草一寸左右长一节，节节生穗，丛簇抱茎。四、五月间，穗内开小花，花为红紫色，也有淡白色的。每个花萼内有细子四粒，大小像茼蒿子，有三棱，为褐色。

使用禁忌
阴虚血少者忌服。血热、血滞及胎产艰涩者宜之。血气素虚兼寒，及滑陷不固者，皆非所宜。

形态特征

茎上部多分枝，表面青绿色，断面中部有髓。叶交互对生，有柄。叶片青绿色，质鲜嫩，揉之有汁。下部茎生叶掌状三裂，上部叶羽状裂成三片，少数有锯齿。

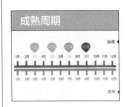
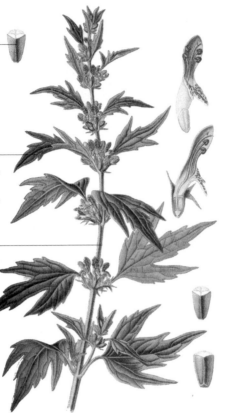

子
[性味]味辛、甘，性微温，无毒。
[主治]主益精明目，除水气，久服轻身。

叶
[性味]味辛、微苦，性微寒。
[主治]治荨麻疹，可做汤洗浴。

茎
[性味]味辛、微苦，性微寒。
[主治]治荨麻疹，可做汤洗浴。

成品选鉴

茎表面灰绿色或黄绿色。体轻，质韧。断面中部有髓。叶片灰绿色，多皱缩、破碎，易脱落。小花淡紫色。气微。

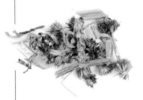

主要药用部分

根　　子

茎　　叶

实用妙方

⊙ **带下赤白**：益母草开花时采，将其捣为末，每次服二钱，饮前用温汤送下。

⊙ **做洗浴汤**：取益母草五两，煎水给新生小儿洗浴，可预防生疥疮。

⊙ **赤白痢，用二灵散**：益母草（晒干）、陈盐梅（烧存性）各等份，研为末，每次服三钱。白痢用干姜汤送服，赤痢用甘草汤送服。

⊙ **痔疮便血**：取鲜益母草叶捣汁服。

止血活血药

中药趣味文化

益母草的来历

从前有一个叫茺蔚的人，他的母亲在生他的时候落下了『月子病』。茺蔚长大后就开始为母亲寻医求药。一位老僧被他的孝心所感动，送了他四句诗：『草茎方方似黄麻，花生节间节生花，三棱黑子叶似艾，能医母疾效可夸。』茺蔚跋山涉水，终于在河岸边找到这种开满紫红色小花的植物，带回家中给母亲煎汤服用。母亲的病很快就好了。于是，人们就把这种草药取名为『益母草』，它的种子就叫作『茺蔚子』了。

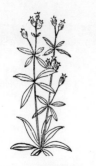

活血通经，下乳消肿

王不留行

wáng bù liú xíng

【功效】活血调经，下乳消痈，利尿通淋。

草部·隰草类　　活血调经药

王不留行又名禁宫花、剪金花、金盏银台。此药性走而不止，即使有王命也不能留其行，所以叫王不留行。

药用价值

王不留行苗、子

[性味] 味苦，性平，无毒。

[主治] 主金疮止血，逐痛，出刺，除风痹内寒。久服轻身，耐老，增寿。（出自《神农本草经》）

止心烦、鼻衄，痈疽、恶疮、妇人难产。（出自《名医别录》）

治风毒，通血脉。（甄权）

疗游风风疹、妇人月经先后不定期、颈背长疮。（出自《日华子本草》）

下乳汁。（张元素）

利小便，出竹木刺。（李时珍）

治疗疮。（出自《本草从新》）

入肝，固血脏，更司小水，故治淋不可少。（出自《本草述》）

凡病逆而上冲者用之可降，故可恃之以作臣、使之用也。（出自《本草新编》）

除风痹者，治风热壅于经络也。（出自《本草正义》）

【发明】张元素说，王不留行，用来催乳引导，取其利血脉的作用。

李时珍说，王不留行能走血分，是阳明、冲任的药物。民间有"穿山甲、王不留，妇人服了乳长流"的说法，可见其性行而不住。

医家名论

陶弘景说，王不留行，今处处有。人言是蓼子，亦不尔。叶似酸浆，子似菘子，而多入痈瘘方用之。

《日华子本草》中记载，王不留行，根、苗、花、子并通用。

《本草图经》中记载，王不留行，生太行山谷，今江、浙及并河近处皆有之。苗茎俱青。

韩保升说，王不留行到处都有，它的叶像菘蓝，花为红白色，子壳像酸浆，子壳中的果实圆黑像菘子，大如黍粟。三月收苗，五月收子，根、苗、花、子都通用。

李时珍说，王不留行多生长在麦地中。苗高的有一二尺。三、四月开小花，像铎铃（形如古代乐器的钟），红白色。结实像灯笼草子，壳有五棱，壳内包一实，大小如豆。实内有细子，像菘子，生白熟黑，正圆，如细珠可爱。

使用禁忌

王不留行无明显的副作用，但孕妇、月经过多者、小便带血而无滞涩疼痛者，均应忌用。此外，有动物实验发现王不留行有抗早孕作用，因此准备怀孕的女性忌用。

形态特征

茎直立，上部叉状分枝，节稍膨大。叶对生，粉绿色，卵状披针形或卵状椭圆形，基部稍连合而抱茎。聚伞花序顶生，花梗细长。蒴果卵形，包于宿萼内。种子球形，黑色。

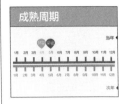

成熟周期

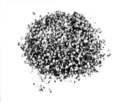

成品选鉴

种子圆球形或近球形，表面黑色，少数红棕色，略有光泽，密布细小颗粒状突起。质硬，难破碎。以粒饱满、色黑者为佳。

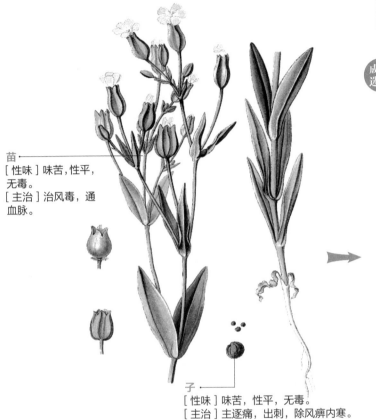

苗 —
[性味] 味苦，性平，无毒。
[主治] 治风毒，通血脉。

子 —
[性味] 味苦，性平，无毒。
[主治] 主逐痛，出刺，除风痹内寒。

主要药用部分

苗　　　子

实用妙方

◎ 鼻血不止：王不留行连茎、叶阴干，煎成浓汁温服，很快见效。

◎ 头风白屑：王不留行、香白芷各等份，研为末，干撒于头皮上，第二天清晨梳去。

◎ 痈疽诸疮，用王不留行汤：王不留行、桃枝、茱萸根皮各五两，蛇床子、牡荆子、苦竹叶、蒺藜子各三升，大麻子一升，加水二斗半，煮取一斗，频洗患处。

『王命而不能留其行』

邳彤是刘秀手下的一员猛将，是云台二十八将之一。历史上，就是邳彤发现了王不留行这味药。

一次，王朗追杀刘秀，他到了一个小村庄，命令村民做饭菜给军队吃，腾出房子给军队住宿，但村民拒不从命。直到天黑，王朗也不见村民前来送食，进村一看，家家户户都关门闭户。王朗只好无奈地离开了。邳彤因这次『王不留行』的事，而给这味通乳的中药起名为『王不留行』。

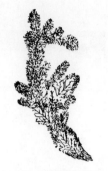

长在石头上的跌打损伤药

骨碎补

gǔ suì bǔ

【功效】补肾强骨，续伤活血。

草部·石草类　　活血疗伤药

骨碎补又名猴姜、猢狲姜、石毛姜、胡姜、石庵。唐开元年间，李隆基以其主伤折、补骨碎，所以命名为骨碎补。江西人叫它猢狲姜，是因为它的外形像猢狲。

药用价值

骨碎补根

[修治] 采来骨碎补，用铜刀刮去黄赤毛，切细，用蜜拌润，入甑中蒸一日，晒干用。如急用可只焙干，不蒸也可以。

[性味] 味苦，性温，无毒。

[主治] 破血，止血，补伤折。（出自《开宝本草》）

主骨中毒气、风血疼痛，补五劳六极，疗足手不收、上热下冷。（甄权）

治恶疮，蚀烂肉，杀虫。（出自《日华子本草》）

能不使瘀结者留滞，不使流动者妄行，而补其伤折，如未尝伤折也。（出自《本经续疏》）

疗骨中邪毒、风热疼痛，或外感风湿，以致两足痿弱疼痛。（出自《本草正》）

虽与补骨脂相似，然总不如补骨脂性专固肾通心，而无逐瘀破血之治也。（出自《本草求真》）

研末，夹猪肾中煨，空腹食，治耳鸣、肾虚久泻、牙疼。（李时珍）

治腰痛行痹、中风、鹤膝风、泄泻、淋证、遗精、脱肛。（出自《本草述》）

【发明】李时珍说，骨碎补是足少阴药，所以能入骨，治牙痛及久泻利。因肾主二便，久泻必肾虚，不能单从脾胃来治疗。

医家名论

《本草纲目拾遗》中记载，骨碎补，本名猴姜，以其主伤折、补骨碎，故命此名。或作骨碎布，讹矣。岭南虔、吉州亦有之。叶似石韦而一根，余叶生于木。

李时珍说，骨碎补的根扁长，略像姜。它的叶有桠缺，很像贯众叶，说它像石韦叶，是不对的。

苏颂说，现在淮、浙、陕西、夔珞州郡都有骨碎补。它生长在木或石上，多在背阴处，引根成条，上有黄赤毛及短叶附着，又抽大叶成枝。叶面青绿色，有青黄点；叶背面青白色，有赤紫点。骨碎补春天生叶，到冬天则干黄。它没有花、实，可采根入药。

《日华子本草》中记载，骨碎补是树上寄生草，苗似姜，细长。

《开宝本草》中记载，骨碎补，生江南。根着树石上，有毛，叶如庵闾。

使用禁忌

血虚风燥、血虚有火、血虚挛痹者，俱禁用之。无瘀血者慎用。牙痛属实火者忌用。不宜与风燥药同用。忌羊肉、羊血、芸苔。

形态特征

为龙骨科植物槲蕨。根状茎肉，质粗壮，长而横走，密被棕黄色、线状凿形鳞片。叶红棕色或灰褐色，卵形，边缘羽状浅裂，两面均无毛，叶脉显著。孢子囊群圆形，黄褐色。

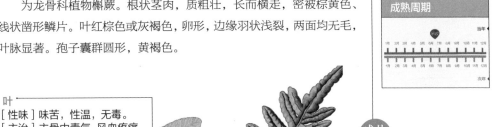
叶
[性味] 味苦，性温，无毒。
[主治] 主骨中毒气、风血疼痛。

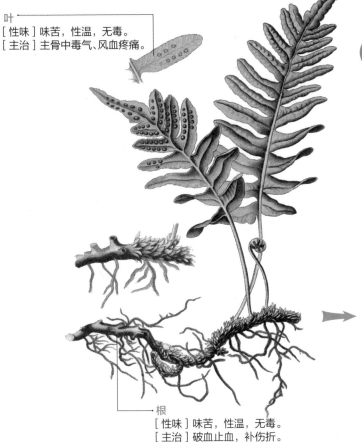

成品选鉴

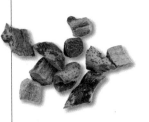

呈扁平长条状，多弯曲，有分枝。表面密被深棕色至暗棕色的小鳞片，柔软如毛，经火燎者呈棕褐色，两侧及上表面均具凸起或凹下的圆形叶痕。

主要药用部分

根

根
[性味] 味苦，性温，无毒。
[主治] 破血止血，补伤折。

实用妙方

○ 虚气攻牙，齿痛出血：骨碎补二两，用铜刀锉细，入瓦锅中慢火炒黑，研为末，常用来擦齿，吐出或咽下均可。

○ 肠风失血：骨碎补（烧存性）五钱，用酒或米汤送服。

止血活血药

中药趣味文化

神农氏与『猴姜』

一天，神农氏在悬崖上采药，不慎从崖上掉落，摔成骨折。尽管神农氏会采药治病，但此时却是『医家难医己』。凄凉之际，一群猴子来到神农氏身边，似生怜悯之心。每只猴子都拿着一块长着金黄色茸毛的药根，它们将药根送给神农氏，他接过一尝，吞咽了一些药汁，又将嚼烂的药渣敷在伤口处。不久，伤腿疼痛止肿消。神农氏便将其命名为『骨碎补』，因是猴子献赠的灵药，又名『猴姜』。

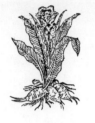

治跌打损伤的良药

蓬莪术

péng é zhú

【功效】行气破血，消积止痛。

又名蒁药。主产于浙江、四川、广西，浙江产的称为温莪术，广西产的称为桂莪术。三月生苗，五月开花，花呈穗状、黄色，根如生姜。九月采其根，削去粗皮，蒸熟晒干后入药。

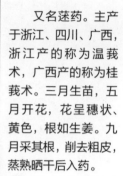

📋 形态特征

开花成穗，呈黄色，头微紫。根如生姜，而术在根下，像鸭蛋，大小不等。

叶
[性味] 味苦、辛，性温，无毒。
[主治] 用酒、醋磨服，破痃癖冷气。

花
[性味] 味苦、辛，性温，无毒。
[主治] 解毒，主饮食不消。

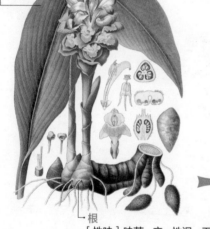

根
[性味] 味苦、辛，性温，无毒。
[主治] 治一切气，开胃消食，通月经。

📋 药用价值

蓬莪术根

[性味] 味苦、辛，性温，无毒。

《日华子本草》中载，蓬莪术得酒、醋良。
[主治] 用酒、醋磨服，破痃癖冷气。（甄权）

治一切气，能开胃消食，通月经，消瘀血，止跌打损伤及内损恶血。《日华子本草》

【发明】苏颂说，在古方中没有见到使用蓬莪术的。现在医生治疗积聚诸气，多用。蓬莪术与荆三棱同用效果好，在治疗妇人药中也多用到。

成品选鉴

表面黄绿色或棕褐色，有黄白色的内皮层环纹及淡黄棕色的点状维管束。气微香，味苦而辛。

主要药用部分 根

🥄 实用妙方

➡ 一切冷气、心腹痛：蓬莪术（醋煮）二两、木香（煨）一两，共研为末，每次用淡醋汤送服半钱。

➡ 妇人血气游走作痛及腰痛：蓬莪术、干漆各二两，研为末，每次用酒送服二钱。腰痛则用核桃酒送服。

➡ 气短不接，用正元散，兼治滑泄及小便数：蓬莪术一两、金铃子（去核）一两，共研为末，加入硼砂一钱，炼过研细。每次空腹用温酒或盐汤送服二钱。

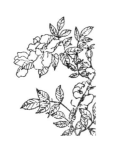

调经止痛的经期必备药

月季花

yuè jì huā

草部·蔓草类　　活血调经药

又名月月红、胜春、瘦客、斗雪红。我国各地均有分布。花期较长，一般能从四月开到十月，是一种很受欢迎的观赏花卉。品种繁多，还有一种变色月季，花色可随开放时间变化。

【功效】活血调经，疏肝解郁，消肿解毒。

形态特征

羽状复叶，椭圆或卵圆形，叶缘有锯齿。花生于枝顶，常簇生，花色甚多。

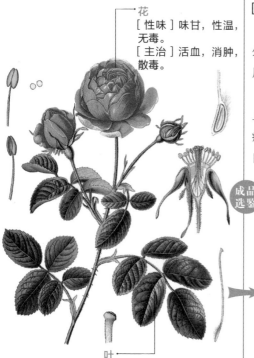

花
[性味]味甘，性温，无毒。
[主治]活血，消肿，散毒。

叶
[性味]味微苦，性平，无毒。
[主治]活血，消肿，散毒。

药用价值

月季花

[性味]味甘，性温，无毒。

[主治]活血，消肿，散毒。（李时珍）

活血调经，治月经困难、经期拘挛性腹痛。外用捣敷肿毒，能消肿止痛。（出自《现代实用中药》）

通经、活血、化瘀，清肠胃湿热，泻肺火，止咳、止血、止痛，消痈毒。治肺虚咳嗽、咯血，痢疾，瘰疬溃烂，痈疽肿毒，妇女月经不调。（出自《泉州本草》）

成品选鉴

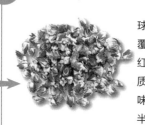

花朵多呈圆形或类球形，花瓣五片或重瓣，覆瓦状排列，紫色或淡红色，脉纹明显。体轻，质脆，易碎。气清香，味甘。以个完整、色紫红、半开放、气清香者为佳。

主要药用部分
花

实用妙方

◎ 心痛难忍、月经不调、痛经、闭经及胸胁胀痛：单用开水泡服，也可与玫瑰花、当归、香附同用。

◎ 跌打损伤、瘀肿疼痛：捣碎外敷或研为细末冲服。

止血活血药

止咳化痰药

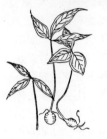

健脾养胃，化痰能力极佳

半夏

bàn xià

【功效】燥湿化痰，降逆止呕，消痞散结。

🌿 草部·毒草类 ｜ 温化寒痰药

半夏又名守田、水玉、地文、和姑。《礼记·月令》中说，五月半夏生。正值夏天过半，故名。守田是会意，水玉是因外形而得名。

🌿 药用价值

半夏根

[性味] 味辛，性平，有毒。

王好古说，半夏辛厚苦轻，为阳中之阴，入足阳明、足太阴、足少阳三经。

[主治] 主伤寒、寒热、心下坚、胸胀、咳逆、头眩、咽喉肿痛、肠鸣，能下气、止汗。（出自《神农本草经》）

消心腹、胸膈痰热满结，咳嗽上气，心下急痛坚痞，时气呕逆；消痈肿，疗痿黄，悦泽面目，堕胎。（出自《名医别录》）

消痰，下肺气，健脾开胃，止呕吐，去胸中痰满。外用生半夏，摩痈肿，除瘿瘤气。（甄权）

治吐食反胃、霍乱转筋、肠腹冷、痰疟。（出自《日华子本草》）

治寒痰，治形寒饮冷伤肺而咳，消胸中痞、膈上痰，除胸寒，和胃气，燥脾湿，治痰厥头痛，消肿散结。（张元素）

治眉棱骨痛。（朱震亨）

除腹胀，疗目不得瞑、白浊、梦遗、带下。（李时珍）

降逆气，除烦呕。（成无己）

主胃冷、呕哕。（出自《本草图经》）

治寒痰及形寒饮冷伤肺而咳，大和胃气，除胃寒，进饮食。治太阴痰厥头痛，非此不能除。（出自《医学启源》）

燥胃湿，化痰，益脾胃气，消肿散结，除胸中痰涎。（出自《主治秘要》）

【发明】李时珍说，脾无留湿不生痰，故脾为生痰之源，肺为贮痰之器。半夏能主痰饮及腹胀，是因为其体滑而味辛、性温。涎滑能润，辛温能散，亦能润，所以行湿而通大便、利窍而泄小便。

▣ 医家名论

李时珍说，将半夏洗去皮垢，用汤泡浸七日，每天换汤，晾干切片，用姜汁拌焙入药。或研为末，以姜汁入汤浸澄三日，沥去涎水，晒干用，称半夏粉。或研末以姜汁和成饼，晒干用，叫作半夏饼。

张元素说，热痰佐以黄芩同用；风痰佐以南星同用；寒痰佐以干姜同用；痰痞佐以陈皮、白术同用。半夏多用则泻脾胃。各种血证及口渴者禁用，因其燥津液。孕妇不能用，同用生姜则无害。

使用禁忌
一切血证及阴虚燥咳、伤津口渴者忌服。孕妇禁用。半夏与射干相使，恶皂荚，畏雄黄、生姜、干姜、秦皮、龟甲，反乌头。

形态特征

地下块茎球形。叶基生，叶片掌状三出，在叶柄或小叶分枝处着生珠芽，可作繁殖材料。由块茎生出的植株可抽出花茎，肉穗花序。外具有佛焰苞，浆果，嫩时绿色，熟时红色。

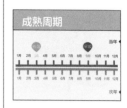

成熟周期

略呈五角状扁球形，表面暗黄绿色至褐色，粗糙，内有五颗种子。质硬而脆，气芳香浓郁，味辛辣。

叶
[性味] 味辛，性平，有毒。
[主治] 消痰，下肺气，健脾开胃，止呕吐。

根
[性味] 味辛，性平，有毒。
[主治] 主伤寒寒热，心下坚、胸胀、咳逆。

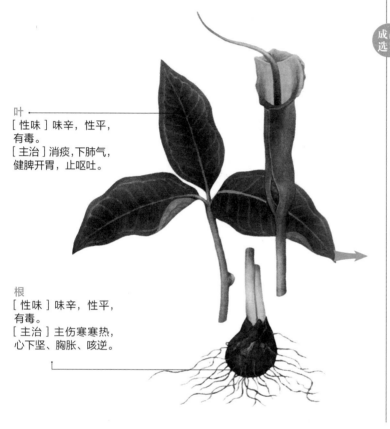

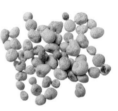

主要药用部分

根

实用妙方

○ 风痰湿痰，用青壶丸：半夏一斤、天南星半两，分别泡汤，晒干研为末，用泾汁和成饼，焙干，再加入神曲半两、白术末四两、枳实末二两，用姜汁、面调末，糊成梧桐子大的丸子。每服五十丸，姜汤下。

中药趣味文化

酷似小蒜的半夏

很久以前有个姓胡的樵夫，某日砍柴回家吃晚饭，谁知饭尚未下肚，突然口吐白沫，倒地而亡。知县认为是其妻胡氏下的毒，便把她打进大牢。王知府觉得此案疑点很多，决定重审。由于胡樵夫家里很穷，那天吃的是小女儿挖来的『野小蒜』。于是，王知府要小女孩再去挖来一篮，却发现是比野小蒜叶子稍宽、根茎略大的野草。一个囚犯吃下这种野草后当场丧命，此案才告破。王知府根据这种野草的生长季节，将它命名为『半夏』。

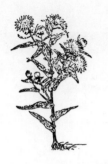

清除寒痰止呕逆

旋覆花

xuán fù huā

【功效】补中下气，通利血脉，祛风除痰。

草部·隰草类　　温化寒痰药

旋覆花又名金沸草、金钱花、滴滴金、盗庚、戴椹。它的花缘繁茂，圆而覆下，所以叫旋覆。其各种名称都是以花的形状命名的。《尔雅》中说，庚为金，旋覆花在夏天开黄花，盗窃金气，所以又叫盗庚。

【药用价值】

旋覆花

[修治] 雷敩说，采得花，去蕊并壳皮及蒂子，蒸后晒干用。

[性味] 味咸，性温，有小毒。

[主治] 主结气、胁下满、惊悸，除水，祛五脏间寒热，补中，下气。（出自《神农本草经》）

消胸中痰结、唾如胶漆，心胁痰饮；膀胱留饮，风气湿痹，皮间死肉。利大肠，通血脉，益色泽。（出自《名医别录》）

主水肿，逐大腹，开胃，止呕逆不下食。（甄权）

行痰水，去头目风。（寇宗奭）

消坚软痞，治噎气。（王好古）

行痰水，去头目风，亦走散之药也。（出自《本草衍义》）

消痰导饮、散结利气。除惊悸，去心下水饮。治目中翳头风。（出自《本草发明》）

消痰逐水，利气下行之药也。主心肺结气、胁下虚满、胸中痰结、痞坚噎气，或心脾伏饮、膀胱留饮、宿水等症。（出自《本草汇言》）

开结气，降痰涎，通水道，消肿满。（出自《本草正》）

明目，治头风，通血脉。（出自《日华子本草》）

旋覆花叶

[主治] 敷金疮，止血。（出自《日华子本草》）

治疗疮肿毒。（李时珍）

旋覆花根

[性味] 味咸，性温，无毒。

[主治] 祛风湿。（出自《名医别录》）

【发明】李时珍说，旋覆是手太阴经、手阳明大肠经之药，它所治的各种病，功用不外乎行水下气、通血脉。李卫公说闻其花能损目。

医家名论

《名医别录》中记载，旋覆生长在平泽川谷。五月采花，晒干，二十天成。

韩保升说，旋覆的叶像水苏，花黄如菊，六月至九月采花。

李时珍说，此草的花像金钱菊。生长在水泽边的，花小瓣单；人们栽种的，花大蕊簇，这大概是土壤的贫瘠与肥沃造成的。它的根细白。

使用禁忌

阴虚劳嗽、津伤燥咳者忌用。又因该品有茸毛，易刺激咽喉作痒而致呛咳呕吐，故须布包入煎。

形态特征

多年生草本，高 30 ~ 80 厘米。根状茎短，茎单生或簇生，绿色或紫色。基部叶花期枯萎，中部叶长圆形或长圆状披针形，全缘或有疏齿。头状花序，舌状花黄色。瘦果圆柱形，被疏短毛。

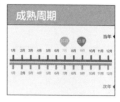
花
[性味] 味咸，性温，有小毒。
[主治] 主胸中结气、胁下满、惊悸、除水。

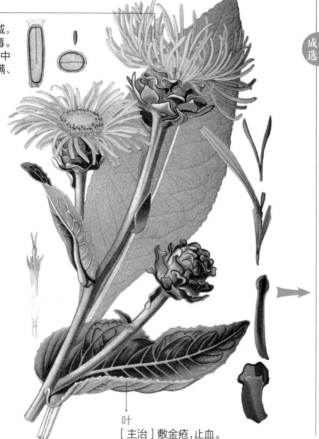

成品选鉴

呈扁球形，底部有四层（线叶旋覆花三层）浅灰绿色、膜质的总苞片。外缘有一层舌状花，黄色。质柔软，手捻易散。气微弱，味咸。以朵大、金黄色、有白茸毛、无枝梗者为佳。

主要药用部分

花

叶
[主治] 敷金疮,止血。

实用妙方

○ **中风壅滞**：旋覆花洗净，焙过，研细，加炼蜜和成梧桐子大的丸子，睡前用茶汤送下五至十丸。

○ **小儿眉癣**，或小儿眉毛、眼睫因生癣后不复生：旋覆花、天麻苗、防风各等份，同研末，洗净患处，用油调涂。

止咳化痰药

中药趣味文化

诸花皆升，旋覆花独降

牡丹之雍容，莲之清雅，百花皆有妖娆之姿、清香之味，因此备受人们喜爱，地位趋升。而旋覆花孤标傲世，不愿随众意，地位日降。后来，在百花封神之时，花王因欣赏旋覆花的孤高品格，成全了它的意愿，诸花皆升，唯独让它显示出降的效能。旋覆花行水、下气、降逆止呕的效用与其他花类具有的轻扬、发散、清热之效是明显不同的。

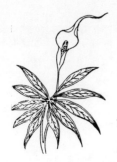

燥湿化痰的良品

天 南 星

tiān nán xīng

【功效】祛风止痉，化痰散结。

草部·毒草类　　温化寒痰药

天南星又名虎膏、鬼蒟蒻。古方多用虎掌，没有说到天南星。南星之名出自唐人治中风痰毒的方中，后人遂采用此名。称虎掌，是因为其叶的形状像虎掌。称南星，因其根茎圆白，形如老人星。

形态特征

根如豆大，一茎作穗，直上如鼠尾，中间生一叶如匙。裹茎作房，旁开一口，中有花，微青褐色。结实如麻子大，熟后变为白色。

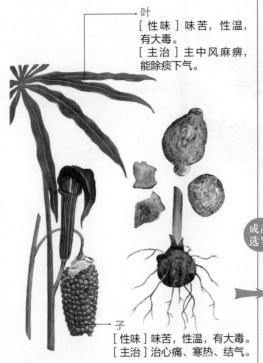

叶
[性味] 味苦，性温，有大毒。
[主治] 主中风麻痹，能除痰下气。

子
[性味] 味苦，性温，有大毒。
[主治] 治心痛、寒热、结气。

药用价值

天南星块茎

[性味] 味苦，性温，有大毒。

《日华子本草》中记载，天南星畏附子、干姜、生姜。

李时珍说，天南星得防风则不麻，得牛胆则不燥，得火炮则不毒。生能伏雄黄、丹砂、焰消。
[主治] 治心痛、寒热、结气、积聚、伏梁、伤筋、痿痹拘挛，能利水道。（出自《神农本草经》）

除阴部湿，止风眩。（出自《名医别录》）

主疝气肿块、肠痛、伤寒时疾，能强阴。（甄权）

主中风麻痹，能除痰下气，利胸膈，攻坚积，消痈肿，散血堕胎。（出自《开宝本草》）

成品选鉴

呈扁平而不规则的类圆形，表面淡黄色或淡棕色，每一块茎中心都有一茎痕，周围有点状须根痕。质坚实而重，断面不平坦，色白，粉性。气微，味苦，有麻舌感。

主要药用部分

块茎

实用妙方

❍ 口眼歪斜：生天南星研为末，用自然姜汁调匀。病在左侧，敷右侧；病在右侧，则敷左侧。

❍ 风痰咳嗽：大天南星一枚，炮裂后研成末。每取一钱，加水一盏、姜三片，煎成五分，温服，早、中、晚各一次。

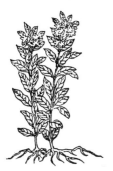

【功效】泻肺降气，清痰止嗽。

止咳平喘，寒证热证都适用

白 前

bái qián

| 草部·山草类 | 温化寒痰药 |

白前又名石蓝、嗽药。主产于浙江、安徽。一般八月挖其根阴干入药。它与白薇很像，但白薇柔软能弯曲，白前则坚硬且直，容易折断。可以用这个区别来判断二者。

形态特征

多年生草本。根茎匍匐。茎直立，下部木质化。单叶对生，具短柄。

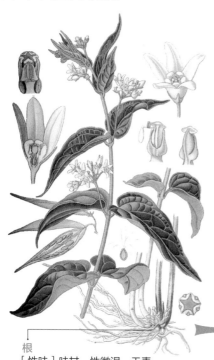

根
[性味] 味甘，性微温，无毒。
[主治] 治胸胁满闷、咳嗽上气、呼吸欲绝。

实用妙方

◦ 久嗽咯血：用白前、桔梗、桑白皮各三两（均炒过），炙甘草一两，加水六升，煮成一升，分三次服。忌食猪肉、白菜。

药用价值

白前根

[性味] 味甘，性微温，无毒。

[主治] 治胸胁满闷、咳嗽上气、呼吸欲绝。（出自《名医别录》）

治一切气分疾病，如肺气烦闷、奔豚肾气。（出自《日华子本草》）

能降气祛痰。（李时珍）

主上气冲喉中，呼吸欲绝。（出自《唐本草》）

泻肺。（出自《本草备要》）

【发明】寇宗奭说，白前能降肺气，治咳嗽多用，以温性药相佐同用，效果更好。

李时珍说，白前色白而味甘，为手太阴经之药。它长于降气，肺气壅塞有痰的人适宜使用。如果是肺虚而长叹气者，不可用。

成品选鉴

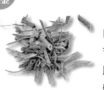

圆柱形，有分枝，表面黄白色至黄棕色，具细纵皱纹。节明显，顶端有数个残茎。质脆、易断，断面中空或有膜质髓。气微，味甘。

主要药用部分

根

◦ 久咳，喉中有声，不能安睡：取白前焙干后捣为末，每次用温酒送服二钱。

止咳化痰药

183

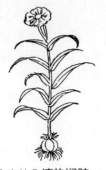

止咳消痰的药中之宝

贝 母

bèi mǔ

【功效】清热润肺，化痰止咳。

🌸 草部·山草类　　　清化热痰药

贝母又名勤母、苦菜、苦花、空草、药实。此草外形像聚贝子，所以名贝母。苦菜、药实与野苦荬、黄药子同名。

🩺 药用价值

贝母根

[性味] 味苦、辛，性平，无毒。

徐之才说，贝母与厚朴、白薇相使，恶桃花，畏秦艽、矾石、莽草，反乌头。

[主治] 主伤寒烦热、小便淋沥、邪气、疝瘕、喉痹、乳难、破伤风。（出自《神农本草经》）

疗腹中结实、心下满，祛邪恶风寒、目眩项直、咳嗽，能止烦热渴，发汗，安五脏，利骨髓。（出自《名医别录》）

能消痰，润心肺。将其研末与白糖做成丸，含服，能止咳。烧灰用油调敷，疗人畜恶疮，有敛疮口的作用。（出自《日华子本草》）

主胸胁气逆、时疾黄疸。研成末后点眼，可去翳障。用七枚贝母研末，用酒送服，治难产及胞衣不下。与连翘同服，主项下瘤瘿。（甄权）

能散心胸郁结之气。（出自《本草别说》）

治虚劳咳嗽、吐血咯血、肺痿肺痈，妇人乳痈、痈疽及诸郁之证。（出自《本草会编》）

疗肿治疡，可以托里护心、收敛解毒。（出自《本草述》）

桔梗、贝母之苦、辛，用以下气。（成无己）

主治郁痰、虚痰、热痰及痰中带血，虚劳咳嗽，胸膈逆气，烦渴热甚。用以疗肺痿、肺痈、瘿瘤痰核、痈疽疮毒。善调脾气，治胃火上炎，冲逼肺金，致痰嗽不止。（出自《药品化义》）

开郁、下气、化痰之药也。润肺消痰，止咳定喘。（出自《本草汇言》）

【发明】陈承说，贝母能散心胸郁结之气。王好古说，贝母是肺经气分之药。张仲景治疗寒实结胸，外无热证的患者，用三物小陷胸汤，也可以用泻白散，因其方中有贝母。成无己说过，辛味散而苦味泄，桔梗、贝母都有苦、辛之味，用来下气。

🩺 医家名论

《名医别录》中记载，贝母生于晋地，十月采根晒干。

苏颂说，现在河中、江陵府、郧、寿、随、郑、蔡、润、滁州都有贝母。它二月长苗，茎细，色青。叶青像荞麦叶，随苗长出。七月开碧绿色花，形如鼓子花。八月采根，根有瓣子，为黄白色，像聚贝子。

使用禁忌

寒湿痰饮及食积痰火作嗽，湿痰在胃致恶心欲吐，痰饮作寒热，脾胃湿痰作眩晕及痰厥头痛，中恶呕吐，胃寒作泄者禁用。

形态特征

多年生草本，鳞茎球形或圆锥形，茎直立，单一，无毛。叶条形或条状披针形，先端急尖，不卷曲。花单生于茎顶，深黄色，有黄褐色小方格。蒴果长圆形，具六棱，棱上的翅很窄。

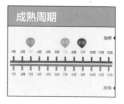

成熟周期

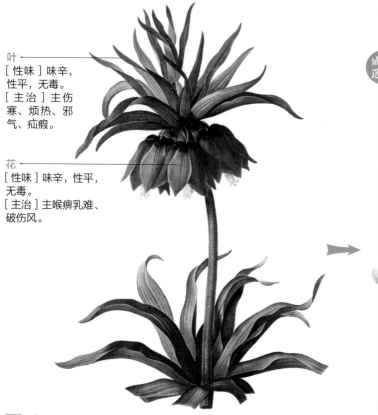

叶
[性味]味辛，性平，无毒。
[主治]主伤寒、烦热、邪气、疝瘕。

花
[性味]味辛，性平，无毒。
[主治]主喉痹乳难、破伤风。

类圆锥形或心脏形，表面类白色。顶端较尖，中间微凹入，光滑。质硬而脆，断面白色，粉性。气微，味苦、辛。

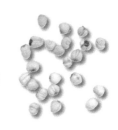

主要药用部分

根

实用妙方

◎ 化痰止咳，消食除胀：贝母（去芯）一两、姜制厚朴半两，蜜调做成如梧桐子大的丸子，每次用白开水送服五十丸。

◎ 小儿百日咳：贝母五钱、甘草（半生半炙）二钱，研为末，加白糖做成芡子大的丸子，每次用米汤化服一丸。

◎ 孕妇咳嗽：贝母去芯，用麸炒黄后研成末，加白糖搅拌，做成芡子大的药丸，每次含咽一丸。

◎ 小儿鹅口疮：贝母去芯研成细末，每取半钱，加水五分、蜜少许，煎三沸，药汁涂抹患处。

中药趣味文化

贝母的由来

从前有个身体虚弱的妇人，刚生下孩子就晕了过去。不久，孩子天折了。后来，妇人连生两胎，都是这样。一直都没有大夫能治好她的病。后来有个大夫，让其每天煎汤喝。喝了三个月，妇人再次怀孕并生下一个健康的婴儿。妇人一家把这个孩子当宝贝一样，所以人们就把这味药叫作『贝母』了。

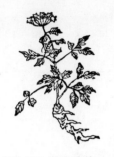

降气散风邪，化痰通五脏

前 胡

qián hú

【功效】散风清热，降气化痰。

🌿 草部·山草类　　　清化热痰药

前胡苗高二尺，色似斜蒿；叶如野菊而细瘦，嫩时可食；秋月开黪白花；其根皮黑、肉白，有香气。二月、八月采根晒干。

💊 药用价值

前胡根

[修治] 先用刀刮去表面苍黑的皮和髭土，锉细，用甜竹沥浸泡，使其润，然后放太阳下晒干用。

[性味] 味苦、辛，性微寒，无毒。

徐之才说，前胡与半夏相使，恶皂荚，畏藜芦。

[主治] 主痰满，疗胸胁痞塞、心腹气滞、风邪头痛，下气，治伤寒寒热，能推陈致新，益精明目。（出自《本草经集注》）

单独煮服，能祛实热及时行邪气所致的内外俱热。（甄权）

破症结，开胃下食，通五脏，主霍乱转筋、骨节烦闷、反胃呕逆、气喘咳嗽，能安胎，疗一切小儿疳气。（出自《日华子本草》）

能清肺热，化痰热，散风邪。（李时珍）

散风寒、祛表邪、消痰嗽。（出自《本草汇言》）

散风驱热，消痰下气，开胃化食，止呕定喘，安胎，止小儿夜啼。（出自《本草通玄》）

解伤风伤寒，为发汗要药，止咳嗽，降肝气，明目退翳，出内外之痰。（出自《滇南本草》）

【发明】李时珍说，前胡味苦、辛，性微寒，为阳中之阴药，主降。它是手足太阴、阳明经之主药，与柴胡纯阳上升入少阳、厥阴经不同。前胡的作用长于降气，所以能治痰热喘咳、痞满呕逆等症。气降则火降，痰亦降，故有推陈致新的作用，为治痰气要药。

陶弘景说，前胡与柴胡治疗的病症虽然相同，但归经、主治则不同。

📖 医家名论

苏颂说，前胡春天生苗，青白色，像斜蒿。初生时有白茅，长三四寸，味道鲜美，又像芸蒿。前胡七月里开白花，与葱花相似。八月结实，根为青紫色。前胡与柴胡相似，但柴胡赤色而脆，前胡黄而柔软，这是两者不同的地方。

李时珍说，前胡有好几种，但只以苗高一二尺，色似斜蒿；叶如野菊而细瘦，嫩时可食；秋季开黪白色花，像蛇床子花；其根皮黑、肉白，有香气的为真品。一般以北方所产的为好，故方书中称北前胡。

·使用禁忌

气虚血少之症不可用。凡阴虚火炽，煎熬真阴，凝结为痰而发咳喘；真气虚而气不归元，以致胸胁逆满；阴血虚而头痛；内热心烦、外现寒热等症者都禁用。

形态特征

主根棕褐色，有浓郁的香气。茎圆柱状，具纵条纹，下部紫色，光滑，上部被毛。叶片厚纸质，卵圆形，边缘有规则的锯齿，叶脉明显。花秋季开放，白色，细小，复伞形花序。

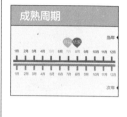

成熟周期

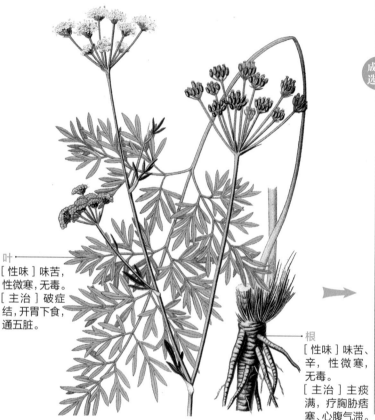

叶
[性味] 味苦，性微寒，无毒。
[主治] 破症结，开胃下食，通五脏。

根
[性味] 味苦、辛，性微寒，无毒。
[主治] 主痰满，疗胸胁痞塞、心腹气滞。

表面黑褐色或灰黄色。质较柔软，干者质硬。断面不整齐，淡黄白色。皮部散有多数棕黄色油点。气芳香，味苦、辛。

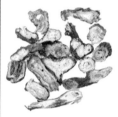

主要药用部分

根

实用妙方

○ 小儿夜啼：取前胡捣碎过筛，加蜜调匀做成如小豆大的药丸，每天用温水送服一丸，服至五六丸，以病愈为止。

○ 肺热咳嗽致气喘不安：前胡一两半，贝母、白前各一两，麦门冬一两半，枳壳一两，芍药、麻黄各一两半，大黄一两。均细切，如麻豆。每服三钱，以水一盏，煎取七分，去滓，食后温服，每日两次。

中药趣味文化

前胡的品类考证

柴胡赤色而脆，前胡黄而柔软。一说今诸方所用前胡皆不同京师北地者，色黄白、枯脆，绝无气味。江东乃有三四种，一种类当归，一种色理黄白似人参而细短，香味都微。又有如草乌头，肤黑而坚，有两三歧为一本者，食之亦戟人咽喉，中破以姜汁渍捣服之，甚下膈解痰实，然皆非真前胡也。今最上者皆类柴胡而大，气芳烈、味浓苦，疗痰下气最要，都胜诸道者。

止咳化痰药

187

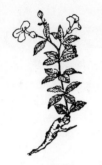

餐桌上的宣肺祛痰药

桔梗

jié gěng

【功效】宣肺，利咽，祛痰，排脓。

草部·山草类　　清化热痰药

桔梗又名白药、梗草。此草之根结实而梗直，所以叫桔梗。为开暗蓝色或蓝白色花的草本植物，根可入药，有止咳、祛痰、排脓等作用。

药用价值

桔梗根

[修治] 李时珍说，现在只刮去桔梗根表面的浮皮，用米泔水浸一夜，切片微炒后入药用。

[性味] 味苦、辛，性平，有小毒。

李时珍说，桔梗味苦、辛，性平为妥。

徐之才说，桔梗节皮相使，畏白及、龙眼、龙胆草，忌猪肉。与牡蛎、远志同用，治疗恚怒。与芒硝、石膏同用，治伤寒。

[主治] 主治胸胁疼痛如刀刺、腹满、肠鸣、惊恐、气悸。（出自《神农本草经》）

利五脏，补气血，除寒热风痹，温中消谷，疗咽喉痛，除蛊毒。（出自《名医别录》）

治下痢，破血行气，消积聚、痰涎，去肺中热气，除腹中冷痛，主中恶以及小儿惊痫。（甄权）

下一切气，止霍乱转筋、心腹胀痛。补五劳，养气，能除邪气，辟瘟，破症瘕、肺痈，养血排脓，补内漏，治喉痹。（出自《日华子本草》）

利窍，除肺部风热，清利头目，利咽喉。治疗胸膈气滞及疼痛。除鼻塞。（张元素）

治口舌生疮、目赤肿痛。（李时珍）

治肺痈。（出自《本草衍义》）

疗咽喉痛，利肺气，治鼻塞。（出自《珍珠囊》）

【发明】朱震亨说，干咳为痰火之邪郁于肺中，宜用苦桔梗开郁。痢疾、腹痛为肺气郁于大肠，也宜先用苦桔梗开郁，后用治痢药。因桔梗能升提气血，所以治气分药中适宜使用。

医家名论

陶弘景说，荠苨叶和桔梗叶很像，但荠苨叶下光滑润泽无毛，且不像人参叶那样对生。这是它们相区别的地方。

苏颂说，现在到处都有桔梗。它的根像小指般大小，黄白色。春季长苗，茎高一尺多，叶像杏叶，呈长椭圆形，四叶对生，嫩时也可煮来食用。夏天开紫碧色小花，很像牵牛花，秋后结子。八月采根，根为实心。无心的是荠苨。关中产的桔梗，根是黄皮，像蜀葵根；茎细，色青；叶小，青色，像菊叶。

《唐本草》中记载，人参苗似五加阔短，茎圆，有三四桠，桠头有五叶。陶引荠苨乱人参，谬矣。且荠苨、桔梗，又有叶差互者，亦有叶三四对者，皆一茎直上，叶既相乱，唯以根有心无心为别尔。

使用禁忌

阴虚久嗽者不宜用，以其通阳泄气也。气逆及咯血者忌服。下虚及怒气上升者不宜用。

📖 形态特征

多年生草本，全株光滑无毛。茎直立，折断有汁液。叶片长卵形。根粗大肉质，圆锥形或有分叉，外皮黄褐色。开蓝紫色或紫白色花。蒴果卵形，熟时顶端开裂。

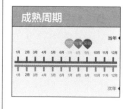

成熟周期

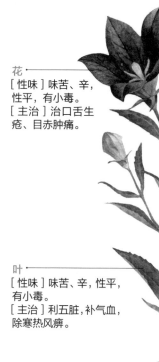

花 ·
[性味] 味苦、辛，
性平，有小毒。
[主治] 治口舌生
疮、目赤肿痛。

叶 ·
[性味] 味苦、辛，性平，
有小毒。
[主治] 利五脏，补气血，
除寒热风痹。

成品选鉴

外皮表面黄棕色，具纵扭皱沟。质脆，断面不平坦，木部淡黄白色。无臭，味苦、辛。

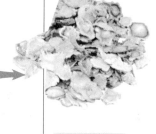

主要药用部分

根

📖 实用妙方

○ **胸满不痛**：桔梗、枳壳各等份，加水二盅，煎取一盅，温服。

○ **伤寒腹胀，为阴阳不和所致**，用桔梗半夏汤：桔梗、半夏、陈皮各三钱，生姜五片，加水二盅，煎取一盅服用。

○ **虫牙肿痛**：桔梗、薏苡各等份，研为末，内服。

○ **牙疳臭烂**：桔梗、茴香各等份，烧后研细，敷患处。

止咳化痰药

款冬花

kuǎn dōng huā

【功效】润肺下气，止咳化痰。

🌿 草部·隰草类　　止咳平喘药

款冬花又名款冻、颗冻、氐冬、钻冻、菟奚、橐吾、虎须。百草中，只有它不畏冰雪，最先发芽。春天，人们采来作为蔬菜食用。

✋ 形态特征

根是紫色，叶像萆薢，丛生。花出根下，十二月开黄花，长出来时像菊花萼，离地一二寸，通直而肥实，无子。

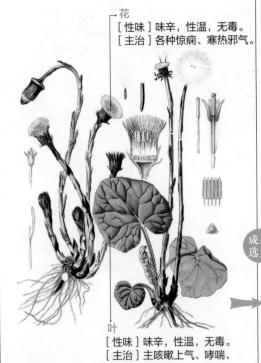

花
[性味]味辛，性温，无毒。
[主治]各种惊痫、寒热邪气。

叶
[性味]味辛，性温，无毒。
[主治]主咳嗽上气、哮喘、喉痹。

🍵 实用妙方

◑ 咳嗽，痰中带血：款冬花、百合，蒸后焙，等份为末，加蜜做成龙眼大的丸子，每天临睡时嚼服一丸，姜汤送下。

💊 药用价值

款冬花

[修治] 寇宗奭说，如果入药用，须用微见花的为好。如果已经开花，芬芳四溢，则无药力。

[性味] 味辛，性温，无毒。

[主治] 主咳嗽上气、哮喘，喉痹，以及各种惊痫，寒热邪气。（出自《神农本草经》）

　　治消渴、喘息呼吸。（出自《名医别录》）

　　下肺气，疗心促急，止热劳咳、咳声不断、涕唾稠黏，治肺痿肺痈、吐脓血。（甄权）

　　润心肺，益五脏，除烦消痰，清肝明目，治中风等疾病。（出自《日华子本草》）

【发明】苏颂说，《神农本草经》中载款冬主治呃逆，古今方中多用来温肺治嗽。

成品选鉴

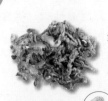

呈长圆棒状。外被紫红色或淡红色鱼鳞状苞片，内为白色絮状茸毛。体轻，气香，味辛。

主要药用部分　

花

◑ 久嗽不止：紫菀三两、款冬花三两，捣筛为散，每服三钱，以水一中盏、生姜半分，煎至六分，去滓温服，每日服三四次。

清肺止咳的藤上果

马 兜 铃

mǎ dōu líng

【功效】清肺化痰，止咳平喘，清肠消痔。

🌿 草部·蔓草类　　止咳平喘药

又名都淋藤、独行根、去南根。其根称青木香，藤称天仙藤。此草蔓生，附木生长，果实像马项上的铃铛，故名马兜铃。

🌿 形态特征

全株无毛。茎有棱，缠绕成团。叶片三角状心形。种子多数，扁平三角形，周围有宽翅。

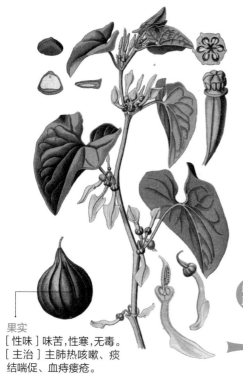

果实
[性味] 味苦,性寒,无毒。
[主治] 主肺热咳嗽、痰结喘促、血痔瘘疮。

🌿 药用价值

马兜铃果实

[性味] 味苦，性寒，无毒。

[主治] 主肺热咳嗽、痰结喘促、血痔瘘疮。（出自《开宝本草》）

治肺气上急，坐息不得，咳逆不止。（甄权）

清肺气，去肺中湿热。（张元素）

马兜铃根

[性味] 味苦、辛，性寒，有小毒。

马志说，本品有毒，不能多服，会使人呕吐、腹泻不止。

[主治] 治诸毒热肿、蛇毒，用水磨成泥，敷患处，一天三四次。加水煮一二两，取汁服，吐蛊毒。将其捣为末，水调后用来涂疔肿，效果好。（出自《新修本草》）

利大肠，治头风、瘙痒、秃疮。（李时珍）

成品选鉴

卵圆状倒卵形，表面黄绿色、灰绿色或棕褐色。质轻而脆。内表面平滑而带光泽，有密集的横向脉纹。气特殊，味苦。

主要药用部分

果实

🌿 实用妙方

◎ 水肿，腹大喘急：用马兜铃煎汤。	◎ 心痛：大马兜铃一个，灯上烧存性，研为末，温酒送服。	◎ 肺气喘急：马兜铃二两，去壳及膜，加酥油半两，拌匀后用慢火炒干，再加炙甘草一两，同研成末。每次取一钱，加水一盏，煎至六成，温服，或噙口中咽服。

止咳化痰药

补虚健体药

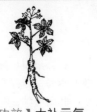

大补元气的"百草之王"

人参

rén shēn

【功效】大补元气，宁神益智，益气生津，补虚扶正，延年益寿。

草部·山草类　　补气药

人参又名黄参、血参、土精、地精。李时珍说，人参为五参之一，色黄属土而补脾胃，生阴血，故有黄参、血参的叫法。人们认为它吸收了土地的精华，所以又叫其地精、土精。

🩺 药用价值

人参根

[性味] 味甘，性微温，无毒。

张元素说，人参得升麻引用，补上焦之元气，泻肺中之火；得茯苓引用，补下焦之元气，泻肾中之火。得麦门冬则生脉，得干姜则补气。

李杲说，人参得黄芪、甘草，乃甘温除大热，泻阴火，补元气，又为疮家圣药。

朱震亨说，参入手太阴经，与藜芦相反。服人参一两，入藜芦一钱，则人参功效尽废。

[主治] 补五脏，安精神，定魂魄，止惊悸，除邪气，明目益智。久服可轻身延年。（出自《神农本草经》）

治胃肠虚冷、心腹胀痛、胸胁逆满、霍乱吐逆。能调中，止消渴，通血脉，破坚积。（出自《名医别录》）

主五劳七伤，止呕哕，补五脏六腑，保中守神。消胸中痰，治肺痿、痫疾、冷气上逆、伤寒不下食。凡体虚、梦多而杂乱者宜加用人参。（甄权）

治男女一切虚症，主发热自汗、眩晕头痛、反胃吐食、疟疾、滑泻久痢、小便频数淋沥、劳倦内伤、中风中暑、痿痹、吐血、咯血、下血、血淋、血崩，胎前、产后诸病。（李时珍）

【发明】李杲说，人参性味甘温，能补肺中元气，肺气旺则四脏之气皆旺，精自生而形体自盛。

张仲景说，患者汗后身热、亡血、脉沉迟，或下痢身凉，脉微血虚，都加用人参。古人治疗血脱用益气的方法，这是因为血不能自主，须得到生阳气的药乃生，阳生则阴长，血才旺。

陶弘景说，人参为药中要品，与甘草同功。

📖 医家名论

《名医别录》中记载，人参生长在上党山谷及辽东等地，二月、四月、八月上旬采根，用竹刀刮去泥土，然后晒干，不能吹风。

李时珍说，现在用的都是辽参。秋冬季采挖的人参坚实，春夏季采挖的人参虚软。辽参连皮的色黄、润如防风，去皮的坚实、色白如粉。假人参都是用沙参、桔梗的根来伪造的。沙参体虚无心而味淡，桔梗根体实有心而味苦。人参则体实有心，味甘，余味无穷。

使用禁忌

不宜与藜芦、五灵脂同用。阴虚内热致吐血者慎用。脾胃实热、肺受火邪、喘嗽痰盛、失血初起、胸膈闷痛、噎嗝便秘、有虫有积者，皆不可用。

🌿 形态特征

多年生宿根草本，高30～60厘米。主根肥厚，肉质，黄白色，圆柱形或纺锤形。茎直立，圆柱形。复叶掌状，叶片椭圆形或微呈倒卵形，边缘有细锯齿。夏季开花，伞形花序，花瓣卵形，淡黄绿色。浆果扁圆形，成熟时鲜红色。

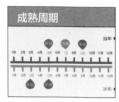

成熟周期

成品选鉴

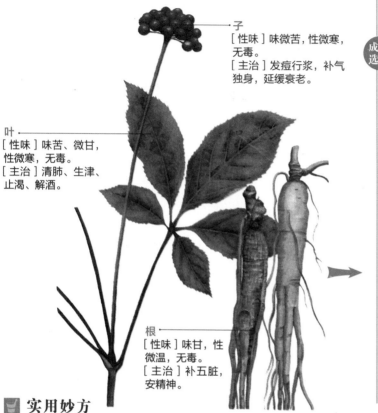

子
[性味] 味微苦，性微寒，无毒。
[主治] 发痘行浆，补气独身，延缓衰老。

叶
[性味] 味苦、微甘，性微寒，无毒。
[主治] 清肺、生津、止渴、解酒。

根
[性味] 味甘，性微温，无毒。
[主治] 补五脏，安精神。

主根呈纺锤形或圆柱形，表面灰黄色，有疏浅断续的粗横纹及明显的纵皱。下部有枝根2～3条，并有多数细长的须根。质较硬，香气特异，味甘。

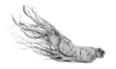

主要药用部分

根

🥄 实用妙方

◐ 治中汤，即理中汤，用来治疗胸痹、心中痞坚、结胸，胁下气逆抢心：取人参、白术、干姜、甘草各三两，加水八升，煮取三升，每次服一升，每日三次，可随症加减。

◐ 四君子汤，用来治脾胃气虚、不思饮食、气虚诸病：人参一钱、白术二钱、白茯苓一钱、炙甘草五分、生姜三片、大枣一枚，加水二杯，煎取一杯，饭前温服，随症加减。

◐ 开胃化痰：人参（焙）二两，半夏（姜汁浸焙）五钱，共研为末，加面粉调糊做丸如绿豆大，每次姜汤送服三十至五十丸。饭后服，每日三次。老少均宜。

中药趣味文化

人参的故事

从前，有两兄弟进山打猎，没想到遇到大雪封山。他们没办法，也没有吃的，只好躲在山洞里。兄弟俩发现洞口长着一种植物，叶子不多，但根的口感却很好，于是兄弟俩靠这种草根活了下来。会觉得浑身很暖和、有力气，但是多吃会流鼻血，吃后不仅不饿了，还有力气。于是兄弟俩就给这种草取名为『人参』。他们又见草根活了下来，靠这种草根活了下来。会觉得浑身很暖和、有力气，但是多吃会流鼻血。吃后不仅不饿了，还有力气。于是兄弟俩见草根呈人形，又有活命之功，就给这种草取名为『人生』。后世的人们渐渐传成『人参』。

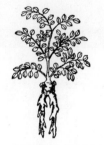

五脏皆补的补气圣药

黄芪

huáng qí

【功效】补气升阳，益卫固表，利水消肿，托疮生肌。

🌿 草部·山草类　　补气药

黄芪又名戴糁、戴椹、独椹、芰草、蜀脂、百本、王孙。芪，也作"耆"。李时珍说，耆，长的意思。黄耆色黄，为补药之长，故名。今通称为黄芪。

🌱 药用价值

黄芪根

[性味] 味甘，性微温，无毒。

《名医别录》载，白水芪性寒主补。

张元素说，黄芪味甘，性温或平，气薄味厚，可升可降，属阴中阳药，入手太阴经、足太阴经气分，又入手少阳经、足少阴经命门。

徐之才说，黄芪与茯苓相使，恶龟甲、白鲜皮。

[主治] 主痈疽、烂疮日久，能排脓止痛。疗麻风病、痔疮、瘰疬，补虚，治小儿百病。（出自《神农本草经》）

治妇人子宫邪气，逐五脏间恶血，补男子虚损、五劳消瘦，止渴，止腹痛、泻利。可益气，利阴气。（出自《名医别录》）

治虚喘、肾虚耳聋，疗寒热，治痈疽发背，内补托毒。（甄权）

益气壮筋骨，生肌补血，破症痕。治瘰疬瘿瘤、肠风、血崩带下、赤白下痢、月经不调、咳痰、头痛，热毒目赤。（出自《日华子本草》）

治虚劳自汗，补肺气，泻肺火、心火，固卫表，养胃气，去肌热及诸经疼痛。（张元素）

主治太阴疟疾、阳维脉的寒热病、督脉的气逆里急。（王好古）

黄芪茎、叶

[主治] 止渴，疗筋挛、痈肿疽疮。（出自《名医别录》）

【发明】陶弘景说，黄芪产于陇西的温补，产于白水的冷补，又有红色的用作膏药，消痈肿。

张元素说，黄芪甘温纯阳，功用有五：一补各种虚损，二益元气，三健脾胃，四祛肌热，五排脓止痛、活血生血、内托阴疽，为疮家圣药。又说黄芪补五脏虚损，治脉弦自汗，泻阴火，祛虚热，无汗用之发汗，有汗用之则止汗。

📖 医家名论

李时珍说，黄芪叶似槐叶但稍微尖小些，又似蒺藜叶但略微宽大些，青白色。开黄紫色的花，大小如槐花。结尖角样果实，长约一寸。根长二三尺，以紧实如箭杆的为好。嫩苗可食用。收取它的果实，在十月下种，就像种菜一样。

苏颂说，黄芪于今河东、陕西州郡多有生长。八月中旬采挖它的根，其皮柔韧、折之如绵，叫作绵黄芪。黄芪有白水芪、赤水芪、木芪几种，功用都差不多，但以白水芪力强，木芪短且纹理横生。

使用禁忌
肾病属阴虚，湿热、热毒炽盛者用黄芪，一般会出现副作用，应禁用。

📛 形态特征

多年生草本。茎直立，上部有分枝。奇数羽状复叶互生，小叶片广椭圆形或椭圆形，下面被柔毛。总状花序腋生，花萼钟状，密被短柔毛，花冠黄色。荚果膜质，半卵圆形，无毛。

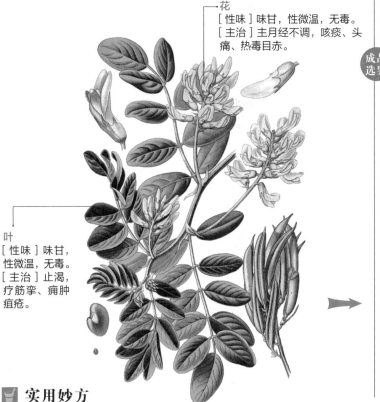

花
[性味] 味甘，性微温，无毒。
[主治] 主月经不调，咳痰、头痛、热毒目赤。

叶
[性味] 味甘，性微温，无毒。
[主治] 止渴，疗筋挛、痈肿疽疮。

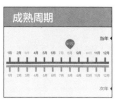
成品选鉴

根圆柱形，有的有分枝，上端较粗，略扭曲。表面淡棕黄色至淡棕褐色，有不规则纵皱纹及横长皮孔，栓皮易剥落而露出黄白色皮部，有的可见网状纤维束。质坚韧，断面强纤维性。气微，味甘，有豆腥味。

主要药用部分

根

🥣 实用妙方

⊙ 小便不通：绵黄芪二钱，加水二盏，煎制成一盏，温服。小儿减半。

⊙ 酒后黄疸：取黄芪二两、木兰一两，共研为末，用温酒送服一方寸匕，每日三次。

⊙ 气虚所致小便混浊：盐炒黄芪半两、茯苓一两，共研为细末，每次服一钱，白开水送服。

⊙ 肠风下血：黄芪、黄连各等份，研为细末，用面调糊做成丸，如绿豆大，每服三十丸，米汤送下。

补虚健体药

中药趣味文化

黄芪的由来

黄芪又叫作戴糁。相传，古时有一位行医的老人叫戴糁，他善针灸术，为人厚道，一生乐于救助他人。后来他遇到一个坠崖的儿童，为了救他而献身了。老人身体很瘦弱，面色淡黄，人们为尊敬他而称他为「黄耆」。老人去世后，他的墓旁生长出一种有甜味，具有补中益气、止汗、利水消肿、托毒生肌作用的草药。人们为纪念他，便将这种草药称为「黄芪」，并用它救治了很多病人。

195

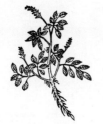

解百毒，调众药

甘草

gān cǎo

草部·山草类　　补气药

【功效】补中益气，清热解毒，祛痰止咳，缓急止痛，调和药性。

甘草又名蜜甘、蜜草、美草、草灵通、国老。国老，即黄帝老师的称呼。甘草可调和七十二种矿石药，解一千二百种草木毒，调和众药有功，所以有国老的称呼。

药用价值

甘草根

[修治] 李时珍说，方书中的炙甘草都是用长流水沾湿后炙，炙熟后刮去红皮，或用浆水炙熟，没有用油酥炙、酒蒸的。一般补中宜炙用，泻火宜生用。

[性味] 味甘，性平，无毒。

[主治] 治五脏六腑寒热邪气，强筋骨，长肌肉，倍气力。生肌，解毒，疗金疮肿痛。久服可轻身、延年益寿。（出自《神农本草经》）

温中益气，用于烦满气短、咳嗽，并能止渴，通经脉，调气血，解百药毒，为九土之精，可调和七十二种矿石药及一千二百种草药之性。（出自《名医别录》）

除腹中胀满、冷痛，能补益五脏，治疗惊痫、肾气不足的阳痿、妇人血淋腰痛。凡体虚有热者宜加用本品。（甄权）

安魂定魄，能补各种劳伤、虚损，治疗惊悸、烦闷、健忘等症，通九窍，利血脉，益精养气，壮筋骨。（出自《日华子本草》）

解小儿胎毒，治惊痫，降火止痛。（李时珍）

甘草梢

[性味] 味甘，性微寒，无毒。

[主治] 生用治胸中积热、祛阴茎中痛，加酒煮延胡索、苦楝子，效果更好。（张元素）

甘草头

[性味] 味甘，性微寒，无毒。

[主治] 生用能行足厥阴、足阳明二经的瘀滞，消肿解毒。（朱震亨）

主痈肿，适宜与吐药配合使用。（李时珍）

【发明】李时珍说，甘草外红中黄，色兼坤离；味厚气薄，滋补脾土，调和众药，有元老的功德；能治各种病邪，有帮助天帝的力量而无人知晓，敛神仙的功力而不归于自己，可说是药中良相。但是，腹满呕吐及嗜酒者患病，不能用甘草；并与甘遂、大戟、芫花、海藻相反。

医家名论

《名医别录》中记载，甘草生长在河西川谷积沙山及上郡。二月、八月的黄道吉日采根，曝晒，十日成。

李时珍说，甘草的枝叶像槐，高五六尺，但叶端微尖而粗涩，好似有白毛，结的果实与相思角相像，成熟时果实自然裂开，子像小扁豆，非常坚硬。现在的人只以粗大、结紧、断纹的为好，称为粉草。质轻、空虚、细小的，其功用都不如粉草。

使用禁忌
腹胀中满者忌服。恶远志。痢疾初作者，不可用。

形态特征

多年生草本，高 30 ~ 70 厘米。主根长且粗大，外皮红褐色至暗褐色。茎直立，被白色短毛。叶片卵圆形、卵状椭圆形或偶近于圆形。花冠淡紫堇色。荚果线状长圆形，镰刀状或弯曲呈环状。种子扁圆形或肾形，黑色光滑。

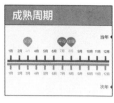

成熟周期

根
[性味] 味甘，性平，无毒。
[主治] 治五脏六腑寒热邪气，长肌肉，倍气力。

梢
[性味] 味甘，性微寒，无毒
[主治] 生用治胸中积热、祛阴茎中痛。

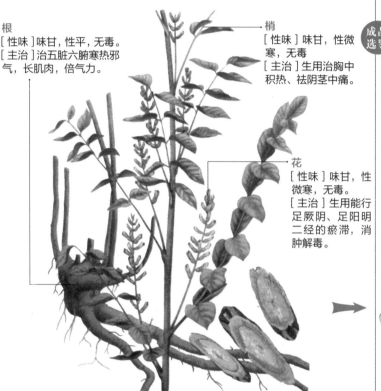

花
[性味] 味甘，性微寒，无毒。
[主治] 生用能行足厥阴、足阳明二经的瘀滞，消肿解毒。

成品选鉴

干燥根呈长圆柱形，不分枝，外皮显红棕色、棕色或灰棕色，具明显的皱纹、沟纹及稀疏的细根痕。质坚实而重。以外皮细紧、有皱沟、红棕色、质坚实、粉性足、断面黄白色者为佳。外皮粗糙、灰棕色、质松、粉性小、断面深黄色者为次。外皮棕黑色、质坚硬、断面棕黄色、味苦者不可入药。

主要药用部分

根

实用妙方

⊙ 伤寒，心悸，脉结代：用甘草二两，加水三升，煮至一升半，服七合，每日一次。

⊙ 伤寒咽痛（少阴症），用甘草汤：取甘草二两，蜜水炙过，加水二升，煮成一升半，每服五合，每日两次。

⊙ 肺热喉痛（有痰热者）：用炒甘草二两、桔梗一两（淘米水浸一夜），加阿胶半斤、水一盅半，煎服，每服五钱。

⊙ 肺痿，见吐涎沫、头昏眩、小便频数，但不咳嗽，用甘草干姜汤：取炙甘草四两、炮姜二两，加水三升，煮至一升半，分几次服。

补虚健体药

中药趣味文化

『甘草』源于『干草』

西汉时期，有位郎中外出给乡民治病未归，家里来了很多求医的人。郎中妻子暗自琢磨，丈夫替人看病，不就是常用那些草药嘛。她想起灶前有一大堆草棍子，就把这些小棍子切成小片，发给那些前来看病的人。乡民每人拿药致谢而去。过了几天，好几个人拎了礼物来答谢郎中，说吃了他留下的草药，病就好了。从那时起，郎中就把『干草』当作中药使用，又用它来调和百药，每帖药都加一两钱。从此，『甘草』一直沿用下来。

197

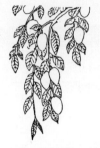

养脾胃的"天然维生素丸"

枣

zǎo

【功效】润心脾，补五脏，补中益气，养血安神。

果部·五果类　　补气药

陆佃《埤雅》中说，大的为枣，小的为棘。棘也就是酸枣。枣原产于我国，分布于南北各地，耐寒、耐旱，对土壤要求不高，品种繁多，营养丰富。

药用价值

生枣（生品）

[性味] 味甘、辛，性热，无毒。

多食令人寒热。凡体虚瘦弱的人不能吃。

孙思邈说，多食令人热渴膨胀，动脏腑，损脾元，助湿热。

大枣（干品）

[释名] 干枣、美枣、良枣。

吴瑞说，此即晒干的大枣，味最良美，故宜入药。

[性味] 味甘，性平，无毒。

《日华子本草》中记载，有齿病、疳病、肠内蛔虫的人不宜吃。枣忌与葱同食，否则令人五脏不和。枣与鱼同食，令人腰腹痛。

李时珍说，现在的人蒸枣大多用糖、蜜拌过，这样长期食用，最损脾，助湿热。另外，枣吃多了，令人齿黄生虫。

[主治] 主心腹邪气，安中，养脾，平胃气，通九窍，助十二经，补少气、少津液、身体虚弱，疗大惊、四肢重，能调和百药。（出自《神农本草经》）

能补中益气，坚志强力，除烦闷，疗心下悬，除肠癖。（出自《名医别录》）

润心肺，止咳，补五脏，治虚损，除肠胃癖气。和光粉烧，治疳痢。（出自《日华子本草》）

主补津液，洗心腹邪气，和百药毒，通九窍，补不足气。煮食补肠胃，肥中益气第一。小儿患秋痢，与虫枣食，良。（孟诜）

可解乌头、附子、天雄毒。（徐之才）

和阴阳，调荣卫，生津液。（李杲）

枣核

[性味] 味苦，性平，无毒。

[主治] 三岁陈核中仁，燔之，味苦，主腹痛邪气。（出自《名医别录》）

核，烧、研，掺胫疮良。（李时珍）

医家名论

苏颂说，华北地区都产枣，唯以青州出产的特佳。晋州、绛州的枣虽大，但不及青州的肉厚，江南的枣坚燥少脂。枣的种类也有很多。

李时珍说，枣树的木心是红色的，枝上有刺。枣树四月生小叶，尖亮、有光泽，五月开小花，色白微青。枣树各处都有栽种，只有青州、晋州所产的枣肥大甘美，入药为好。

使用禁忌
凡有痰湿、积滞、齿病、虫病者，均不相宜。心下痞、中满呕吐者忌之。多食动风，脾反受病。小儿疳病不宜食，患痰热者不宜食。胃痛气闭者、蛔结腹痛及一切诸虫为病者，均不能食。

形态特征

有长枝（枣头）和短枝（枣股），长枝"之"字形曲折。叶长椭圆状卵形，先端微尖或钝，基部歪斜。花小，黄绿色，8～9朵簇生于脱落性枝（枣吊）的叶腋，呈聚伞花序。核果长椭圆形，暗红色。

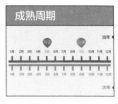

成熟周期

叶
[性味] 味甘，性平，无毒。
[主治] 平胃气，通九窍。

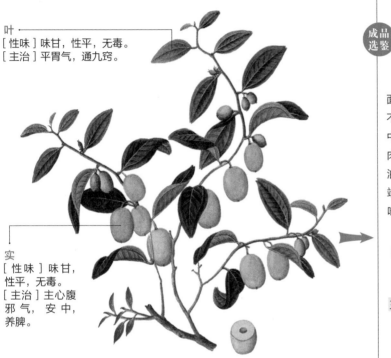

实
[性味] 味甘，性平，无毒。
[主治] 主心腹邪气，安中，养脾。

成品选鉴

椭圆形或球形，表面暗红色，略带光泽，有不规则皱纹。外果皮薄，中果皮棕黄色或淡褐色。肉质、柔软、富糖性而油润。果核纺锤形，两端锐尖，质坚硬。气微香，味甘。

主要药用部分

果实

实用妙方

○ **调和胃气**：大枣去核，用缓火烤燥，研为末，加少量生姜末，白开水送服。

○ **反胃吐食**：取大枣（去核）一枚、斑蝥（去头、翅）一个，将斑蝥放大枣内煨熟后，去斑蝥，空腹用白开水送下。

○ **妇女脏躁，悲伤欲哭**：用大枣汤：大枣十枚、小麦一升、甘草二两，诸药合并后研末，每次取一两，水煎服。

○ **烦闷不眠**：大枣十四枚、葱白七根，加水三升煮成一升，一次服下。

○ **上气咳嗽**：取大枣（去核）二十枚，将酥四两用微火煎后，倒入枣肉中渍尽酥，取枣收存。常含一枚，微微咽汁。

中药趣味文化

『天界仙果』

传说，枣本是天界仙果，西王母派金童玉女带两枚仙枣到人间，奖赏给治水有功的禹王。金童玉女却在半路上偷吃了仙枣。西王母知道后把他俩变成两枚枣核打下凡间，从此世上便有了枣。可这时的枣虽香甜可口，熟后却是白色的。一次，西王母到人间巡视，摘枣时不慎被枣刺刺伤了手指，血滴到枣上。从此，白枣便变成红枣。又因沾了王母娘娘的仙气，所以红枣便有了治病和驻颜长寿的功能。

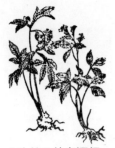

通治全身疾病的补血圣药

当归

dāng guī

【功效】补血调经，活血，散寒止痛，润肠通便。

当归又名乾归、山蕲、白蕲、文无。"蕲"为古"芹"字。当归调血，为妇人要药，有思念丈夫的意思，所以有当归一名。

| 草部·芳草类 | 补血药 |

🌿 药用价值

当归根

[修治] 张元素说，当归头止血，归尾破血，归身和血，全用则一破一止。先用水将当归洗净。治上用酒浸，治外用酒洗过，用火焙干或晒干，入药。

李时珍说，治上部疾患宜用当归头；疗中部疾患宜用归身；治下部病症主选归尾；通治一身疾病就用全当归。当归晒干，趁热用纸封好，密闭收藏在瓮中，可防虫蛀。

[性味] 味甘，性温，无毒。

徐之才说，当归恶䓖茹、湿面，畏菖蒲、海藻、牡蒙、生姜，制雄黄。

[主治] 主咳逆上气、温疟寒热、妇人漏下、不孕不育，及各种恶疮金疮，宜煮汁饮服。（出自《神农本草经》）

能温中止痛，除客血内塞、中风汗不出、湿痹中恶、客气虚冷，还可补五脏，生肌肉。（出自《名医别录》）

能止呕逆，治虚劳寒热、下痢、腹痛、齿痛、妇人血淋腰痛及崩漏，可补各种虚损。（甄权）

治一切风寒，补一切血虚、劳损。能破恶血，生新血，还可治症瘕、肠胃冷。（出自《日华子本草》）

治头痛、心腹诸痛，能润肠胃、筋骨、皮肤，还可治痈疽，排脓止痛，和血补血。（李时珍）

主痿弱无力、嗜卧、足下热痛。治冲脉为病，气逆里急。疗带脉为病，腹痛，腰部冷痛。（王好古）

【发明】张元素说，当归作用有三：一为心经本药，二能和血，三治各种疾病夜晚加重的。凡是血分有病，必须用。血壅不流则痛，当归之甘温能和血，辛温能散内寒，苦温能助心散寒，使气血各有所归。

📖 医家名论

《名医别录》中记载，当归生长在陕西的川谷中，二月、八月采根阴干用。

李时珍说，当归以秦州陇西产的头圆尾多、色紫气香、肥润的，质量最佳，名马尾归。头大尾粗、色白坚枯的，是镵头归，只适合入发散药中使用。

使用禁忌

湿阻中满及大便溏泻者慎服。肠胃薄弱、泄泻溏薄者及一切脾胃病，见恶食、不思食及食不消者，并禁用之。胎前、产后亦不得用。

形态特征

多年生草本，高 0.4 ~ 1 米。根圆柱状，多肉质须根，黄棕色，香气浓郁。茎直立，有纵深沟纹，光滑无毛。叶呈羽状分裂，裂片卵形或卵状披针形，边缘有缺刻锯齿。复伞形花序顶生，花瓣长卵形。果实椭圆形至卵形，侧棱有薄翅。

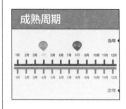

成熟周期

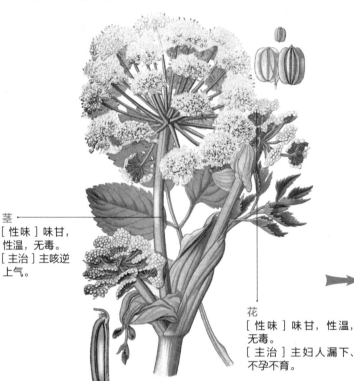

茎
[性味] 味甘，性温，无毒。
[主治] 主咳逆上气。

花
[性味] 味甘，性温，无毒。
[主治] 主妇人漏下、不孕不育。

成品选鉴

根头及主根粗短，略呈圆柱形，多弯曲，长短不等，表面黄棕色或棕褐色。质坚硬，香气浓郁，味甘。以主根粗长、油润、外皮色棕、肉质饱满、断面色黄白、气浓香者为佳。

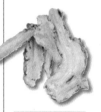

主要药用部分

根

实用妙方

◉ 鼻出血不止：取当归焙干，研细，每次服一钱，米汤送下。

◉ 尿血：用当归四两，锉碎，加酒三升，煮取一升，一次服下。

◉ 头痛欲裂：用当归二两，加酒一升，煮至六合饮下，一日两次。

◉ 视物昏花，用六一丸补气养血：取当归（生晒）六两、附子（炮）一两，共研末，炼蜜为丸，如梧桐子大，每次服三十丸，温酒送下。

中药趣味文化

当归不归，娇妻改嫁

西周时有个新婚青年要上山采药，对妻子说三年后回来，谁知三年后仍不见回来。妻子因思念丈夫而忧郁，得了妇女病，只好改嫁。后来青年回来了。妻子哭诉道：『三年当归你不归，音讯只字也不回，如今我已错嫁人，心如刀割真悔恨。』青年也懊悔自己没有按时回来，遂把采集的草药根拿给妻子治病，竟治好了她的妇女病。为吸取『当归不归，娇妻改嫁』的悲剧教训，青年便把这种草药根叫『当归』。

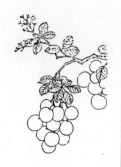

驻颜有术，不是梦想

龙眼

lóng yǎn

【功效】补益心脾，养血安神。

果部·夷果类　　补血药

龙眼又名龙目、圆眼、益智、亚荔枝、荔枝奴、骊珠、燕卵、蜜脾、鲛泪、川弹子、桂元。龙眼、龙目，都是因其外形而得名。龙眼味甘归脾，能益人智，故名益智。

🌿 药用价值

龙眼果实

[性味] 味甘，性温，无毒。

苏恭说，龙眼味甘、酸，性温。

李廷飞说，生龙眼用开水淘过食，不动脾。

[主治] 主五脏邪气，能安志，治厌食。（出自《神农本草经》）

能健脾开胃，补虚长智。（李时珍）

久服强魂，通神明，轻身不老。（出自《名医别录》）

养血安神，长智敛汗，开胃益脾。（出自《滇南本草》）

润肺止咳。（出自《本草通玄》）

壮阳益气，补脾胃。治妇人产后浮肿、气虚浮肿、脾虚泄泻。（出自《泉州本草》）

龙眼核

[性味] 味苦、涩，性平，无毒。

[主治] 取龙眼核六枚，同胡椒二七枚研末，遇汗出即擦之，治狐臭。（李时珍）

治瘰疬，消肿、排脓、拔毒，并治目疾。（出自《本草再新》）

可擦狐臭，熏脑漏，敷疮癣，又止金疮出血。（出自《岭南采药录》）

龙眼叶

[性味] 味甘、淡，性平，无毒。

[主治] 洗疔、痔、疳疮、烂脚。（出自《本草求原》）

治疳疔，杀虫，作茶饮可明目。嫩叶蒸水，加冰片搽眼治眩烂。（出自《生草药性备要》）

龙眼花

[性味] 味甘，性平，无毒。

[主治] 诸种淋证，龙眼花煎汤服；下消、小便如豆腐，取龙眼花一两，与猪肉炖食，食三至五次。（出自《泉州本草》）

【发明】李时珍说，食品以荔枝为贵，而补益则以龙眼为良，因荔枝性热，而龙眼性平和。严用和《济生方》中治思虑过度伤心脾，有归脾汤。

📖 医家名论

苏颂说，今闽、广、蜀等出荔枝的地方都有龙眼。龙眼树高二三丈，像荔枝而枝叶微小，冬季不凋。春末夏初，开细白花。七月果实成熟，壳为青黄色，有鳞甲样的纹理，圆形，大如弹丸。核像木梡子但不坚，肉薄于荔枝，白而有浆，甘甜如蜜。龙眼树结果实非常多，每枝结二三十颗，呈穗状，像葡萄。

李时珍说，龙眼树性畏寒，白露后才可采摘，可晒焙成龙眼干。

使用禁忌
内有痰火及湿滞饮停者忌服。心肺火盛、中满呕吐及气膈郁结者忌用。

🌿 形态特征

　　常绿乔木，高 10 米左右。小枝粗壮，被微柔毛。叶片薄革质，长圆状椭圆形至长圆状披针形，有光泽。花序顶生和近枝腋生，花瓣乳白色，披针形。果近球形，核果状，不开裂，黄褐色或灰黄色，外面稍粗糙。种子茶褐色，有光亮。

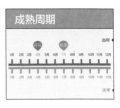

成熟周期

果实
[性味] 味甘，性温，无毒。
[主治] 主五脏邪气，能安志，治厌食。

叶
[性味] 味甘、淡，性平，无毒。
[主治] 能健脾开胃，补虚长智。

成品选鉴

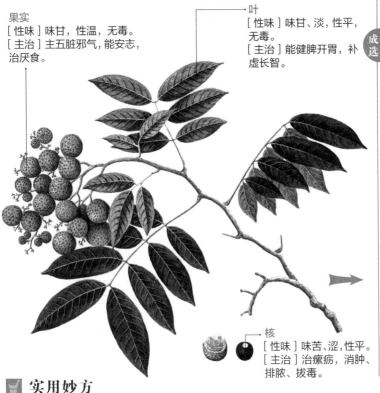

　　假种皮为不规则块片，黄棕色至棕色，半透明。内面光亮，有细纵皱纹。质柔润，有黏性。气微香，味甘。以粒大、色黄棕、肉厚且半透明、甜味浓者为佳。

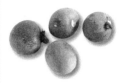

主要药用部分

果实

核
[性味] 味苦、涩，性平。
[主治] 治瘰疬，消肿、排脓、拔毒。

🥄 实用妙方

◯ 治思虑过度，劳伤心脾，健忘怔忡，虚烦不眠，自汗惊悸，用归脾汤：龙眼肉、酸枣仁（炒）、黄芪（炙）、白术（焙）、茯神各一两，木香、人参各半两，炙甘草二钱半，切细。每次取五钱，加生姜三片、大枣一枚、水二盏煎成一盏，温服。

◯ 温补脾胃，助精神：龙眼肉不拘多少，入好烧酒内浸百日，常饮数杯。

◯ 治脾虚泄泻：龙眼干十四粒、生姜三片，煎汤服用。

◯ 妇人产后浮肿：龙眼干、生姜、大枣各等份，煎汤服用。

补虚健体药

中药趣味文化

有关龙眼的考证

　　龙眼原产于我国南方，栽培历史可追溯到两千多年前的汉代。北魏贾思勰《齐民要术》中云：『龙眼一名益智，一名比目。』因其成熟于桂树飘香时节，俗称桂元。古时被列为重要贡品。宋代，龙眼已在泉州普遍种植。北宋泉州府同安县人苏颂的《图经本草》中载：『龙眼生南海山谷中，今闽、广、蜀道出荔枝之处皆有之。』南宋，泉州郡守王十朋赞颂龙眼：『绝品轻红扫地无，纷纷万木以龙呼，实如益智非为药，味比荔支真是奴。』

203

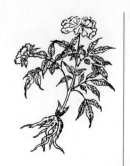

白芍补益而赤芍泻利

芍药

sháo yào

芍药又名将离、梨食、白术、余容、铤。白的叫金芍药，赤的叫木芍药。李时珍说，芍药，犹绰约也。绰约，指美好的样子。此草花容绰约，故名。

【功效】养血敛阴，平抑肝阳。

🌸 草部·芳草类 ┊ 补血药

🍵 药用价值

芍药根

[性味] 味苦、酸，性微寒，无毒。

王好古说，芍药味酸而苦，气薄味厚，属阴，主降，为手太阴、足太阴行经药，入肝、脾血分。

徐之才说，芍药恶石斛、芒硝，畏鳖甲、小蓟，反藜芦。

李时珍说，芍药与白术同用，补脾；与川芎同用，泻肝；与人参同用，补气；与当归同用，补血；用酒炒，补阴；与甘草同用，止腹痛；与黄连同用，止泻利；与防风同用，发痘疹；与生姜、大枣同用，温经。

[主治] 主邪气腹痛，除血痹，破坚积，疗寒热、疝气，止痛，利小便，益气。（出自《神农本草经》）

可通利血脉，缓中，散恶血，逐贼血，去水气，利膀胱、大肠、小肠，消痈肿，治感受时行病邪之恶寒发热、中恶腹痛、腰痛。（出自《名医别录》）

治脏腑壅滞，能强五脏，补肾气，治时疾骨蒸潮热、妇人经闭，能蚀脓。（甄权）

主妇人一切病，治风补劳，退热、除烦、益气，治惊狂头痛、目赤，肠风下血、痔漏、发背、疥疮。（出自《日华子本草》）

能泻肝火，安脾肺，降胃气，止泻利，固

腠理，和血脉，收阴气，敛逆气。（张元素）

止下痢腹痛、里急后重。（李时珍）

【发明】朱震亨说，芍药泻脾火，性味酸寒，冬天使用必须用酒炒过。凡是腹痛因血脉凝涩所致的，也必须用酒炒过后用。然而芍药只能治血虚腹痛，其他的并不治，因其没有温散的作用。下痢腹痛必须炒过用，里急后重者不炒。产后不能用芍药，因芍药的酸寒会克制生发之气。

📖 医家名论

《名医别录》中记载，芍药生长在中岳川谷及丘陵，二月、八月采根晒干。

马志说，芍药有赤、白两种，其花也有赤、白两种颜色。

李时珍说，古人言洛阳牡丹、扬州芍药甲天下。如今药方中所用的，也绝大多数取扬州所产的芍药。芍药十月生芽，到春天才长，三月开花。其品种有三十多种，有千叶、单叶、楼子等不同。入药宜用单叶的根，气味全厚。根的颜色与花的赤、白颜色相应。

使用禁忌

虚寒之证不宜单独应用。凡中寒腹痛、中寒作泄、腹中冷痛、肠胃中觉冷等忌之。脾虚寒而痞满难化者忌用。

形态特征

多年生草本，高 40～70 厘米。根肥大，呈圆柱形或纺锤形，外皮棕红色。茎直立，光滑无毛。顶生叶片较大，倒卵形或阔卵形；侧生叶片稍小，椭圆状倒卵形或卵形。花瓣倒卵形。果长圆形，表面粗糙。种子近球形，蓝黑色。

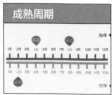

成熟周期

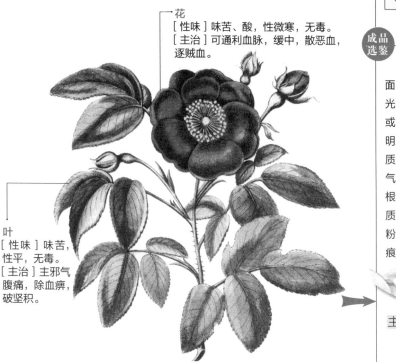

花
[性味] 味苦、酸，性微寒，无毒。
[主治] 可通利血脉，缓中，散恶血，逐贼血。

叶
[性味] 味苦，性平，无毒。
[主治] 主邪气腹痛，除血痹，破坚积。

圆柱形，毫白芍表面粉白色或类白色，较光滑；杭白芍表面棕色或浅棕色，较粗糙，有明显的纵皱纹及细根痕。质坚实而重，不易折断。气微，味微苦而酸。以根粗长匀直、皮色光洁、质坚实、断面粉白色、粉性大、无白心或裂断痕者为佳。

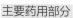

主要药用部分

根

实用妙方

○ 腹中虚痛：白芍药三钱、炙甘草一钱，加水二盏，煎取一盏，温服。夏季加黄芩五分，恶寒加肉桂一钱，冬季大寒加肉桂一钱。

○ 脚气肿痛：白芍药六两、甘草一两，共研末，用白开水点服。

○ 消渴引饮：白芍药、甘草各等份，共研末，每次取一钱，用水煎服，日服三次。

○ 崩中下血，小腹痛：白芍药一两，炒为黄色；柏叶六两，微炒过。每次取二两，加水一升，煮取六合，然后加酒五合，再煎成七合，分作两次服，空腹服。也可将两药共研为末，每次用酒送服二钱。

补虚健体药

中药趣味文化

【花相】芍药

芍药是我国的传统名花，它的花色、花形极为繁多且奇特。自菏泽花农近年育出绿色芍药之后，芍药也如同『花王』牡丹一样，实现了『红、黄、白、粉、蓝、黑、紫、绿、复』九大色系的完整系统。宋代郑樵的《通志略》中载：『芍药著于三代之际，风雅所流咏也。』唐代以后，人们又把芍药与牡丹并称『花中二绝』『世谓牡丹为花王，芍药为花相』。这些都足以证明芍药在我国历代人们心目中的崇高地位。

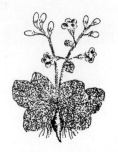

生精补血的天赐良药

地黄

dì huáng

【功效】补血养阴，填精益髓，清热凉血。

草部·隰草类 　　　补血药

地黄又名芐（音"户"）、芑（音"起"）、地髓。生地黄可用水浸验之，浮在水面的名天黄，半沉的名人黄，沉的名地黄。入药以沉的为佳，半沉次之，浮的不堪用。

药用价值

地黄叶

[性味] 味微苦，性寒，无毒。

[主治] 主恶疮似癞。患此病十年者，先用盐水清洗，然后将地黄捣烂，每天涂抹患处。（出自《千金方》）

地黄实

[性味] 味甘，性温，无毒。

[主治] 四月采集，阴干，捣成末，用水送服一方寸匕，每日三次，功效与地黄根相当。（出自《本草图经》）

地黄花

[性味] 味甘，性温，无毒。

[主治] 研末食用，功同地黄根。如肾虚腰脊疼痛，将其研为末，用酒送服一方寸匕，每日三次。

干地黄（根）

[性味] 味甘、苦，性寒，无毒。

[主治] 主元气受伤，驱逐血痹，填骨髓，长肌肉。煎汤能除寒热积聚及风湿麻木。治跌打损伤。长期服用可轻身不老，生用疗效更好。（出自《神农本草经》）

生地黄（根）

[性味] 味甘、苦，性寒，无毒。

[主治] 妇人崩中血气不止、产后血气上迫于心致闷绝、胎漏下血、堕坠骨折、瘀血出血、鼻出血、吐血，都宜捣汁服用。（出自《名医别录》）

熟地黄（根）

[性味] 味甘，性微温，无毒。

[主治] 填骨髓，长肌肉，生精补血，补益五脏内伤、虚损不足，通血脉，利耳目，黑须发，治男子五劳七伤，女子伤中气、子宫出血、月经不调、产前产后百病。（李时珍）

【发明】李时珍说，《神农本草经》所说的干地黄，是阴干、晒干、烘干的，因此说生用效果更好。干地黄与熟地黄，虽然主治相同，但凉血、补血的作用稍有区别。

李时珍说，据王硕《易简方》所说，男子多阴虚，适宜用熟地黄；妇女多血热，适宜用生地黄。又说，生地黄能生精血，用天门冬引入所生之处；熟地黄能补精血，用麦门冬引入所补之处。

医家名论

李时珍说，现在的人们以怀庆产的地黄为上品，它的嫩苗初生时贴地，叶如山白菜而毛涩，叶面深青色，不分丫杈。结的果实如小麦粒。根长四五寸，细如手指。皮赤黄色，像羊蹄根或胡萝卜根，晒干后成黑色。

使用禁忌

脾胃虚弱、气滞痰多、腹满便溏者忌服。气郁之人用，能窒碍胸膈，用前宜斟酌。

🪶 形态特征

　　多年生草本，全株有白色长柔毛和腺毛。叶成丛，倒卵状披针形，边缘有不整齐的钝齿，叶面皱缩，下面略带紫色。花茎由叶丛抽出，花冠钟形，唇状，紫红色，内面常有黄色带紫的条纹。蒴果球形或卵圆形，具宿萼和花柱。

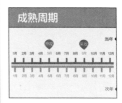

成熟周期

叶
[性味] 味微苦，性寒，无毒。
[主治] 治恶疮似癞。

花
[性味] 味甘，性温，无毒。
[主治] 治肾虚腰脊疼痛。

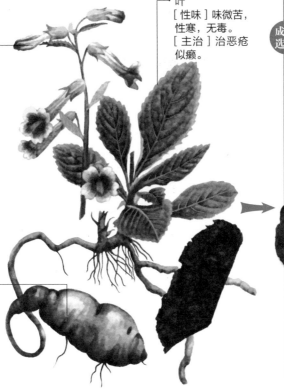

根
[性味] 味甘、苦，性寒，无毒。
[主治] 治元气受伤，驱逐血痹，填骨髓。

成品选鉴

　　熟地黄为不规则的块状，内外均呈漆黑色，有光泽，外表皱缩不平。质柔软。味甘。以块根肥大、软润、内外乌黑、有光泽者为佳。

主要药用部分

根

🥄 实用妙方

◑ 补虚除热，止吐血、咯血，去痈疖，用地黄煎：用生地黄不拘多少，三捣三压，取全部汁，装入瓦器中，盖严，放热水上煮至剩一半汁，去渣再煎成糖稀状，做成弹子大小的丸子。每次用温酒送服一丸，一天两次。

◑ 地黄粥，补血生精：熟地黄（切）二合，与米同放入锅中煮，待熟后加酥二合、蜜一合炒香，然后放入锅中煮熟食用。

◑ 吐血咳嗽：将熟地黄焙干，研为末，用酒送服一钱，一天三次。

中药趣味文化

地黄的由来

　　据说，唐朝某年，黄河下游地区瘟疫流行，无数老百姓因瘟疫而死亡。当地的县官到神农山药王庙祈求神灵庇佑，意外得到了一株草药。这种草药的根块大而短，颜色微黄，形状很像山萝卜，味道发苦。因为是皇天赐药，所以此药被称为『地皇』。神农山北草洼有很多这种药，县太爷命人上山采挖，用这种药救治了很多百姓。后来老百姓把它拿回来种植，当作草药使用。因为它的颜色发黄，便把它叫作『地黄』。

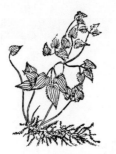

补肾阳，壮筋骨，祛风湿

淫羊藿

yín yáng huò

草部·山草类　　　**补阳药**

【功效】补肾壮阳，祛风除湿，强筋健骨。

淫羊藿又名仙灵脾、放杖草、弃杖草、千两金、干鸡筋、黄连祖、三枝九叶草、刚前。李时珍说，豆叶叫藿，淫羊藿的叶像豆叶，所以也叫藿。

🌿 药用价值

淫羊藿叶

[修治] 雷敩说，凡用时，用夹刀夹去叶四周的花枝，每一斤用羊脂四两拌炒，等脂尽为度。

[性味] 味辛、甘，性温，无毒。

李时珍说，淫羊藿味甘、微辛，性温。

徐之才说，淫羊藿与山药、紫芝相使，用酒炒用，效果更佳。

[主治] 治阳痿绝伤、阴茎疼痛。能利小便，益气力，强志。（出自《神农本草经》）

坚筋骨、消瘰疬赤痈。外洗杀虫，疗阴部溃烂。男子久服，有子。（出自《名医别录》）

治男子亡阳不育、女子亡阴不孕、老人昏耄、中年健忘、一切冷风劳气、筋骨挛急、四肢麻木。能补腰膝，强心力。（出自《日华子本草》）

主阳痿，益气力，强志，利小便。主瘰疬赤痈及下部有疮，洗出虫。（出自《本草经疏》）

补肾虚，助阳。治偏风、手足不遂，四肢、皮肤不仁。（出自《医学入门》）

淫羊藿根

[性味] 味辛、甘，性温，无毒。

[主治] 主肾虚阳痿、小便淋沥、喘咳、风湿痹痛。

治男子虚淋、白浊、头眩及妇人白带、经水不调，并治吼喘。（出自《分类草药性》）

【发明】李时珍说，淫羊藿味辛，气香，性温不寒，能益精气，为手足阳明、三焦、命门的药物，肾阳不足的人尤其适宜。

📖 医家名论

苏恭说，现在各地都有产淫羊藿。它的叶像豆叶而圆薄，茎细且坚硬，俗称仙灵脾。

苏颂说，江东、陕西、泰山、汉中、湖湘间都有淫羊藿。它的茎像粟秆，叶青像杏，叶上有刺，根为紫色、有须。四月开白花，也有开紫色花的。五月采叶晒干。湖湘生长的，叶像小豆，枝茎紧细，经冬不凋，根像黄连。关中称它为三枝九叶草，苗高一二尺，根、叶都可用。

李时珍说，此物生于大山中，一根多茎，茎粗像线，高一二尺。一茎上有三个分枝，一个分枝上有三片叶，叶长二三寸，像杏叶和豆藿，表面光滑、背面色淡，很薄而有细齿，有小刺。

使用禁忌

阴虚而相火易动者禁服。虚阳易举、梦遗不止、便赤口干、强阳不痿者忌之。

形态特征

多年生草本，高 30 ~ 40 厘米。根茎长，横走，质硬。叶片薄革质，卵形至长卵圆形，边缘有细锯齿。总状花序，花大，黄白色或乳白色，花萼卵状披针形，花瓣近圆形，花柱长。果纺锤形，成熟时分裂。

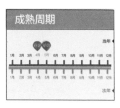

成熟周期

叶
[性味] 味辛、甘，性温，无毒。
[主治] 治阳痿绝伤、阴茎疼痛。

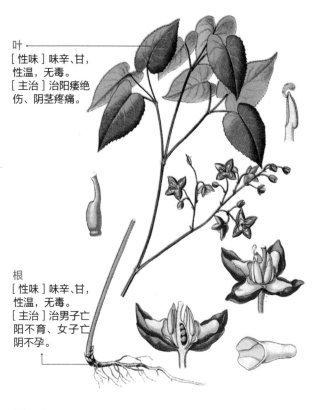

成品选鉴

干燥茎为细长圆柱形，中空，棕色或黄色，具纵棱，无毛。叶片呈卵状心形，薄如纸而有弹性。有青草气，味辛、甘。以梗少、叶多、色黄绿、不破碎者为佳。

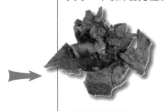

根
[性味] 味辛、甘，性温，无毒。
[主治] 治男子亡阳不育、女子亡阴不孕。

主要药用部分

　根　　　叶

实用妙方

◉ 仙灵脾酒，治疗阳痿、腰膝冷及半身不遂：淫羊藿一斤，用酒一斗浸泡，春夏季泡三天，秋冬季则泡五天，每天饮用，但不能大醉。

◉ 三焦咳嗽，腹满而不思饮食，气不顺：用淫羊藿、覆盆子、五味子（炒）各一两，共研为末，加熟蜜调和，做成如梧桐子大的药丸。每次服二十丸，用姜茶送服。

◉ 目昏生翳：用淫羊藿、生王瓜（红色的小栝蒌）各等份研为末，每次用茶水送服一钱，一天两次。

有助生殖功能的中药

南北朝时期的名医陶弘景，对淫羊藿的发现与研究颇有贡献。当时，一些牧羊人发现，羊啃吃一种小草之后，发情的次数特别多，公羊的性功能明显提高，与母羊交配的次数增多，交配时间也延长了。陶弘景无意中听牧羊人谈及此事后，就亲自去观察。最终，认定该小草有壮阳作用，也将这种草用于阳痿等病的治疗中。由于它能使羊的淫性增强，因此将其命名为『淫羊藿』。

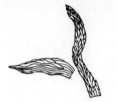

补肾壮阳的"沙漠人参"

肉苁蓉

ròu cōng róng

【功效】补肾阳，益精血，润肠通便。

🌿 草部·山草类　　补阳药

肉苁蓉又名肉松容、黑司命。李时珍说，此物补而不峻猛，所以有从容之号。《神农本草经》中载，去鳞甲，黑汁，薄切，和山芋、羊肉可作羹，极美味。

🔖 药用价值

肉苁蓉茎

[修治] 雷敩说，使用肉苁蓉，须先用清酒浸一夜，到天明的时候用棕刷去沙土、浮甲，从中心劈开，去掉一重像竹丝草样的白膜后，放入甑中，从午时蒸至酉时，取出后用酥炙就好了。

[性味] 味甘、咸，性微温，无毒。

[主治] 主五劳七伤，补中，除阴茎寒热痛，养五脏，强阴，益精气。治妇女腹内积块，久服则轻身益髓。（出自《神农本草经》）

除膀胱邪气及腰痛，止痢。（出自《名医别录》）

能益髓，使面色红润，延年益寿。大补，有壮阳之功，并疗女子血崩。（甄权）

治男子阳衰不育、女子阴衰不孕。能滋五脏，生肌肉，暖腰膝。疗男子遗精、遗尿，女子带下、阴痛。（出自《日华子本草》）

白酒煮烂顿食，治老人便燥闭结。（出自《本草经疏》）

暖腰膝，健骨肉，滋肾肝精血，润肠胃结燥。滋木清风，养血润燥，善滑大肠。补精益髓，悦色延年。（出自《玉楸药解》）

养命门，滋肾气，补精血之药也。主男子丹元虚冷而阳道久沉、妇人冲任失调而阴气不治。（出自《本草汇言》）

治妇人癥瘕。止泄精遗溺，除茎中热痛。

老人燥结，宜煮粥食之。（出自《本经逢原》）

【发明】王好古说，命门相火不足的人，用肉苁蓉补之，因其为肾经血分药。凡是服用肉苁蓉来治肾，必妨心。

苏颂说，西部地区的人多将肉苁蓉当作食物，只刮去鳞甲，用酒浸洗去黑汁，切成薄片，和山芋、羊肉一起作羹，味道非常好，有益人体，胜过服用补药。

寇宗奭说，将肉苁蓉洗去黑汁，则气味都没有了。只有嫩的部分才可以用来作羹，老的部分味苦。

🔖 医家名论

吴普说，肉苁蓉生于河西山阴地，呈丛生状，二月至八月采挖。

陶弘景说，肉苁蓉生时像肉，用来做羊肉羹，补虚乏非常好，也可以生吃。河南有很多地方栽种，现在以陇西生长的为最好，形扁柔润，多花而味甘。其次是北方生长的，形短而少花。巴东、建平一带也有，但质量不好。

陈嘉谟说，如今的人将嫩松梢用盐润后，以假冒肉苁蓉，不能不辨别。

使用禁忌
胃弱便溏、相火旺者忌服。泄泻者禁用。肾中有热、强阳易兴而精不固者忌用。火盛便闭、心虚气胀者，皆禁用。

形态特征

多年生寄生草本，茎肉质，叶成螺旋状排列，淡黄白色。穗状花序，花萼钟状，花冠筒状钟形，近半圆形，花黄白色、淡紫色，干后变棕褐色；花柱细长，顶端内折，柱头近球形。蒴果卵形，褐色。种子小而多，椭圆状卵形，表面网状，有光泽。

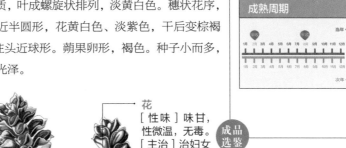

成熟周期

花
[性味]味甘，性微温，无毒。
[主治]治妇女腹内积块，久服则轻身益髓。

茎
[性味]味甘、咸，性微温，无毒。
[主治]主五劳七伤，补中，除阴茎寒热痛。

成品选鉴

长圆柱形，表面灰棕色或棕褐色，有纵沟。质坚实，不易折断。断面棕色，表面和断面在光亮处有时可见结晶样小亮点。气微，味甘，略咸。以条粗壮、密生鳞叶、质柔润者为佳。

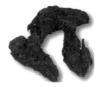

主要药用部分

茎

实用妙方

● 补益劳伤，治精败面黑：用肉苁蓉四两，加水煮烂后切薄片，焙干研末，与羊肉、大米煮成粥，空腹食用。

● 肾虚致小便混浊：肉苁蓉、鹿茸、山药、白茯苓各等份，研为末，加米糊调和，做成梧桐子大的丸子，每次用枣汤送服三十丸。

● 汗多便秘，年老或体虚的人都可以用：肉苁蓉（酒浸焙干）二两、沉香一两，研成末，加麻子仁汁打糊，做丸如梧桐子大，每次白开水送服七十丸。

● 破伤风，口噤，身强直：肉苁蓉切片晒干，烧烟熏伤处。

中药趣味文化

肉苁蓉与铁木真

关于肉苁蓉，有一段神奇的传说。铁木真年轻时，他的结拜兄弟札木合联合其他族人，共同进攻其他的部落。双方大战，被围困于沙山，饥渴难耐，铁木真失利，人马来到铁木真面前，用蹄子刨出了一种植物根块，他与部筋疲力尽。札木合残忍地将俘虏煮杀，激怒了天神。天神派出神马来到铁木真面前，用蹄子刨出了一种植物根块，他与部将们吃了这种根块，立刻觉得精神百倍，一举击溃了札木合，并为统一蒙古奠定了基础。

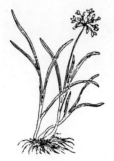

全身都是宝的"起阳草"

韭

jiǔ

【功效】温补肝肾，壮阳固精。

韭又名草钟乳、起阳草、长生草、尧韭。韭的茎叫韭白，根叫韭黄，花叫韭菁。《礼记》中称韭为丰本，是说它美在根。薤之美在白，韭之美在黄，韭黄是韭未出土的部分。

药用价值

韭子

[性味] 味辛、甘，性温，无毒。

李时珍说，韭子属阳，伏石钟乳、乳香。

[主治] 主梦中遗精、小便白浊。（出自《名医别录》）

暖腰膝，治梦交，有效。（出自《日华子本草》）

补肝及命门，治小便频数、遗尿，妇人白淫、白带。（李时珍）

韭叶

[性味] 味辛、微酸，性温，无毒。

李时珍说，生韭味辛、涩，熟韭味甘、酸。

[主治] 归心，安五脏，除胃中烦热，可以长期食用。（出自《名医别录》）

韭叶同鲫鱼煮来吃，可治急性痢疾。（陶弘景）

韭叶连根煮来吃，能温中下气，补虚益阳，调和脏腑，增进食欲，止泻脓血，治腹中冷痛。生捣汁服，治胸痹、骨痛不能碰触，又解各种药物的毒性，治疗狂犬咬伤。用汁外涂，治毒蛇、蝎子、毒虫咬伤。（陈藏器）

炸熟，用盐、醋调，空腹吃十顿，治胸膈噎气。捣汁服，治胸痹刺痛如锥子扎，服后吐出胸中恶血，可愈。（孟诜）

主吐血、咯血、鼻出血、尿血，及妇女经脉逆行、跌打损伤和嗝噎病。（朱震亨）

饮用生汁，治上气喘息，解肉脯毒。煮汁饮，可止消渴、盗汗。气熏，治产妇血晕。煎水洗，治肠痔、脱肛。（李时珍）

【发明】李时珍说，韭叶热、根温，功用相同。生则辛而散血，熟则甘而补中。韭入足厥阴经，为肝之菜。《素问》中说心病宜吃韭菜，《食鉴本草》中说韭菜归肾，说法虽不同，但道理是一样的。因心为肝之子，肾为肝之母，母能令子实，所以虚则补其母。

苏颂说，以前人们在正月过节时吃五辛来避疠气，这五辛为韭菜、薤、葱、蒜和生姜。

医家名论

李时珍说，韭菜丛生，叶长，颜色青翠，长到三寸长时便割。八月开花成丛，九月收种子。种子需放在通风的地方阴干，勿受湿。如果不见阳光，韭叶呈嫩黄色，叫作韭黄，列为佳肴。韭作为菜，可生吃，可熟吃，也可腌制储藏。

使用禁忌

阴虚内热及疮疡、目疾患者均忌食。热病后十日不可食热韭，食之即发困。胃气虚而有热者勿服。疟疾、疮疹初起，以及出痧、痘后均忌食。

形态特征

多年生草本，高 20～45 厘米，有强烈臭味。根茎横卧，有很多须根。叶长线形，扁平，全缘，光滑无毛，深绿色。花茎自叶丛抽出，伞形花序顶生，花白色。蒴果倒心状三棱形，绿色。种子黑色、扁平，略呈半卵圆形，边缘有棱。

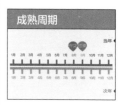

成熟周期

当年

次年

叶

[性味] 味辛、微酸，性温，无毒。
[主治] 归心，安五脏，除胃中烦热。

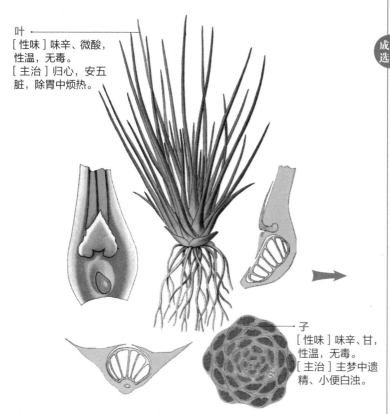

子
[性味] 味辛、甘，性温，无毒。
[主治] 主梦中遗精、小便白浊。

成品选鉴

种子半圆形或卵圆形，略扁，表面黑色，一面突起、粗糙，有细密的网状皱纹；另一面微凹，皱纹不甚明显，基部稍尖，有点状突起的种脐。质硬，气特异，味辛、甘。

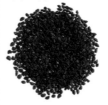

主要药用部分

子　　　叶

实用妙方

◐ 胸痹急痛，痛如锥刺，不能俯仰，自汗：取生韭叶或韭菜根五斤，洗净捣汁服。

◐ 盗汗：取韭菜根四十九根，加水二升，煮成一升，一次服下。

◐ 五般疮癣：取韭菜根炒存性，捣为末，调猪油涂搽。

中药趣味文化

尧发现的韭菜

尧是上古三皇五帝之一帝喾的儿子。

从前，尧带人开荒垦山的时候累了，就坐在草地上休息，无意间发现旁边有一种又绿又嫩的野草。尧便用手拽了一根，放到嘴里嚼嚼，觉得辣辣的，味道很好。尧就叫来大伙问："你们看这是什么？"大伙都尝了尝，果然很美味。尧就把它连根剜下来，拿回去种植。当作蔬菜食用。尧最先发现这种韭菜，所以也称韭菜为『尧菜』。

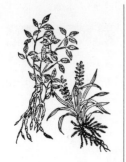

呵护男性健康的良药

巴戟天

bā jǐ tiān

【功效】补肾阳，强筋骨，祛风湿。

🌿 草部·山草类　　　补阳药

巴戟天又名不凋草、三蔓草。长在巴郡及下邳的山谷中，二月、八月采根阴干入药。它的根如连珠，老根为青色，嫩根为白紫色，一样使用，以连珠多、肉厚的为好。

🔲 形态特征

　　根肉质肥厚，圆柱形，呈念珠状。茎有细纵条棱，叶片长椭圆形，花白色，种子近卵形或倒卵形。

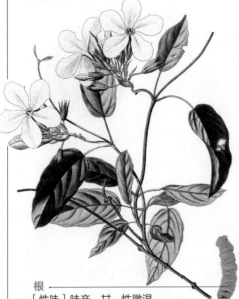

根
[性味]味辛、甘，性微温，无毒。
[主治]治麻风病、阳痿不举。

💊 药用价值

巴戟天根

[性味]味辛、甘，性微温，无毒。

[主治]治麻风病、阳痿不举。能强筋骨，安五脏，补中，增志，益气。（出自《神农本草经》）

　　疗头面游风，小腹及阴部疼痛。能补五劳，益精，助阳。（出自《名医别录》）

　　《仙经》中用巴戟天来治脚气，祛风疾，补血海。（李时珍）

【发明】王好古说，巴戟天是肾经血分药。

　　甄权说，虚损者宜加量使用巴戟天。

成品选鉴

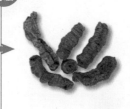

扁圆柱形，表面灰黄色或灰黄棕色，有的微带紫色，具纵皱及深陷的横纹。质坚韧，折断面不平，淡紫色。气微，味辛、甘。

主要药用部分　根

🔽 实用妙方

◐ 虚羸，阳道不举，五劳七伤百病：巴戟天、生牛膝各三斤，以酒五斗浸之，去滓温服，常令酒气相及，勿致醉吐。

◐ 妇人子宫久冷，月脉不调，或多或少，赤白带下：巴戟天三两，良姜六两，紫金藤十六两，青盐二两，肉桂（去粗皮）、吴茱萸各四两。上药共研为末，酒糊为丸。每服二十丸，暖盐酒送下，盐汤亦得。日午、夜卧各一服。

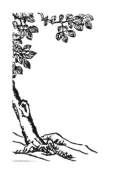

补肾虚，远离腰背酸痛

杜仲

dù zhòng

杜仲又称思仲、思仙、木绵，是一味名贵的滋补药材。喜阳光充足、温和湿润的气候，在长江中游及南部各省均有种植，现作为稀有植物受到保护。

【功效】益精气，壮筋骨，强意志。

木部·乔木类	补阳药

形态特征

树皮灰褐色，粗糙，有细丝相连。叶片椭圆形、卵形或长圆形。花单性，早春开花，秋后果实成熟。

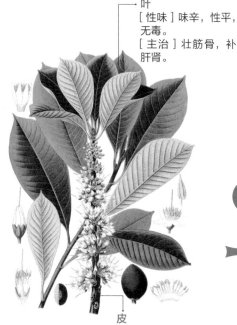

叶
[性味]味辛，性平，无毒。
[主治]壮筋骨，补肝肾。

皮
[性味]味甘，性温，无毒。
[主治]治腰膝痛，益精气。

药用价值

杜仲皮

[性味]味甘，性温，无毒。

[主治]治腰膝痛，益精气，壮筋骨，强意志。除阴部湿痒、小便淋沥不尽。久服轻身延年。（出自《神农本草经》）

主治脚中酸痛，不欲践地。（出自《名医别录》）

主肾冷腰痛、腰虚而身强直，腰不利加而用之。（甄权）

治肾劳、腰脊挛痛。入药炙用。（出自《日华子本草》）

成品选鉴

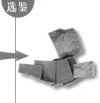

呈扁平的板块状、卷筒状，外表面淡灰棕色或灰褐色，有明显的纵皱纹。质脆，易折断。气微，味甘，嚼之有胶状残余物。以皮厚而大、粗色刮净、内表面暗紫色、断面银白色而橡胶丝多者为佳。

主要药用部分

皮

实用妙方

◎ 肾虚腰痛：杜仲去皮后炙黄，取一大斤，分作十剂。每夜用一剂，在一升水中浸至五更，煎至三分之二，去渣留汁，放入羊肾三四片，煮开几次，加上椒盐做羹，空腹一次服下。

◎ 风冷伤肾，腰背虚痛：杜仲一斤，切细，炒过，放二升酒中浸十日，每日服三合。又方：用杜仲研末，每日清晨以温酒送服二钱。

◎ 病后虚汗及自汗：用杜仲、牡蛎各等份，研末，卧时用水送服五小匙。

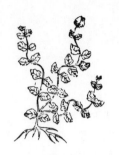

攀缘附生的补肾药

菟丝子

tù sī zǐ

【功效】补肾益精，养肝明目，固胎止泻。

🌿 草部·蔓草类　　补阳药

菟丝子又名菟缕、菟累、菟芦、菟丘、玉女、唐蒙、火焰草、野狐丝、金线草。夏天生苗，初如细丝，不能独立向上，根渐渐离开地面而寄生于其他植物上。

📋 形态特征

初生有根，攀附到其他草木上时，其根自断。没有叶但有花，白色微红，香气袭人。

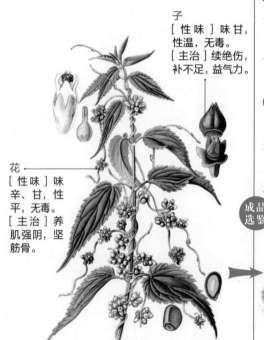

子
[性味]味甘，性温，无毒。
[主治]续绝伤，补不足，益气力。

花
[性味]味辛、甘，性平，无毒。
[主治]养肌强阴，坚筋骨。

🌸 药用价值

菟丝子

[性味]味甘，性温，无毒。

[主治]续绝伤，补不足，益气力。（出自《神农本草经》）

养肌强阴，坚筋骨，主茎中寒、滑精、小便余沥不尽、口苦燥渴。（出自《名医别录》）

补五劳七伤，治鬼交泄精，尿血，润心肺。（出自《日华子本草》）

补人卫气，助人筋脉。（出自《雷公炮炙论》）

治男子、女人虚冷，填精益髓，去腰疼膝冷，又主消渴、热中。（甄权）

成品选鉴

类圆形或卵圆形，表面灰棕色或黄棕色，微粗糙。种皮坚硬，不易破碎，用沸水浸泡，表面有黏性，煮沸至种皮破裂，露出黄白色、细长、卷旋状的胚，称吐丝。气微，味甘。

主要药用部分
子

🍲 实用妙方

◐ 小便淋沥：菟丝子煮汁饮服。

◐ 肝伤目暗：菟丝子三两，用酒浸三天，晒干研为末，用鸡蛋清调和成梧桐子大的丸子，每次空腹用温酒送服三十丸。

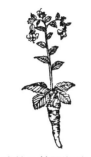

千万不能用错的补阴药

沙参

shā shēn

草部·山草类 | 补阴药

【功效】养阴润肺，益胃生津。

沙参又名白参、铃儿草、虎须、苦心、文希、识美、志取。它与人参、玄参、丹参、苦参组成五参。它们的形态不尽相同，而主治相似，所以都有"参"字为名。

形态特征

生长在沙地上，长一尺多，根和茎上都有白汁。叶呈团扁状，不光滑。秋季开小紫花，状如铃铎。

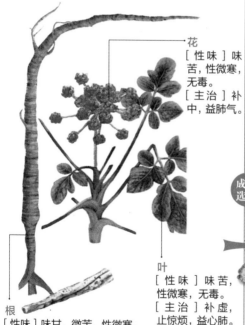

花
[性味]味苦，性微寒，无毒。
[主治]补中，益肺气。

叶
[性味]味苦，性微寒，无毒。
[主治]补虚，止惊烦，益心肺。

根
[性味]味甘、微苦，性微寒，无毒。
[主治]治惊风及血热，能除寒热。

药用价值

沙参根

[性味]味甘、微苦，性微寒，无毒。

[主治]治惊风及血热，能除寒热，补中，益肺气。（出自《神农本草经》）

补虚，止惊烦，益心肺。治一切恶疮疥癣及身痒，排脓，消肿毒。（出自《日华子本草》）

清肺火，治肺痿久咳。（李时珍）

【发明】李时珍说，沙参甘淡而性寒，其体轻空虚，专补肺气，因而益脾与肾，所以金能受火克的人适宜使用。

成品选鉴

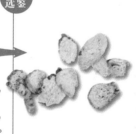

细长，表面淡黄白色，略粗糙。质坚脆，易折断。断面皮部浅黄白色，形成层环深褐色，木部黄色，呈放射状排列。气微香，味甘、微苦。以粗细均匀、长短一致、栓皮去净、色黄白者为佳。

主要药用部分

根

实用妙方

○ 肺热咳嗽：用沙参半两，水煎服。

○ 突然患疝痛，小腹及阴中绞痛，自汗出，几欲死：沙参捣筛研末，酒送服方寸匕。

○ 妇女白带增多：用沙参研细，每次服二钱，米汤送下。

补虚健体药

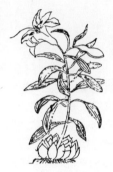

润肺的秋季常用药

百 合

bǎi hé

【功效】养阴润肺，清心安神。

🌿 草部·蔓草类　　补阴药

又名重迈、中庭、重箱、摩罗、强瞿、百合蒜、蒜脑薯。百合之根，以众瓣合成也。或者说，其专治百合病，故名。根如大蒜，味如山薯，故俗称蒜脑薯。

🖐 形态特征

茎上有紫色条纹，叶倒披针形至倒卵形。花喇叭形，有香味，多为白色。蒴果长圆形，有棱。

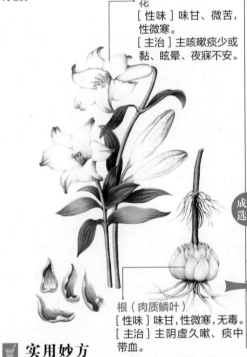

花
[性味] 味甘、微苦，性微寒。
[主治] 主咳嗽痰少或黏、眩晕、夜寐不安。

根（肉质鳞叶）
[性味] 味甘，性微寒，无毒。
[主治] 主阴虚久嗽、痰中带血。

🌾 药用价值

百合根（肉质鳞叶）

[性味] 味甘，性微寒，无毒。

[主治] 主邪气腹胀、心痛。利大小便，补中益气。（出自《神农本草经》）

除浮肿腹胀、痞满、寒热、通身疼痛，以及乳难、喉痹，止涕泪。（出自《名医别录》）

除心下急、满、痛，治脚气、肺热咳逆。（甄权）

主心急黄。（出自《食疗本草》）

安心，定胆，益志，养五脏。治癫邪啼哭、狂叫、惊悸，杀蛊毒气，治乳痈、发背及诸疮肿，并治产后血热狂妄。（出自《日华子本草》）

成品选鉴

鳞叶呈长椭圆形，顶端尖，基部较宽，微波状，向内卷曲。表面白色或淡黄色，光滑、半透明。质硬而脆，易折断，断面平滑。角质样，无臭，味甘。

主要药用部分

根

🥣 实用妙方

◐ 治咳嗽不已，或痰中有血：款冬花、百合（焙，蒸）各等份。上为细末，炼蜜为丸，如龙眼大。每服一丸，食后临卧细嚼，姜汤咽下，噙化尤佳。

◐ 治支气管扩张、咯血：百合二两、白及四两、蛤粉二两、百部一两，共为细末，炼蜜为丸，每重二钱，每次一丸，日三次。

◐ 治肺病吐血：鲜百合捣汁，和水饮之，亦可煮食。

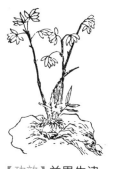

【功效】益胃生津，滋阴清热。

滋阴养胃，兼能补肾养肝

石 斛

shí hú

草部·石草类　　　补阴药

石斛又名石蓫、金钗、禁生、林兰、杜兰。李时珍说，因它的茎像金钗之股，所以古有"金钗石斛"的名字。一般七八月采茎，阴干入药。以四川产的为好。

形态特征

茎丛生，直立稍偏，黄绿色。叶近革质，短圆形。落叶期开花。花白色，顶端淡紫色。

茎
[性味]味甘，性微寒，无毒。
[主治]主伤中，除痹，降气。

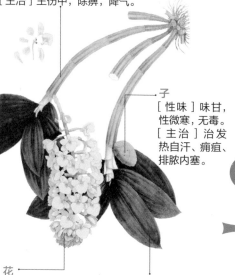

子
[性味]味甘，性微寒，无毒。
[主治]治发热自汗、痈疽、排脓内塞。

花
[性味]味甘，性微寒，无毒。
[主治]养阴益精，久服健肠胃。

叶
[性味]味甘，性微寒，无毒。
[主治]主伤中，除痹降气。

药用价值

石斛茎

[性味]味甘，性微寒，无毒。

李时珍说，石斛味甘、淡、微咸。

[主治]主伤中，除痹，降气，补五脏虚劳、羸瘦，养阴益精。久服健肠胃。（出自《神农本草经》）

治发热自汗、痈疽，排脓内塞。（李时珍）

【发明】李时珍说，石斛属阴中之阳，主降，是足太阴脾经、足少阴肾经的药。

深师说：男子阴囊潮湿、精少，小便余沥的，宜加用石斛。

成品选鉴

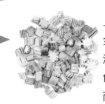

茎中、下部扁圆柱形，向上稍呈"之"字形弯曲，表面金黄色或绿黄色，有光泽，具深纵沟及纵纹。节稍膨大，棕色，常残留灰褐色叶鞘。质轻而脆，断面较疏松。气微，味甘。

主要药用部分
茎

实用妙方

◎ 温热有汗，风热化火，热病伤津，温疟：鲜石斛三钱、连翘（去芯）三钱、天花粉二钱、鲜生地四钱、麦门冬（去芯）四钱、人参叶八分，水煎服。

◎ 中消：鲜石斛五钱、熟石膏四钱、天花粉三钱、南沙参四钱、麦门冬二钱、玉竹四钱、山药三钱、茯苓三钱、广陈皮一钱、半夏一钱五分、甘蔗三两，煎汤代水饮。

补虚健体药

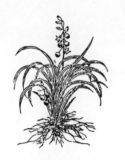

养阴除烦，清心肺之热

麦门冬

mài mén dōng

【功效】养阴生津，润肺清心。

🌸 草部·隰草类　　补阴药

麦门冬又名禹韭、禹余粮、忍冬、不死药、阶前草、麦冬。李时珍说，此草根似麦而有须，其叶如韭，冬季不凋，故名。

🌿 药用价值

麦门冬根

[修治] 李时珍说，凡入汤液中使用，以开水润湿，少顷抽去心，或以瓦焙软，趁热去心。如入丸、散剂使用，须用瓦焙热后，立即于风中吹冷，如此三四次，即易燥，且不损药效。也可以用汤浸后捣成膏和药。用来滋补，则用酒浸后擂之。

[性味] 味甘，性微寒，无毒。

李杲说，麦门冬主降，入手太阴经气分。

徐之才说，麦门冬与地黄、车前相使，恶款冬、苦瓠，畏苦参、青蘘、木耳，伏石钟乳。

[主治] 主心腹结气、伤中、伤饱、胃络脉绝、赢瘦气短。久服轻身。（出自《神农本草经》）

疗身重目黄、胃脘胀满、虚劳客热、口干燥渴，止呕吐，愈痿蹶。强阴益精，助消化，调养脾胃，安神，定肺气，安五脏，令人肥健，美颜色，有子。（出自《名医别录》）

祛心热，止烦热、体劳寒热，下痰饮。（陈藏器）

治五劳七伤，安魂定魄，止嗽，治肺痿吐脓、时行病发热、狂躁、头痛。（出自《日华子本草》）

除热毒，利水，治面目四肢浮肿，泄精。（甄权）

治肺中伏火，补心气不足，主血妄行及经闭、乳汁不下。（张元素）

长期服用，轻身明目。与车前、地黄为丸服用，能去温瘴，使面部白润、夜视清晰。（陈藏器）

治疗食欲亢盛之要药。（陶弘景）

【发明】寇宗奭说，麦门冬专泄不专收，有寒邪的人禁服。治心肺虚热及虚劳，与地黄、阿胶、麻仁，同为润经益血、复脉通心之剂。

张元素说，如用麦门冬治疗肺中伏火、脉气欲绝，须加五味子、人参，三味药组成生脉散，补肺中元气不足。

📖 医家名论

李时珍说，古时只有野生的麦门冬，现多用栽种的。在四月初采根，种于肥沃的黑沙地，每年的六月、九月、十一月上三次肥、耕耘，于夏至前一天挖根，洗净晒干后收藏。种子也能种，只是生长期长。浙江所产的麦门冬叶片像韭叶，有纵纹且坚韧的甚好。

形态特征

多年生草本。茎直立，上部疏生短毛，基生叶丛生，长椭圆形，基部渐狭成翼状柄，边缘具锯齿，两面疏生糙毛，叶柄长，花期枯萎。茎叶互生，卵形或长椭圆形，渐上无柄。头状花序排成伞房状，有长梗，密被短毛。

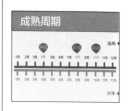

成熟周期

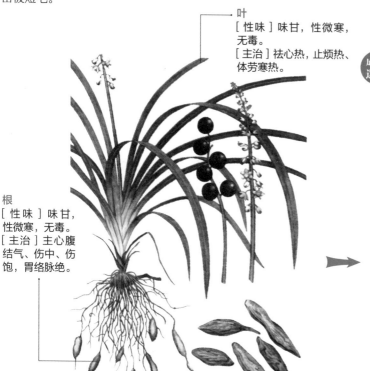

叶
[性味] 味甘，性微寒，无毒。
[主治] 祛心热、止烦热、体劳寒热。

根
[性味] 味甘，性微寒，无毒。
[主治] 主心腹结气、伤中、伤饱，胃络脉绝。

成品选鉴

呈纺锤形，两头钝尖，中部肥满，微弯曲。表面黄白色，半透明，有不规则的纵皱纹。未干透时，质较柔韧，干后质坚硬。折断面黄白色，角质状。气微香，味甘。

主要药用部分

根

实用妙方

◐ 消渴饮水：把大苦瓜捣成汁，泡麦门冬二两，过一夜；麦门冬去心、捣烂，加黄连，研末，做成丸子。每服五十丸，饭后服。一天服两次。两天后当可见效。

◐ 吐血、衄血：用麦门冬（去芯）一斤，捣烂取汁，加蜜二合，调匀，分两次服下。

◐ 下痢、口渴：用麦门冬（去芯）三两、乌梅肉二十枚，共锉细，加水一升，煮成七合，细细饮下，有效。

◐ 咽喉生疮：用麦门冬一两、黄连半两，共研为末，加炼蜜做成丸子，如梧桐子大。每服二十丸，麦门冬煎汤送下。

中药趣味文化

清心益胃门冬饮

苏东坡喜欢的饮品就是麦门冬饮。他把麦门冬制成具有安神催眠、口腔保健功效的饮品，还特地作诗来赞说麦门冬的好处：『一枕清风直万钱，无人肯买北窗眠。开心暖胃门冬饮，知是东坡手自煎。』我国中医古籍很早就有记载，麦门冬是中药中补阴的上品，能益阴养胃、润肺清心。咽干口渴、大便燥结，或者心烦失眠、心悸盗汗时都可使用。具体做法是，取少量麦门冬，像泡茶叶一样沏水喝，每天一两杯即可。

补虚健体药

221

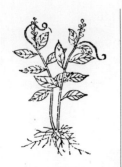

能代替人参的补虚良药

玉竹

yù zhú

【功效】滋阴润肺，养胃生津。

草部·山草类　补阴药

玉竹又名女葳、葳蕤、葳、委葳、葳香。按黄公绍《古今韵会》中说，葳蕤是草木叶垂落的样子。此草根长多须，像帽子上下垂的缨，故以此名。

🌿 药用价值

玉竹根

[修治] 雷敩说，使用玉竹时不要用黄精，因二药相似。玉竹节上有须毛，茎上有斑点，叶尖上有小黄点，这是二者的不同之处。采来玉竹后用竹刀刮去节皮，洗净，用蜜水浸泡一夜，蒸后焙干用。

[性味] 味甘，性微寒，无毒。

[主治] 主中风发热、身体不能动弹，并疗各种虚损。久服可消除面部黑斑，使人容光焕发、面色润泽、轻身不老。（出自《神农本草经》）

疗胸腹结气，虚热、湿毒、腰痛、阴茎中寒，以及目痛、眼角溃烂流泪。（出自《名医别录》）

治时疫所致的恶寒发热，内补不足，祛虚劳发热。头痛不安时，加用玉竹，效果好。（甄权）

能补中益气。（萧炳）

除烦闷，止消渴，润心肺，补五劳七伤，又治腰脚疼痛。（出自《日华子本草》）

服矿石药不适者，可煮玉竹水喝。（陶弘景）

治风热自汗、发热，劳疟寒热，脾胃虚乏，男子小便频数、遗精和一切虚损。（李时珍）

主聪明，调气血，令人强壮。（出自《本草拾遗》）

润肝，除热。主风淫四末。（李杲）

补气血，补中健脾。（出自《滇南本草》）

【发明】李杲说，玉竹能升能降，为阳中阴药，其功用有四：一主风邪侵袭四肢，二疗目赤溃烂流泪，三治男子湿热腰痛，四祛女子面部黑斑。

李时珍说，本品性微寒、味甘，柔润可食。人们常用它治疗虚劳寒热及一切虚损，用它代替人参、黄芪，不寒不燥，大有特殊功效，不只是祛风热湿毒而已。

陈藏器说，体内有热者不宜用。

📖 医家名论

《名医别录》中记载，玉竹生长于泰山山谷及丘陵，立春后采，阴干使用。

陶弘景说，《神农本草经》中有女葳、无葳蕤，《名医别录》中无女葳、有葳蕤，而为用正同，疑女葳即葳蕤也，惟名异尔。今处处有，其根似黄精而小异，服食家亦用之。

李时珍说，现在各处山中都有玉竹，其根横生，似黄精但稍微小些，色黄白，柔软多须，难干燥。其叶像竹叶，两两相对。可以采根来栽种，很容易繁殖。嫩叶和根都可煮食。

使用禁忌
痰湿气滞者禁服，脾虚便溏者慎服。

形态特征

多年生草本。根茎横走，肉质，黄白色，密生多数须根。叶互生，椭圆形至卵状长圆形。花腋生；花被筒状，黄绿色至白色；花丝丝状，近平滑至具乳头状突起。浆果球形，熟时蓝黑色。

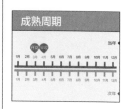

成熟周期

叶
[性味] 味甘，性平，无毒。
[主治] 可消除面部黑斑，使人容光焕发、面色润泽。

花
[性味] 味甘，性平，无毒。
[主治] 能补中益气。

根
[性味] 味甘，性微寒，无毒。
[主治] 主中风发热、身体不能动弹。

成品选鉴

圆柱形，有时有分枝，表面黄白色至土黄色，有细纵皱纹。质柔韧，有时干脆，易折断，断面黄白色，颗粒状。气微，味甘，有黏性。

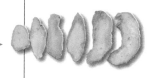

主要药用部分

根

实用妙方

◉ **目赤涩痛**：玉竹、赤芍、当归、黄连各等份，煎汤熏洗。

◉ **视物昏花，用甘露汤**：玉竹四两，每次取二钱，加水一盏、薄荷二叶、生姜一片、蜜少许，同煎至七分。睡前温服，每日一剂。

◉ **淋证**：取玉竹一两、芭蕉根四两、水两大碗，煎至一碗半，加滑石二钱，分三次服完。

◉ **发热口干，小便涩**：用玉竹五两，煎水服。

◉ **惊痫后虚肿**：用玉竹、葵子、龙胆、茯苓、前胡各等份，研为末，每服一钱，水煎服。

补虚健体药

中药趣味文化

玉竹的传说

传说，有个女孩叫玉竹，她母亲因父亲的去世而伤悲；终日流泪，茶饭不思，时间久了便两眼干涩，视物模糊。玉竹虽百般劝解，却苦于没有良药医治其母。一天，她在山上砍柴，无意中发现有一棵草长得非常鲜嫩，而且根肥大多汁，尝后觉得口味甘甜，便挖了许多回去，洗净后煎汁给母亲喝。半月后，母亲不仅视力恢复，而且身体也好了起来。人们都夸玉竹是孝女，也因此知道了这种草的滋补作用，便将这种草称为『玉竹』。

223

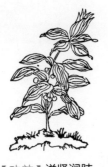

补脾益气的"草部之首"

黄精

huáng jīng

【功效】滋肾润肺,补脾益气,养阴填精。

草部·山草类　　　补阴药

黄精又名黄芝、戊己芝、菟竹、鹿竹、仙人余粮、救穷草、米铺、野生姜、重楼、鸡格、龙衔、垂珠。仙家认为它属于芝草一类,因吸取了坤土的精粹,故叫它黄精。

📖 药用价值

黄精根

[修治] 雷敩说,采来黄精,用溪水洗净后蒸,从上午九时蒸至夜半一时,取出切薄片,晒干用。

[性味] 味甘,性平,无毒。

李时珍说,黄精忌梅实,黄精花、叶、子的禁忌与根相同。

[主治] 补中益气,除风湿,安五脏。久服可轻身长寿,耐饥饿。(出自《名医别录》)

补五劳七伤,强筋骨,耐寒暑,益脾胃,润肺肾。(出自《日华子本草》)

补各种虚损,止寒热,填精髓,杀虫。(李时珍)

平补气血而润。(出自《本草从新》)

补肾润肺,滋阴益气。治脾虚面黄、肺虚咳嗽、筋骨酸痹无力及产后气血衰弱。(出自《四川中药志》)

补虚填精。(出自《滇南本草》)

【发明】李时珍说,黄精吸取了戊己的淳气,是补黄宫的上品。土为万物之母,母体得到补养,则水火相济、木金交合,各种邪气自然祛除,百病不生。

掌禹锡说,灾荒年月,黄精可以当作粮食吃,叫作米铺。

📖 医家名论

苏颂说,黄精三月生苗,高一二尺。叶像竹叶而短,两两相对。茎梗柔脆,很像桃枝,下端为黄色而顶梢为赤色。四月开青白色的花,像小豆花。结的子色白像黍粒,也有不结子的。根像嫩生姜,为黄色。二月采根,蒸过晒干后使用。现在,当地人到了八月便去采摘,蒸九次、晒九次后,当作果实卖,黄黑色且味道甘美。它的苗刚长出来时,当地人多把它采来当菜吃。

李时珍说,黄精生于在山中,也可以将根劈成二寸长,稀疏地种植在土里,一年后就会长得极为稠密。种子也可以种植。其叶像竹叶但不尖,有两叶、三叶、四五叶的,都是对节生长。其根横着长,状似玉竹。一般多采摘它的苗,煮熟后淘去苦味食用,叫笔管菜。

《名医别录》中记载,黄精生长在山谷里,二月采根阴干用。

苏恭说,在肥沃土地中生长的黄精,如拳头般大;在贫瘠土地中生长的黄精,如拇指般大小。玉竹的肥根很像小的黄精,二者的肌理、形色大都相似。现在将黄连与黄精相比较,黄精叶钩吻蔓生,叶像柿叶,二者并不相似。

使用禁忌

中寒泄泻、痰湿痞满而气滞者忌服。

形态特征

多年生草本，根茎横走，圆柱状，结节膨大。叶轮生，叶片条状披针形。花腋生，下垂，成伞形花丛；花被筒状，白色至淡黄色；花丝短，四月开青白色小花。浆果球形，成熟时紫黑色。

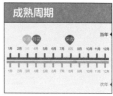

成熟周期

花
[性味] 味甘，性平，无毒。
[主治] 补各种虚损，止寒热，填精髓，杀虫。

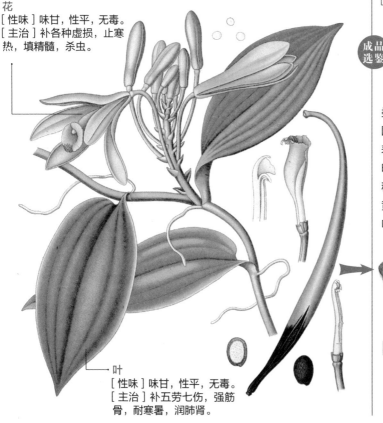

叶
[性味] 味甘，性平，无毒。
[主治] 补五劳七伤，强筋骨，耐寒暑，润肺肾。

成品选鉴

结节状，一端粗，类圆盘状；一端渐细，圆柱状。常有短分枝，表面黄棕色，有的半透明，具皱纹。质硬脆或稍柔韧，易折断，断面黄白色，颗粒状。气微，味甘。

主要药用部分

根

实用妙方

◐ 补肝明目：用黄精二斤、蔓菁子一斤，淘洗后一同九蒸九晒，研为细末。每次用米汤送服二钱，空腹服，一日两次。常服有延年益寿的作用。

◐ 补益精气，用于脾胃虚弱、体倦乏力：用黄精、枸杞子各等份，捣碎，晒干研细，炼蜜调药成丸，如梧桐子大。每次米汤送服五十丸。

中药趣味文化

黄精的故事

从前有个姑娘叫黄精，被债主逼迫而决定跳崖，摔在了半山腰上。几天后她才醒来，身体非常虚弱。她见身旁只长着开了白花的野草，就挖出一块有手指粗的草根，放在嘴里一嚼，觉得又香又甜。于是，她一边每天挖草根吃，一边寻找上山的路。一个月之后，她终于从悬崖走了出来，而且身体的伤处也好了。后来人们就把这种强身健体的草药叫作『黄精』。

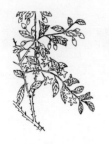

药食两用的进补佳品

枸杞

gǒu qǐ

【功效】补肾益精，养肝明目，生津止渴，润肺止咳。

木部·灌木类　　　**补阴药**

枸杞也称枸棘、苦杞、天精、羊乳、地骨、甜菜、地辅、地仙、却暑、王母杖、仙杖。生于常山平泽及诸丘陵阪岸。冬采根，春夏采叶，秋采茎、实，阴干。

🌿 药用价值

枸杞叶

[性味] 味苦、甘，性寒，无毒。

[主治] 能补益诸精不足，明目，安神。和羊肉作羹，益人，甚除风，明目；若渴可煮作饮，代茶饮之；发热、诸毒、烦闷，可单煮汁解之；主患眼风障、赤膜昏痛，取叶捣汁注眼中。（甄权）

坚筋耐老，除风，补益筋骨，能益人，去虚劳。（出自《食疗本草》）

除烦益志，补五劳七伤，壮心气，去皮肤骨节间风，消热毒，散疮肿。（出自《日华子本草》）

去上焦心肺客热。（李时珍）

地骨皮（枸杞皮）

[性味] 味甘，性寒，无毒。

[主治] 益精气，去骨热、消渴。解骨蒸肌热、消渴、风湿痹，坚筋骨，凉血。治在表无定之风邪。治上膈吐血。煎汤漱口，治金疮，神验。

主五内邪气、中热、消渴、周痹。（出自《神农本草经》）

主风湿、客热头痛，补内伤大劳，坚筋骨，强阴，利大肠、小肠，耐寒暑。（出自《名医别录》）

锉细，面拌煮熟吞之，主治肾家风。（甄权）

泻肾火，降肺中伏火，去胞中火，退热，补正气。（王好古）

枸杞子

[性味] 味甘，性平，无毒。

[主治] 补益精气，强盛阴道。（陶弘景）

主心病嗌干、心痛、渴而引饮、肾病中消。（王好古）

滋肾，润肺，明目。（李时珍）

📖 医家名论

苏颂说，现在到处都有生长枸杞，春天生苗、叶，如石榴叶而且软薄可以吃。其茎干高三五尺，丛生状。六、七月开小红紫花，随后便结红色的果实，形状微长，如枣子的核。

李时珍说，古代的枸杞产于常山的为上品，其他产于丘陵阪岸的都可以用。后世只有陕西的为最好，而且又以甘州产的为绝品。其子圆如樱桃，曝干后果小而核少，干时也红润甘美，其味如葡萄，可当作果品吃，与其他地方产的不同。

使用禁忌
外邪实热、脾虚有湿及泄泻者忌服。脾胃薄弱而时时泄泻者勿用。

🌿 形态特征

落叶灌木。主茎粗壮，多分枝。枝细长，拱形，有条棱，常有刺。单叶互生或簇生，卵状披针形或卵状椭圆形，表面淡绿色。花紫色，漏斗状，具暗紫色脉纹。浆果卵形或长圆形，深红色或橘红色。种子呈棕黄色。

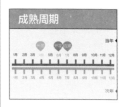

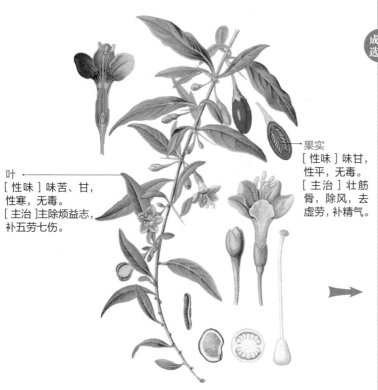

成品选鉴

叶
[性味]味苦、甘，性寒，无毒。
[主治]主除烦益志，补五劳七伤。

果实
[性味]味甘，性平，无毒。
[主治]壮筋骨，除风，去虚劳，补精气。

长卵形或椭圆形，略扁，表面鲜红色或暗红色，微有光泽。果皮柔韧，皱缩。果肉厚，柔润而有黏性。气微，味甘。以粒大、色红、肉厚、质柔润、子少、味甘甜者为佳。

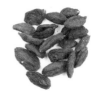

主要药用部分

果实

🍵 实用妙方

⊙ 五劳七伤，房事不佳：取枸杞叶半斤切细，加粳米二合、豉汁适量，一起熬成粥，每日食用，效果更佳。

⊙ 补精髓，壮筋骨：把地骨皮、甘菊花、生地黄各一斤合在一起捣碎，然后加水一石，煮取汤汁五斗；除去药渣，用药汁煮糯米五斗，放入酒曲混合搅拌，酿酒，每日饮三碗。

⊙ 恶疮，脓血不止：取适量地骨皮洗净，刮去粗皮，取出细瓤。以地骨皮煎汤洗，令脓血尽，且以瓤敷贴患处，很快见效。

中药趣味文化

延年益寿的「神仙药」

《太平圣惠方》中写到，有一使者去西河，路上遇到一女子正在打一个老人。使者问女子：「这老人是谁？你为何打他？」女子说：「他是我曾孙。他不肯食枸杞，致使年老不能行步，所以决罚。」使者又问：「你今年几岁？」女子回答：「年三百七十二岁。」使者又问：『药有几种？』女子说：『药只有一种，但有五个名字。春名天精，夏名枸杞，秋名地骨，冬名仙杖，亦名王母仗。以四时采服之，人与天地齐寿。』这个故事虽然有夸张成分，但枸杞确有轻身延年、抗衰老的功效。

补虚健体药

227

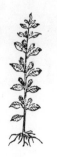

延年益寿的"不老药"

芝麻

zhī ma

【功效】润发乌发，滋润肌肤，补益气血。

谷部·麻麦稻类 　　补阴药

芝麻又名胡麻、巨胜、方茎、狗虱、油麻、脂麻。按《梦溪笔谈》的说法，汉朝时张骞从大宛引进油麻种植，所以称之胡麻。叫巨胜，是因为胡麻的角果大如方胜。

药用价值

胡麻（黑芝麻）

[性味] 味甘，性平，无毒。

[主治] 主伤中虚亏，补五脏，增气力，长肌肉，填髓脑。长期服用，轻身不老。（出自《神农本草经》）

白油麻（白芝麻）

[性味] 味甘，性平，无毒。

[主治] 治劳劳，滑肠胃，行风气，通血脉，祛头上浮风，滋润肌肤。（孟诜）

胡麻油（香油）

[性味] 味甘，性微寒，无毒。

[主治] 利大肠，治产妇胞衣不落。搽摩疮肿，可消肿止痛，生秃发。（出自《名医别录》）

能解热毒、食毒、虫毒，杀诸虫、蝼蚁。（李时珍）

青蘘（胡麻叶）

[性味] 味甘，性寒，无毒。

[主治] 主五脏邪气、风寒湿痹。益气，补脑髓，坚筋骨。长期服用，使人耳聪目明，不饥不老，延年益寿。（出自《神农本草经》）

祛风、解毒、润肠。（李时珍）

胡麻花

[性味] 味甘，性寒，无毒。

[主治] 生秃发。（孙思邈）

人身上长肉丁，用它来擦，能消去。（李时珍）

麻秸（胡麻茎）

[性味] 味甘，性寒，无毒。

[主治] 麻秸烧灰，可加到点痣、去恶肉的药方中使用。

【发明】李时珍说，芝麻榨油以白色的为好，入药用则以黑色的为佳，产于西域的更好。现在的人将芝麻擂烂去滓，加入绿豆粉做成软的食物。其性平润，最有益于老人。

李时珍说，胡麻油生用，有润燥解毒、消肿止痛的作用。

寇宗奭说，青蘘长时间浸泡后，出稠黄色涎液，妇人用它来梳头发。

医家名论

李时珍说，胡麻分迟、早两种，有黑、白、红三种颜色，茎秆都呈方形，秋季开白花，也有开紫色艳丽花的。每节都长角，长达一寸多。角有四棱、六棱的，子房小且籽少；也有七棱、八棱的，角房大且籽多。这是因土地的肥瘠程度不同。它的茎高三四尺。有的一茎独上生长，角紧贴茎而籽少；有的分枝多而四面散开，角多籽多。

使用禁忌
患有慢性肠炎者及便溏腹泻者忌食。

形态特征

一年生草本，茎直立，四棱形，不分枝，具短柔毛。叶对生，叶片卵形、长圆形或披针形，两面无毛或稍被白柔毛。花筒状，白色，有紫色或黄色彩晕。蒴果椭圆形，成熟后呈黑褐色。种子卵形，两侧扁平，黑色、白色或淡黄色。

成熟周期
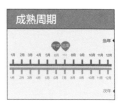

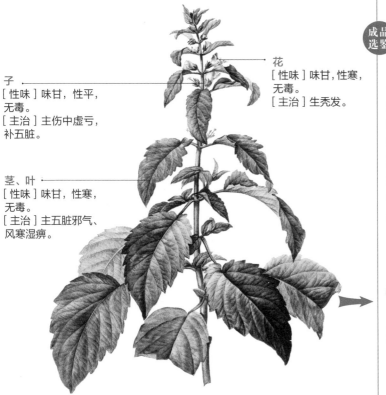

子
[性味] 味甘，性平，无毒。
[主治] 主伤中虚亏，补五脏。

花
[性味] 味甘，性寒，无毒。
[主治] 生秃发。

茎、叶
[性味] 味甘，性寒，无毒。
[主治] 主五脏邪气、风寒湿痹。

成品选鉴

胡麻呈扁卵圆形，一端钝圆，另一端尖，表面黑色，有网状皱纹或不明显，边缘平滑或有凸起的棱线，尖端有圆点状棕色的种脐，种皮膜质。胚乳白色，肉质。气微弱，味甘，碾碎后有芝麻油的香气。

主要药用部分

子

实用妙方

○ 腰脚疼痛：芝麻一升，熬香后捣成末。每日服一小升，服至一斗后则愈。以姜汁、蜜汤、温酒送下均可。

○ 偶感风寒：将芝麻炒焦，趁热捣烂，泡酒饮用。饮后暖卧，以微出汗为好。

○ 疔肿恶疮：芝麻（烧灰）、针砂各等份，研为末，用醋调敷患处，一天三次。

○ 坐板疮疥：生芝麻嚼烂后外敷。

中药趣味文化

一饭芝麻几度春

芝麻自古就被誉为「仙家食品」。

相传，汉明帝时，浙江郯县人刘晨、阮肇二人一同到天台山采药，却不小心迷了路。这时遇到两个仙女邀请他们到家中做客，还用芝麻做饭招待他们。他们吃过后竟然返老还童，得道成仙。

在仙境生活了半年后返回老家时，他们才知道子孙已经繁衍到第七代了。于是，「一饭胡麻几度春」成为后世传诵的佳话。由此可见，芝麻轻身延年的作用不可小看。

收涩驱虫药

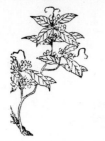

五味俱全，补养五脏

五味子

wǔ wèi zǐ

【功效】收敛固涩，益气生津，宁心安神。

草部·蔓草类　　收涩药

五味子又名玄及、会及。苏恭说，五味子的皮肉甘、酸，核辛、苦，都有咸味，五味俱全，所以有五味子之名。五味子有南、北之分，适用于不同的病症。

药用价值

五味子（果实）

[修治] 李时珍说，五味子入补药熟用，入治嗽药生用。

[性味] 味酸、甘，性温，无毒。

李时珍说，五味子酸、咸入肝而补肾，辛、苦入心而补肺，甘入中宫益脾胃。

徐之才说，五味子与肉苁蓉相使，恶葳蕤，胜乌头。

[主治] 主益气，治咳逆上气、劳伤羸瘦，补不足，强阴，益男子精。（出自《神农本草经》）

养五脏，除热，生阴中肌。（出自《名医别录》）

止呕逆，补虚劳，令人体悦泽。（甄权）

明目，暖肾脏，壮筋骨，治风消食，疗反胃、霍乱转筋、痃癖、奔豚冷气，消水肿、心腹气胀，止渴，除烦热，解酒毒。（出自《日华子本草》）

生津止渴，治泻利，补元气不足，收耗散之气。（李杲）

五月常服五味子，可补五脏气。遇夏月、季夏之间，困乏无力，无气以动，与黄芪、人参、麦门冬，少加黄檗煎汤服，使人精神顿加，两足筋力涌出。六月常服五味子，以益肺金之气，在上则滋源，在下则补肾。（孙思邈）

治喘嗽，须分南北。生津液，止渴，润肺，补肾，止劳嗽，宜用北者；风寒在肺，宜用南者。（出自《本草会编》）

【发明】李杲说，五味子收肺气，补气不足，主升。酸以收逆气，肺寒气逆，宜用五味子与干姜同治。五味子收肺气，为火热必用之药，故治咳嗽以它为君药。但有外邪者，不可立即使用，恐闭其邪气，必先发散然后再使用为好。有痰者，与半夏相佐；气喘者，与阿胶相佐。

医家名论

苏颂说，五味子春初生苗，引赤蔓附于高木，长六七尺。叶尖圆像杏叶。三、四月开黄白花，像莲花。七月结实，丛生于茎端，如豌豆样大，生时为青色，熟则变为红紫色，入药则生晒不去子。

李时珍说，五味子有南、北之分。南方产的五味子色红，北方产的色黑，入滋补药必用北方产的为好。也可以取根种植，当年即生长旺盛。

使用禁忌
感寒初嗽者当忌，恐其敛束不散。肝旺吞酸者当忌，恐其助木伤土。痧疹初发及一切停饮，肝家有动气，肺家有实热，应用黄芩泻热者，皆禁用。

形态特征

落叶藤本。幼枝红褐色，老枝灰褐色，稍有棱角。叶互生，膜质，叶片倒卵形或卵状椭圆形，边缘有腺状细齿。花单生或丛生叶腋，乳白色或粉红色，花药聚生于圆柱状花托的顶端。小浆果球形，成熟时红色。种子肾形，淡褐色，有光泽。

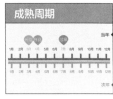

成熟周期

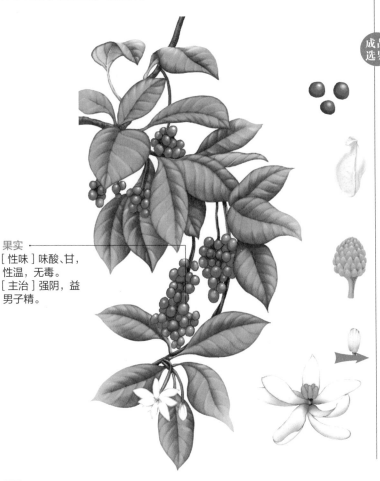

果实
[性味] 味酸、甘，
性温，无毒。
[主治] 强阴，益
男子精。

成品选鉴

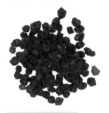

呈不规则的球形或扁球形，表面红色、紫红色或暗红色，皱缩，显油润。果肉柔软，有的表面呈黑红色或出现白霜。种子肾形，表面棕黄色，有光泽，种皮薄而脆。果肉气微，味酸、甘；种子破碎后有香气，味辛、微苦。

主要药用部分

果实

收涩驱虫药

实用妙方

○ 久咳不止：五味子五钱，甘草一钱半，五倍子、风化硝各二钱，研末，干噙。

○ 阳事不起：五味子一斤，研为末，用酒送服方寸匕，一日三服。忌猪、鱼、蒜、醋。

中药趣味文化

五味子的故事

从前，长白山脚下有个穷苦的年轻人生病了，他没钱医治，还要到山里砍柴维持生计。他在山里看到一种小树，藤蔓相连，葱葱郁郁，结着红里透黑、清香四溢的果子。饥渴交加的他摘下果子吃了，没想到回去之后感觉病好了一些。连着几天，年轻人都去吃那种果子，没多久病就痊愈了。这种果子渐渐地就被人们拿来治病。因这种果子的皮肉甘、酸，核中辛、苦，有咸味，具有"五种味道"，人们就给它取名为"五味子"。

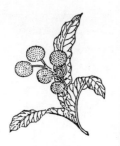

止泻驱虫暖脾胃

肉豆蔻

ròu dòu kòu

【功效】温中涩肠，行气消食。

草部·芳草类　　收涩药

又名肉果、迦拘勒。寇宗奭说，肉豆蔻是相对草豆蔻而命名的。肉豆蔻去壳只用肉，以肉脂丰富、颜色润泽的为好，枯白瘦小而虚的差。李时珍说，此物的花及果实都像豆蔻而无核，故名。

药用价值

肉豆蔻果实

[性味] 味辛，性温，无毒。

王好古说，肉豆蔻入手阳明经、足阳明经。

[主治] 能温中，消食止泻，治积冷所致心腹胀痛，治霍乱中恶、呕沫冷气、小儿食乳吐泻。（出自《开宝本草》）

调中下气，开胃，解酒毒下气。（出自《日华子本草》）

治宿食痰饮，止小儿吐逆，治妇人乳汁不通、腹痛。（甄权）

治肾泄、上盛下虚、诸逆上冲、元阳上浮而头痛。（出自《本草求原》）

主心腹痛、虫积痛、脾胃虚冷、虚泻赤白痢，将其研末后煮粥服。（李珣）

治精冷。（出自《本草经疏》）

暖脾胃，固大肠。（李时珍）

凡痢以白粥饮服佳；霍乱气并，以生姜汤服良。（出自《海药本草》）

善下气，多服则泄气，得中则和平其气。（出自《本草衍义》）

温中补脾，泻利久不已则用之。（出自《药性类明》）

为理脾开胃、消宿食、止泄泻之要药。（出自《本草经疏》）

固大肠，理脾胃虚冷。（出自《本草正》）

【发明】汪机说，痢疾用肉豆蔻涩肠治痢，又为小儿伤乳泄泻的要药。

李时珍说，脾土爱暖而喜芳香，所以肉豆蔻之性味辛温，正可调理脾胃而治吐痢。

医家名论

陈藏器说，肉豆蔻生长在胡国，胡名迦拘勒，其形圆小，皮紫紧薄，中肉辛辣。

苏颂说，如今岭南人家也有栽培。肉豆蔻春季生苗，夏季抽茎开花，结的果实像豆蔻，六、七月采摘。

李时珍说，肉豆蔻的花及果实虽然像草豆蔻，但果实的皮却不同。肉豆蔻的果实外有皱纹，内有斑缬纹，如槟榔纹，最易生蛀虫，只有烘干后密封，才可保存。

使用禁忌

大肠素有火热、中暑热泄暴注、肠风下血、胃火齿痛、湿热积滞方盛，以及滞下初起者，皆不宜服。

形态特征

常绿乔木。叶互生，椭圆状披针形或长圆状披针形，革质，全缘，有红棕色的叶脉。花疏生，黄白色，椭圆形或壶形，下垂。果实梨形或近于圆球形，下垂，淡红色或黄色，成熟后裂成两瓣，显出绯红色假种皮。种子长球形，种皮红褐色，木质。

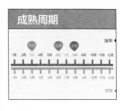

成熟周期

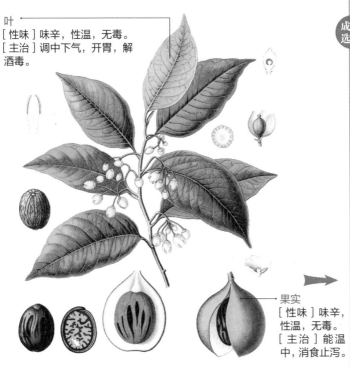

叶
[性味] 味辛，性温，无毒。
[主治] 调中下气，开胃，解酒毒。

果实
[性味] 味辛，性温，无毒。
[主治] 能温中，消食止泻。

成品选鉴

卵圆形或椭圆形，表面灰棕色至暗棕色，有网状沟纹。质坚硬，难破碎，碎断面可见棕黄或暗棕色外胚乳向内伸入。气强烈芳香，味辛辣。以个大、体重、坚实、剖开后香气浓者为佳。

主要药用部分

果实

实用妙方

◇暖胃除痰,增进食欲：肉豆蔻两个、半夏（姜汁炒）五钱、木香二钱半，共研末，蒸饼，制成如芥子大的丸子，每次饭后用津液咽下五至十丸。

◇霍乱吐痢：将肉豆蔻研末，用姜汤送服一钱。

◇久泻不止：肉豆蔻（煨）一两、木香二钱半，合研为末，用大枣肉调糊，制成丸子，每次用米汤送服五十丸。

◇老人虚泻：肉豆蔻三钱，用面裹煨熟后，去面研为末，加乳香一两，研末，用陈米粉调糊，做成梧桐子大的丸子，每次用米汤送服五十至七十丸。

收涩驱虫药

233

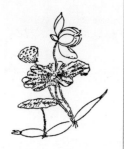

妇孺童妪的滋补佳珍

莲藕

lián ǒu

【功效】固精止带，补脾止泻，益肾养心。

🌸 果部·水果类　　　　收涩药

莲藕是莲根的名字，它的茎、叶名荷。莲原产于印度，很早就传入我国，南北朝时，种植已相当普遍。它的根、叶、花、果实都可入药，具有较好的滋补效果。

🌿 药用价值

莲实（莲子）

[性味] 味甘、涩，性平，无毒。

李时珍说，嫩菂（莲子）性平，石莲性温，得茯苓、山药、白术、枸杞子良。

[主治] 补中养神，益气力，除百病。（出自《神农本草经》）

益心肾，厚肠胃，固精气，强筋骨，补虚损，利耳目，除寒湿，止脾泄久痢、赤白浊、女子带下崩中等各种血证。（李时珍）

荷梗

[性味] 味苦，性平，无毒。

[主治] 主热渴，散瘀血，生肌。（出自《名医别录》）

捣汁服，止闷、除烦、开胃，治腹泻，下产后瘀血。捣膏，可外敷金疮及骨折，止暴痛。蒸来食用，能开胃。（出自《日华子本草》）

藕节

[性味] 味甘、涩，性平，无毒。

[主治] 捣汁服，主吐血不止及口鼻出血。（甄权）

可止咯血、唾血、血淋、下血、血痢、血崩。（李时珍）

莲薏

[性味] 味苦，性寒，无毒。

[主治] 止霍乱。（出自《日华子本草》）

清心祛热。（李时珍）

莲花

[性味] 味苦、甘，性温，无毒。

[主治] 主镇心、养颜、轻身。（出自《日华子本草》）

莲房

[性味] 味苦、涩，性温，无毒。

[主治] 止血崩、下血、尿血。（李时珍）

荷叶

[性味] 味苦，性平，无毒。

[主治] 补助脾胃，涩精滑，散瘀血，消水肿痈肿，发痘疮。治吐血、咯血、鼻出血、便血、血淋、崩中、产后恶血、损伤败血等诸多血证。（李时珍）

🔲 医家名论

李时珍说，莲藕，各处湖泊、池塘皆可生长，长的可达一丈多，五六月嫩时可采来当菜吃。节生两茎，一为藕荷，其叶贴水，其下旁行生藕；一为茎荷，其叶贴水，其旁茎生花。叶清明后生。六、七月开花，花有红、白、粉红三色。花心有黄蕊，内即为莲蓬。花褪后，结莲子。

使用禁忌

凡外感前后，疟、疸、疳、痔，气郁痞胀，溺赤便秘，食不运化，以及新产后者皆忌之。

🌿 形态特征

根茎横生，肥厚，有多个通气孔洞。节上生叶，露出水面，叶柄生于叶背中央，叶片圆形。花芳香，红色、粉红色或白色，花瓣椭圆形或倒卵形。花后结莲蓬，倒锥形，有小孔，孔内含果实一枚。坚果椭圆形或卵形，果皮革质，坚硬，熟时黑褐色。

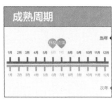
成熟周期

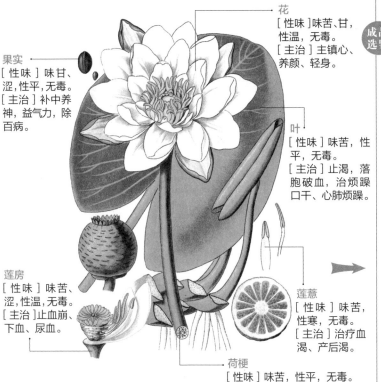

果实
[性味] 味甘、涩，性平，无毒。
[主治] 补中养神，益气力，除百病。

花
[性味] 味苦、甘，性温，无毒。
[主治] 主镇心、养颜、轻身。

叶
[性味] 味苦，性平，无毒。
[主治] 止渴，落胞破血，治烦躁口干、心肺烦躁。

莲房
[性味] 味苦、涩，性温，无毒。
[主治] 止血崩、下血、尿血。

莲薏
[性味] 味苦，性寒，无毒。
[主治] 治疗血渴、产后渴。

荷梗
[性味] 味苦，性平，无毒。
[主治] 主热渴，散瘀血，生肌。

成品选鉴

莲子呈椭圆形或类球形，表面浅黄棕色至红棕色，有细纵纹和较宽的脉纹，常有裂口。质硬，具绿色莲子心。气无，味甘、涩，莲子心极苦。以个大、饱满者为佳。

主要药用部分

叶　　果实　　梗

🥄 实用妙方

❍ 阳水浮肿：用败荷叶烧存性，研为末，每次用米汤调服二钱，一日三次。	❍ 各种痈肿：取叶蒂不限量，煎汤淋洗患处。洗后擦干，用飞过的寒水石调猪油涂患处。	❍ 产后心痛，恶血不尽或胎衣不下：荷叶炒香后研为末，每次用开水调服一匙。	❍ 久痢不止：老莲子（去芯）二两，研为末，每服一钱，陈米汤调下。	❍ 下痢、饮食不入，俗名噤口痢：鲜莲子肉一两、黄连五钱、人参五钱，水煎浓，细细服下。

中药趣味文化

藕节治冷痢的故事

宋代赵潜的《养病漫笔》中有这样一段故事：南宋的孝宗生活奢侈，吃腻了山珍海味，突然想吃湖蟹，却因吃得过多导致腹部不适，每天泻下数次血痢，痛苦不堪。他的父亲高宗亲自微服私访，在民间寻医问药，偶然看到人们争相购买藕节，便问药师：「这藕节有何用？」药师说：「眼下正流行痢疾，这鲜藕节是治疗痢疾的良药。」高宗回宫后命人将鲜藕节捣成汁，送孝宗以热酒调服。不几日，孝宗的病果然好了。

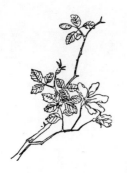

外敷消痈，内服固精

金樱子

jīn yīng zǐ

【功效】固精缩尿，涩肠止泻，止带。

木部·灌木类 ｜ 收涩药

金樱子也叫刺梨子、山石榴、山鸡头子。产于野地的向阳山坡，根、果实、叶皆可入药。金樱子叶可外用，对治疗烫伤和外伤出血都有很好的作用。

药用价值

金樱子果实

[性味] 味酸、涩，性平，无毒。

[主治] 治因脾虚导致的泻利，止小便次数多，固涩精气，久服可耐寒轻身。

止遗泄。（出自《名医别录》）

治脾泄下痢，止小便利，涩精气。（出自《蜀本草》）

治日久下痢、血崩带下，涩精止遗。（出自《滇南本草》）

止吐血、衄血，生津液，收虚汗，敛虚火，益精髓，壮筋骨，补五脏，养气血，平咳嗽，定喘急，疗怔忡、惊悸，止脾泄血痢及小便不禁。（出自《本草正》）

金樱子花

[性味] 味酸，性平，无毒。

[主治] 治各种腹泻，驱肠虫。和铁物混合捣末，有染须发的作用。

金樱子叶

[性味] 味苦，性平，无毒。

[主治] 嫩叶研烂，加少量盐涂于患处，留出一孔泄气，治痈肿。另可止金疮出血，五月五日采叶后，同桑叶、苎叶各等份，阴干后研末外敷，血止、伤口愈合，又称"军中一捻金"。

【发明】苏颂说，洪州、昌州人都煮其子做煎，寄赠给别人。服用的人用煎的金樱子实粉制成丹丸服，名曰水陆丹，益气补身很好。

李时珍说，不可无故而服用金樱子，或只是为了获取快意也不可服用。精气不固的人服用它，则无可非议。

医家名论

苏颂说，现在南中州郡等地有生长，以江西、剑南、岭外的为最好。丛生在郊荒地中，类似蔷薇，有刺。四月开白色的花，夏秋季结果实，也有刺。果实呈黄赤色，状似小石榴，十一、十二月采摘。江南、蜀中的人或熬或煎，制成酒服。

李时珍说，此树山林间有很多，花最白腻，其果实大如指头，状如石榴但略长。其核细碎而且有白毛，如营实的核而味涩。

使用禁忌
有实火、邪热者忌服。中寒有痞者禁服。火热暴注致泄泻者不宜用。小便不禁及精气滑脱因于阴虚火炽者，不宜用。

形态特征

常绿蔓性灌木。叶椭圆状卵形或披针状卵形，边缘有细锯齿，两面无毛，背面沿中脉有细刺。花单生于侧枝顶端，白色；花柄和萼筒外面密生细刺。蔷薇果近球形或倒卵形，有细刺，顶端有长而外反的宿存萼片。

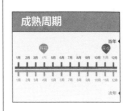

成熟周期

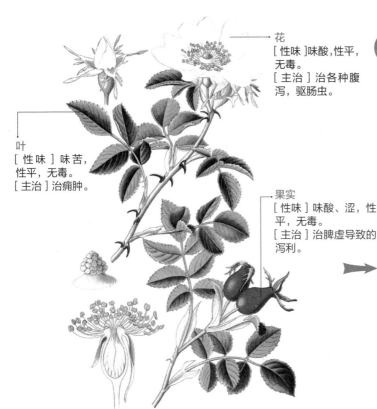

花
[性味]味酸,性平,无毒。
[主治]治各种腹泻，驱肠虫。

叶
[性味]味苦,性平,无毒。
[主治]治痈肿。

果实
[性味]味酸、涩，性平，无毒。
[主治]治脾虚导致的泻利。

成品选鉴

呈倒卵形，表面黄红色至棕红色，略具光泽。质坚硬，纵切后可见内壁密生淡黄色有光泽的茸毛。气微，味酸、涩。以个大、色红黄、有光泽、去净毛刺者为佳。

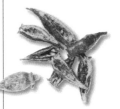

主要药用部分

果实

实用妙方

◉ 活血强身：霜后摘取金樱子果实，去刺、核，以水淘洗后再捣烂，放入大锅水中熬煎，不得绝火。煎至水减半时，过滤，继续熬煎成膏。每服一匙，用暖酒一碗调下。

◉ 补血益精：用金樱子（去刺核，焙过）四两、缩砂仁二两，共研末，加炼蜜和成如梧桐子大的丸子。每服五十丸，空腹温酒送服。

◉ 久痢不止：用罂粟壳（醋炒）、金樱子各等份，共研末，加蜜做成如芡子大的丸子。每服五至七丸，陈皮煎汤化下。

中药趣味文化

金樱子的传说

从前，有个孩子，从小到大一直有尿床的毛病，结果到了结婚的年龄也没能娶妻。家里人为此到处寻医问药。一天，一个挖药的老头路过此地，孩子的父母求老人医治。老人不远千里到南方采药，三个月后才回来，用一种神奇的草药治好了孩子的病，自己却因为在南方中了瘴气的毒，不久就去世了。为纪念老人，孩子一家人用他药葫芦上的金色缨穗给这种草药起名，叫「金缨」。后来渐渐传成了「金樱」。

237

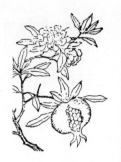

延缓更年期，让你更年轻

石榴

shí liu

【功效】涩肠止泻，止血，驱虫。

果部·山果类　　驱虫药

石榴又名若榴、丹若、金罂、安石。榴，即瘤，果实累累如赘瘤。按《齐民要术》所说，凡种榴树，须在根下放僵石、枯骨，则花实繁茂。安石之名也许就是这个意思。

药用价值

甘石榴（果实）

[性味] 味甘、酸、涩，性温，无毒。

孟诜说，多食损齿令黑，凡服食药物者忌食。

朱震亨说，榴，即留，其汁酸性滞，恋膈成痰。

[主治] 治咽喉燥渴。（出自《名医别录》）

能理乳石毒。（段成式）

制三尸虫。（李时珍）

酸石榴（果实）

[性味] 味酸、涩，性温，无毒。

[主治] 取酸石榴一枚，连子同捣成汁，一次服下，治赤白痢疾、腹痛。（孟诜）

止泻利、崩中、带下。（李时珍）

酸石榴皮

[性味] 味酸、涩，性温，无毒。

[主治] 止下痢、漏精。（出自《名医别录》）

治筋骨风，腰脚不遂、行步挛急疼痛，能涩肠。（甄权）

理虫牙。（出自《本草蒙筌》）

主蛔虫，煎服。（出自《本草拾遗》）

止泻利、便血脱肛、崩中带下。（李时珍）

同炒白糖煨服，治日久水泻。又治脓血痢、大肠下血。同马兜铃煎治小儿疳虫。（出自《滇南本草》）

石榴花

[性味] 味酸、涩，性平，无毒。

[主治] 治吐血、月经不调、红崩白带。汤火伤者，研末，香油调涂。（出自《分类草药性》）

治齿痛，水煎代茶常服。（出自《福建民间草药》）

医家名论

陶弘景说，石榴花色红可爱，所以人们多有种植。石榴有甜、酸两种，入药只用酸石榴的根、壳。

苏颂说，安石本来生于西域，现在到处都有种植。石榴树不太高大，树枝附于主干上，出地后便分离成丛。它很容易繁殖成活，只需折其枝条埋在土中就能生长。石榴花有黄、红两种颜色。果实有甜、酸两种，甜的可以食用，酸的入药用。

李时珍说，石榴五月开花，单叶的结果，千叶的不结果，即使结果也没有子。

使用禁忌
多食伤肺，且会导致牙齿变黑。

形态特征

　　落叶灌木或乔木，高 3 ~ 5 米。叶片长圆、圆状披针形，纸质。花生枝顶，红色、黄色或白色，花瓣倒卵形。浆果近球形，通常淡黄褐色、淡黄绿色或带红色。种子钝角形，红色至乳白色。

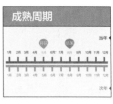

成熟周期

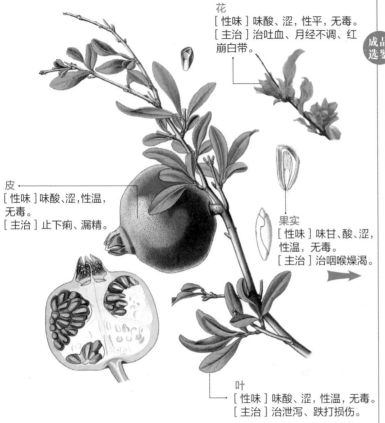

花
[性味] 味酸、涩，性平，无毒。
[主治] 治吐血、月经不调、红崩白带。

皮
[性味] 味酸、涩，性温，无毒。
[主治] 止下痢、漏精。

果实
[性味] 味甘、酸、涩，性温，无毒。
[主治] 治咽喉燥渴。

叶
[性味] 味酸、涩，性温，无毒。
[主治] 治泄泻、跌打损伤。

成品选鉴

　　果皮半圆形或不规则块片，大小不一。外表面黄棕色、暗红色或棕红色，稍具光泽，粗糙，有棕色小点；内表面黄色或红棕色。质硬而脆，断面黄色。气微，味酸、涩。以皮厚、棕红色者为佳。

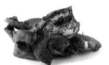

主要药用部分

皮

实用妙方

⊙ **赤白下痢，腹痛，食不消化**：酸石榴皮炙黄，研为末，加大枣肉或粟米饭，和成如梧桐子大的药丸，每次空腹服三十丸，米汤送下，一天三次。如为寒滑，加附子、赤石脂各一倍。

⊙ **久痢久泻**：取陈酸榴皮，焙后研为细末，每次用米汤送服二钱。

中药趣味文化

石榴的由来

　　相传，女娲补天的时候，不小心把一块红色的宝石落在了骊山脚下。有一年，安石国王子到山中打猎，救了一只快要冻死的金翅鸟。金翅鸟康复之后，为了报答王子的救命之恩，把骊山脚下的红宝石衔来，丢到安石国的御花园中。不久，御花园就长出了一棵花红叶茂的奇树，结出的果实里面有一颗颗像红宝石一样的果粒。安石国国王给它赐名为「石榴」。后来，张骞出使西域的时候，把石榴带回中原。

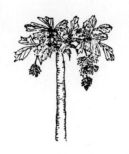

绦虫蛔虫，一个都跑不了

槟榔

bīng láng

【功效】驱虫，消积，下气，行水，截疟。

果部·夷果类　　　驱虫药

槟榔又名宾门、仁频、洗瘴丹。晋代嵇含的《南方草木状》中说，交际广泛的人接待贵客时，必先呈上此果。如邂逅不设，便会引来嫌恨。大概槟榔之意取于此。

药用价值

槟榔子（果实）

[修治] 雷敩说，将槟榔子用刀刮去底，切细。勿经火，否则怕失去药力。如果用熟的，不如不用。

李时珍说，现在方药中也有用火煨焙用的。生食槟榔，必须与扶留藤、蚌灰同嚼，吐去红水一口，才滑美不涩，下气消食，故有"槟榔为命赖扶留"的俗语。

[性味] 味苦、辛、涩，性温，无毒。

[主治] 主消谷逐水，除痰癖，杀肠道寄生虫。（出自《名医别录》）

治腹胀，将其生捣末服，能利水谷道。用来敷疮，能止痛生肉。烧成灰，可用来敷治口吻白疮。（苏恭）

能宣利五脏六腑之壅滞，破胸中气，下水肿，治心痛积聚。（甄权）

除一切风，下一切气，通关节，利九窍，补五劳七伤，健脾调中，除烦，破症结。（出自《日华子本草》）

主奔豚气、风冷气，疗宿食不消。（李珣）

治冲脉为病、气逆里急。（王好古）

治泻利后重、心腹诸痛、气秘、痰气喘急，疗各种疟疾，御瘴疠。（李时珍）

【发明】李时珍说，按罗大经《鹤林玉露》载，岭南人用槟榔代茶饮，用来抵御瘴疠，其功能有四：一能使人兴奋如醉，食后不久则两颊发红，似饮酒状，即苏东坡所谓"红潮登颊醉槟榔"；二能使醉酒的人清醒，大概因槟榔能宽痰下气，所以醉意顿解；三是能使饥饿的人感觉饱；四能使饱食的人觉得饥饿。空腹食用，则感到气盛如饱；饱后食之，则能使食物很快消化。

医家名论

李时珍说，槟榔树初生时像笋竿，引茎直上。茎干很像桃榔、椰子而有节，旁无分枝，条从心生。顶端有叶如甘蕉，叶脉成条状，参差开裂，风吹时像羽扇扫天。三月时，叶中突起一房，自行裂开，出穗共数百颗，大如桃李。穗下生刺累累以护卫果实。果实五月成熟，剥去外皮，煮其肉然后晒干。槟榔树不耐霜，不能在北方种植，只能生长在南方。

使用禁忌
气虚下陷者禁服，脾胃虚弱者也不宜服用。

🌱 形态特征

高大乔木，高 10 ~ 18 米。不分枝，叶脱落后形成明显的环纹。羽状复叶，丛生于茎顶端，叶片披针状或线形，顶部有不规则分裂。花序生于最下一叶的基部，长倒卵形，多分枝，花瓣卵状长圆形。坚果卵圆形或长圆形，熟时红色。

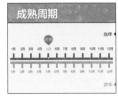

成熟周期

叶
[性味] 味苦，性温，无毒。
[主治] 治冲脉为病、气逆里急。

成品选鉴

扁球形或圆锥形，顶端钝圆，基部平宽，表面淡黄棕色至暗棕色。质极坚硬，切断面可见大理石样纹理。气微，味苦、辛、涩。以个大、体重、质坚、无破裂者为佳。

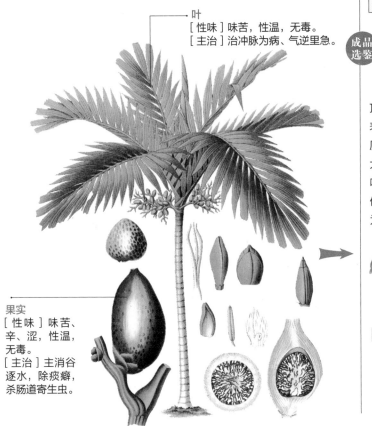

果实
[性味] 味苦、辛、涩，性温，无毒。
[主治] 主消谷逐水，除痰癖，杀肠道寄生虫。

主要药用部分

果实

🥄 实用妙方

◉ 醋心吐水：槟榔四两、陈皮一两，同研末，每次空腹服一匙，用生蜜汤调下。

◉ 寸白虫：槟榔十多枚，研为末，先用水二升半煮槟榔皮，取一升，空腹调服药末一匙。过一天，有虫排出，如未排尽，可再次服药。

◉ 口吻生疮：槟榔烧后研末，加轻粉敷搽。

收涩驱虫药

中药趣味文化

槟榔是很好的驱虫药

从前，傣族山寨有一个叫兰香的姑娘。她美丽聪明，与本寨勤劳的小伙子岩峰相爱了。热恋之时，不知何故，兰香的肚子一天天大了起来。兰香父母认为女儿做了丢人的事，非常生气，让兰香吃下槟榔到树林里等死。谁知，兰香不但没死，第二天竟然回来了。原来兰香吃下槟榔后，排出了不少虫子。人们才明白，兰香是患了虫积臌胀病，也因此知道了槟榔驱虫的功效。

241

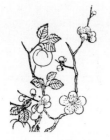

酸酸味道好，驱虫功效高

梅

méi

🌸 果部·五果类　　收涩药

【功效】敛肺止咳，涩肠止泻，安蛔止痛，生津止渴。

梅，木似杏而枝干劲脆，初春时开白花，花香清馥，花将谢而叶始生，二月结实如豆，味酸美。五月采将熟大于杏者，以百草烟熏至黑色为乌梅，以盐腌曝干者为白梅也。

🌿 药用价值

梅实

[性味] 味酸，性平，无毒。

《日华子本草》中记载，多食损齿伤筋，蚀脾胃，使人发膈上痰热。服黄精者忌食。吃梅后牙酸痛，嚼核桃肉可解。

乌梅肉

[修治] 李时珍说，取青梅装在篮子里，用烟熏黑，如果用稻灰汁淋湿蒸制，则梅肉肥厚润泽而不生蛀虫。

[性味] 味酸、涩，性温，无毒。

[主治] 主下气，除烦满，安心，止肢体疼痛、偏枯不仁、死肌，祛青黑痣，蚀恶肉。（出自《神农本草经》）

去痹，利筋脉，止下痢、口干。（出自《名医别录》）

泡水喝，治伤寒烦热。（陶弘景）

治虚劳骨蒸，消酒毒，令人安睡。与建茶、干姜制成丸服，止痢最好。（出自《日华子本草》）

敛肺涩肠，止久嗽、泻利，治反胃、噎嗝、蛔厥吐利，能消肿涌痰，杀虫，解鱼毒、马汗毒、硫黄毒。（李时珍）

白梅肉

[性味] 味酸、涩、咸，性平，无毒。

[主治] 研烂后敷搽，治刀箭伤，止血。（出自《日华子本草》）

治中风惊痫、喉痹痰厥、牙关紧闭者，取白梅肉揩擦牙龈，口水流出则口开。又治泻利烦渴、霍乱吐下、下血血崩，功效与乌梅肉相同。（李时珍）

梅核仁

[性味] 味酸，性平，无毒。

[主治] 除烦热。（甄权）

取梅核仁捣烂加醋浸泡，外洗，治手指忽然肿痛。（李时珍引《肘后方》）

📖 医家名论

李时珍说，按陆玑《诗义疏》所载，梅属于杏类，树、叶都有些像杏。梅叶有长尖，比其他树先开花。它的果实味酸，晒干成脯，可加到汤羹、肉羹中，也可含在嘴里，能香口。采半黄的梅子用烟熏制后，做成乌梅。青梅用盐腌后晒干，为白梅。也可将梅蜜煎，或用糖腌后制成果脯食用。取熟梅榨汁，晒后成梅酱，夏季可用来调水喝，能解暑渴。只有乌梅、白梅可以入药。

使用禁忌
胃酸过多者要谨慎服用，多吃对牙齿有害。

形态特征

小枝绿色，无毛。叶片宽卵形或卵形，顶端长渐尖，基部宽楔形或近圆形，边缘有细密锯齿，背面色较浅。花先于叶开放，白色或淡红色，芳香。核果近球形，两边扁，有纵沟，绿色至黄色，有短柔毛。

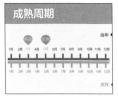

成熟周期

成品选鉴

核果类球形或扁球形，表面棕黑色至乌黑色。果肉柔软或略硬。果核坚硬，椭圆形，棕黄色，味酸。以个大、肉厚、柔润、味极酸者为佳。

主要药用部分

果实

果实
[性味]味酸，性平，无毒。
[主治]敛肺止咳，杀虫安蛔。

核仁
[性味]味酸，性平，无毒。
[主治]明目，益气，不饥，除烦热。

实用妙方

● 久咳不已:乌梅肉(微炒)、罂粟壳（去筋膜，蜜炒）各等份，研为末。每服二钱，睡前蜜汤调下。

● 久痢不止,肠垢已出:乌梅肉二十枚，加水一盏，煎至六分，食前，分两次服。

● 治天行下痢不能食:黄连一升、乌梅（炙燥）二十枚，共捣末，蜡如棋子大，蜜一升，合于微火上，制丸如梧桐子大。一服二丸，每日三次。

● 产后痢渴:麦门冬（去芯）三两、乌梅两大枚，以水一大升煮取半，绞去滓，待冷，细细咽之，即定，仍含之。

收涩驱虫药

中药趣味文化

梅子变酸的故事

很久以前，南香山下有一个种梅老人，他种出的梅子比蜜桃还甜。南王的女儿特别爱吃梅子，南王就让老人进贡。谁知，公主吃过老人进贡的梅子就生病了。结果，南王不问缘由就把老人抓进牢狱里，还砍光了老人种的梅树。老人最终死于牢狱里，他的女儿梅姑娘伤心欲绝，她坐在被砍掉的梅树桩上，哭了很久很久，眼泪落到梅树根上。两年后，那棵梅树又结了很多梅子，形状与之前一模一样，味道却变酸了。

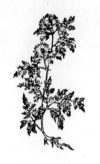

能壮阳、杀虫的灵药

蛇床

shé chuáng

【功效】杀虫止痒，燥湿，温肾壮阳。

草部·芳草类　　　驱虫药

又名蛇粟、蛇米、虺床、马床、墙蘼、思益、绳毒、枣棘。李时珍说，蛇虺喜卧其下食其子，所以有蛇床、蛇粟的名字。其叶像蘼芜，所以也叫墙蘼。

📕 药用价值

蛇床子（果实）

[修治] 雷敩说，使用蛇床，须将其与浓蓝汁和百部草根汁同浸一昼夜，沥出晒干；再用生地黄汁拌和后蒸，蒸好后取出晒干。

[性味] 味苦，性平，无毒。

徐之才说，蛇床子恶牡丹、贝母、巴豆，伏硫黄。

[主治] 主妇人阴中肿痛、男子阳痿、湿痒，除痹气，利关节，治癫痫、恶疮。久服轻身。（出自《神农本草经》）

能温中下气，令妇人子宫热，治男子阳痿。久服润肤，令人有子。（出自《名医别录》）

治男子、女人虚，湿痹，毒风，顽痛，去男子腰痛。外洗男子阴器，能祛风冷，助阳事。主大风身痒、疗齿痛及小儿惊痫。（甄权）

暖丈夫阳气，助女人阴气，治腰胯酸痛、四肢顽痹，缩小便，去阴汗、湿癣、齿痛，治赤白带下、小儿惊痫、跌打损伤。煎汤外洗，用于治皮肤瘙痒。（出自《日华子本草》）

功用颇奇，内外俱可施治，而外治尤良。若欲修合丸散，用之于参、芪、归、地、山萸之中，宜于阴寒无火之人。（出自《本草新编》）

不独助男子壮火，且能散妇人抑郁。（出自《本经逢原》）

【发明】雷敩说，蛇床令人阳气亢盛，号称鬼考。

📖 医家名论

《名医别录》中记载，蛇床生长在临淄川谷及田野，五月采实阴干用。

苏颂说，蛇床三月生苗，高二三尺，叶青碎，成丛状，像蒿枝。每枝上有花头百余，结为同一窠，像马芹。蛇床四五月开白花，呈伞状。它的子为黄褐色，像黍米，非常轻虚。

李时珍说，蛇床的花像碎米攒成一簇。其子由两片合成，像莳萝子而细小，也有细棱。凡花、实像蛇床的，有当归、川芎、水芹、藁本、胡萝卜。

陶弘景说，蛇床，近道、田野、墟落间甚多，花、叶正似蘼芜。

《蜀本草》中记载，《本草图经》云，蛇床似小叶芎䓖，花白，子如黍粒，黄白色；生下湿地，今所在皆有，出扬州、襄州者良，采子曝干。

使用禁忌
下焦湿热，或肾阴不足、相火易动，以及精关不固者忌服。

形态特征

一年生草本，根细长，圆锥形。茎直立或斜上，圆柱形，多分枝，中空，表面具深纵条纹，棱上常具短毛。叶片轮廓卵形至三角状卵形。复伞形花序顶生或侧生，花瓣白色。果长圆形，横剖面呈五角形，均扩展成翅状。

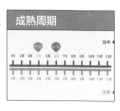

成熟周期

成品选鉴

果实
[性味] 味苦，性平，无毒。
[主治] 主妇人阴中肿痛、男子阳痿湿痒。

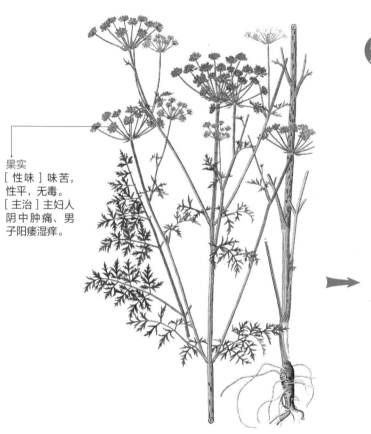

果实呈椭圆形，灰黄色，背面略隆起，有突起的脊线，果皮松脆。种子细小，灰棕色，有油性。气香，味苦而有麻舌感。以颗粒饱满、灰黄色、气味浓厚者为佳。

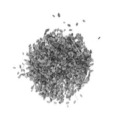

主要药用部分

果实

收涩驱虫药

实用妙方

⊙ 阳事不起：蛇床子、五味子、菟丝子各等份，共研为末，炼蜜调成梧桐子大的丸子，每次用温酒送服三十丸，一日三次。

⊙ 赤白带下，月经不来：用蛇床子、枯白矾各等份，共研末，加醋、面和成丸子，如弹子大；胭脂为外衣，用棉裹后放入阴道，如觉热盛就更换，每天换药一次。

中药趣味文化

蛇岛灵药——蛇床子

秦朝时，江南的小村中流行一种怪病。患者全身皮肤长出疙瘩，当地名医均束手无策。后来有位术士说东海的一座小岛上生长有治这种病的药，但岛上遍布毒蛇，草药又被毒蛇压在身下，采之十分艰难。终于，几名壮丁挺身而出，他们带上雄黄酒登上蛇岛，历尽千辛万苦，仅剩一人背回两篓草药。村民用这种草的种子煮水洗擦，仅三次病就好了。因为此药多在蛇身下发现，如同蛇的床一般，故人们为其取名为「蛇床」，其子即称「蛇床子」。

245

附录：矿物药和动物药

矿物药

紫石英
金石部/玉类

《名医别录》载，紫石英产于泰山山谷，随时可采。颜色淡紫，质地莹澈，大小不一，呈五棱形，两头如箭镞。煮水饮用，暖而无毒。

【医家名论】李时珍说，按《太平御览》所说，从大岘到泰山都产紫石英。泰山产的，甚是奇特。平氏阳山县产的，色深，特别好。乌程县北垄土所出的，光明但小、黑。东莞县爆山所出产的，以前用来进贡。江夏矾山也产紫石英。永嘉固陶村小山所出的，芒角很好，但成色小而薄。

紫石英

[修治] 李时珍说，凡入丸、散，用火煅、醋淬七次，碾成末后用水飞过，晒干后入药。

[性味] 味甘，性温，无毒。

徐之才说，紫石英与长石相使，畏扁青、附子、恶鮀甲、黄连、麦句姜。得茯苓、人参，治疗心中结气。得天雄、菖蒲，治疗霍乱。

李时珍说，服食紫石英后，如乍寒乍热者，饮酒良。

[主治] 治心腹咳逆、邪气，补不足。治女子风寒在子宫、绝孕、十年无子。久服温中，轻身延年。（出自《神农本草经》）

治疗上气、心腹痛、寒热邪气、结气，补心气不足，定惊悸，安魂魄，填下焦，止消渴，除胃中久寒，散痈肿，令人悦泽。（出自《名医别录》）

养肺气，治惊痫，蚀脓。（甄权）

【发明】王好古说，紫石英入手少阴经、足厥阴经。

李时珍说，紫石英是入手少阴经、足厥阴经的血分药。上能镇心，取重能去怯；下能益肝，取湿能去枯。心主血，肝藏血，其性暖而补，所以心神不安、肝血不足，以及女子血海虚寒不孕的病症适宜使用。《名医别录》中说其补心气，甄权说其养肺，都没有分清气阳、血阴、营卫的区别。只有《神农本草经》中所说的各种病症，才是正确的。

丹砂
金石部/石类

又名朱砂。丹是石头的名字，后人以丹为朱色之名，所以又称朱砂。

【医家名论】李时珍说，丹砂中以辰砂、锦砂最好。品质最好的是箭镞砂，结不实的为肺砂，细碎的为末砂。颜色紫、不染纸的为旧坑砂，都是上品。色鲜艳能染纸的，为新坑砂，质量差些。苏颂、陈承所谓阶州砂、金砂、商州砂，其实是陶弘景所说的武都雄黄，不是丹砂。

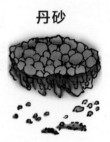

丹砂

[性味] 味甘，性微寒，无毒。

李时珍说，《名医别录》中说丹砂无毒，岐伯、甄权等均说其有毒，似乎矛盾。其实按何孟春的《余冬录》所说，丹砂性寒而无毒，入火则就热而产生剧毒，服后会死人，药性随火煅而改变。丹砂之所以畏慈石、碱水，是因为水能克火。

[主治] 治身体五脏百病，养精神，安定魂魄，益气，明目，祛除毒邪。能化为汞。（出自《神农本草经》）

通血脉，止烦满消渴，增益精神，悦润颜面，除中恶、腹痛、毒气、疥瘘、诸疮。（出自《名医别录》）

镇心，治瘰疬、抽风。（甄权）

润心肺，治疮痂、息肉，可做成外敷药。（出自《日华子本草》）

治惊痫，解胎毒、痘毒，驱疟邪，发汗。（李时珍）

【发明】李时珍说，丹砂生于南方，禀受离火之气而成，体阳而性阴，所以其外呈现红色而内含真汞。其药性不热而寒，是因离火之中有水。其药味不苦而甘，是因离火之中有土。正因如此，它与远志、龙骨等药配伍，可以保养心气；与当归、丹参等药配伍，则养心血；与枸杞、地黄等药配伍，养肾；与厚朴、川椒等药配伍，养脾；与天南星、川乌等药配伍，可以祛风。除上述功效外，丹砂还可以明目、安胎、解毒、发汗。随着与其配伍的佐药、使药不同而获得相应疗效。

【实用妙方】

1.小儿惊热，夜卧多啼：取丹砂半两、牛黄一分，共研细末。每次服一字，用犀角磨水送下。（注："字"为古籍医方中剂量名称，一字的剂量为1.5~2克。）

2.急惊搐搦：用丹砂半两，一两重的天南星（炮制到开裂后用酒浸泡）一个，大蝎三个，共研细末，每次服一字，用薄荷汤送服。

滑石
金石部/石类

又名画石、液石、脱石、冷石、番石、共石。叫画石，是因其软滑，可以用于绘画。

【医家名论】李时珍说，广西桂林各地以及瑶族居住地区的山洞皆有出产滑石，这些地方即古代的始安。滑石有白、黑两种，功效相似。山东蓬莱县桂府村出产的品质最好，故处方中常写桂府滑石，与桂林出产的齐名。滑石之根为不灰木。滑石中有光明黄子的是石脑芝。

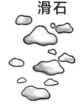

滑石

[性味] 味甘、淡，性寒，无毒。

《名医别录》载，滑石大寒。

徐之才说，滑石与石韦相使，恶曾青，制雄黄。

[主治] 主身热泻利、妇女乳汁分泌困难、癃闭；利小便，荡涤胃中积聚寒热，益精气。（出自《神农本草经》）

能通利九窍六腑津液，去滞留、郁结，止渴，令人利中。（出自《名医别录》）

燥湿，分利水道而坚实大肠粪便，解饮食毒，行积滞，逐凝血，解燥渴，补益脾胃，降心火，为治疗石淋的要药。（朱震亨）

疗黄疸、水肿、脚气、吐血、衄血、金疮出血及诸疮肿毒。（李时珍）

【发明】李时珍说，滑石能利窍，不独利小便。上能利毛发、腠理之孔窍，下能利精、尿之孔窍。其味甘、淡，先入于胃，渗走经络，游溢津气，上输于肺，下通膀胱。肺主皮毛，为水之上源。膀胱主司津液，经气化可利出。故滑石上能发表、下利水道，为荡热燥湿之药。发表是荡涤上中之热，利水道是荡涤中下之热；发表是燥上中之湿，利水道是燥中下之湿。热散则三焦安宁、表里调和，湿去则阑门（大肠、小肠交界处）通，阴阳平利。刘河间用益元散通治上下诸病，就是此意，只是没有明确说而已。

【实用妙方】

1.益元散（又名天水散、太白散、六一散）：用白滑石（水飞过）六两，粉甘草一两，研细末，用蜂蜜少许，温水调和后服下，每次服三钱。实热病者用新汲水下，通利用葱豉汤下，通乳用猪肉面汤调下。

2.膈上烦热：用滑石二两捣细，加水三大盏，煎成二盏，去滓，加入粳米煮粥食。

阳起石
金石部/石类

又名羊起石、白石、石生。李时珍说，此药以其功能命名。

【医家名论】李时珍说，现在的阳起石以色白晶莹如狼牙者为好，夹有杂质者不佳。王建平《典术》中说，黄白而红质者为佳，为云母的根。《庚辛玉册》中记载，阳起石为阳性石。齐州拣

阳起石

金山出的为佳，其尖似箭镞的药力强，如狗牙的药力差，如将其放在大雪中，积雪迅速消融的为正品。

[修治]《日华子本草》中记载，凡阳起石入药，将其煅烧后以水淬用，色凝白的最好。

李时珍说，凡用阳起石，将其置火中煅赤，酒淬七次，研细水飞，晒干用。也可用烧酒浸透，同樟脑入罐升炼，取粉用。

[性味] 味咸，性微温，无毒。

《吴普本草》载：神农、扁鹊说，味酸，无毒；桐君、雷敩、岐伯认为，味咸，无毒。李当之谓性小寒。

甄权说，阳起石味甘，性平。

徐之才说，阳起石与桑螵蛸相使，恶泽泻、肉桂、雷丸、石葵、蛇蜕皮，畏菟丝子，忌羊血，不入汤剂。

[主治] 治崩中漏下，破子宫瘀血、症瘕、结气，止寒热、腹痛，治不孕、阳痿不起，补不足。（出自《神农本草经》）

疗男子茎头寒、阴下湿痒，去臭汗，消水肿。（出自《名医别录》）

补肾气精乏，治腰疼膝冷、湿痹、子宫久冷、寒冷症瘕、月经不调。（甄权）

治带下、温疫、冷气，补五劳七伤。（出自《日华子本草》）

补命门不足。（王好古）

消散各种热肿。（李时珍）

【发明】 寇宗奭说，男女下部虚冷、肾气乏绝、子宫久寒者，将阳起石水飞后服用。凡是石类药物，冷热都有毒，应斟酌使用。

李时珍说，阳起石是右肾命门的气分药，下焦虚寒者适宜使用，然而不能久服。

【实用妙方】

1. 丹毒肿痒：用阳起石煅后研细，清水调搽。
2. 元气虚寒，表现为滑精、大便溏泻、手足常冷：用阳起石煅后研细，加钟乳粉等份，再加酒煮过的附子末，调一点面粉把药和成如梧桐子大的丸子，每服五十丸，空腹用米汤送下，直至病愈为止。

雄黄
金石部/石类

又名黄金石、石黄、熏黄。石黄中精明耀灿的为雄黄，外面色黑的为熏黄。

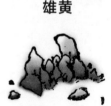

雄黄

【医家名论】 武都水窟所产的雄黄，北人拿来充丹砂，但研细末后色呈黄。据《丹房镜源》云，雄黄千年可化为黄金。武都所产的质量最佳，西北各地稍次。磁铁色的质量好，鸡冠色的质量稍次。

[性味] 味辛，性温，有毒。

[主治] 治恶寒发热及恶疮、疽、痔，除邪气、虫毒，胜过五兵。（出自《神农本草经》）

疗疥虫疮肿、目痛、鼻中息肉及绝筋破骨。治全身关节疼痛、积聚癖气、中恶、腹痛、鬼疰，解诸蛇、虺毒及藜芦毒，使人颜面润泽。（出自《名医别录》）

主疥癣风邪，祛山岚瘴气，治疗癫痫及一切虫兽伤。（出自《日华子本草》）

能搜肝气，泻肝风，消涎积。（王好古）

治疗寒热疟疾、伏暑泻利、酒饮成癖、惊痫、头风眩晕，化腹中瘀血，驱杀痨虫、疳虫。（李时珍）

【发明】 李时珍说，雄黄是治疮解毒的要药，入肝经气分，故肝风、肝气、惊痫痰涎、头痛眩晕、暑疟、泻利、积聚等病症，用它有良效，还能化血为水。但是方士炼制雄黄服食，并夸大它的作用，因此中雄黄毒的人也很多。

【实用妙方】

1. 伤寒呃逆，服药没有效果：用雄黄二钱，加酒一盏，煎至七分，让患者趁热嗅其气，可止。
2. 食物中毒：用雄黄、青黛，等份研末，每服二钱，新汲水送下。
3. 百虫入耳：烧雄黄熏耳内，虫自出。

炉甘石
金石部/石类

又名炉先生。出于炉火中，味甘，故名炉甘石。

【医家名论】李时珍说，炉甘石在治炼矿石处都有产，以川蜀、湘东最多，但太原、泽州、阳城、高平、灵丘、融县及云南所产的质量好。炉甘石大小不一，形状像羊脑，质地松如石脂，也黏舌。产于金矿井的色微黄，质量好。产于银矿井的色白，或带青，或带绿，或粉红。赤铜与炉甘石接触，就变为黄色。现在的黄铜，都是用炉甘石点化的。

[性味] 味甘，性平，无毒。

[主治] 止血，消肿毒，生肌，明目，去翳退赤，收湿除烂。配伍龙脑点眼，治一切眼疾。（李时珍）

【发明】李时珍说，炉甘石为阳明经的药物。它吸收了金银之气，故为治疗眼病的要药。常用炉甘石（煅淬）、海螵蛸、硼砂各一两，研为细末，用来点眼，治疗各种眼部疾病，疗效很好。若加入朱砂五钱，就没有黏性了。

【实用妙方】

1. 耳流脓汁：用炉甘石、矾石各二钱，胭脂半钱，麝香少许，共研细，吹耳内。

2. 下疳阴疮：用炉甘石（火煅、醋淬五次）一两、孩儿茶三钱，共研末，用麻油调敷患处。

石膏
金石部/石类

又名细理石、寒水石。因石膏的纹理细密，所以叫细理石。它的药性大寒如水，故名寒水石，与凝水石同名各异物。

【医家名论】李时珍说，石膏有软、硬二种。软石膏体积大，成很大的块生于石中，一层层像压扁的米糕，每层厚数寸。

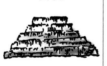

石膏

有红、白两种颜色，红色的不可以服，白色的洁净，纹理短密像束针。还有一种明洁，色略呈微青，纹理细长如白丝的，叫理石。与软石膏是一物二种。捣碎以后，形状、颜色和前一种一样，不好分辨。硬石膏呈块状，纹理直、起棱，像马齿一样坚白，敲击后一段段横向分开，光亮如云母、白石英，烧后裂散但不能成粉状。自陶弘景、苏敬、大明、雷敩、苏颂、阎孝忠都以硬的为石膏，软的为寒水石，到朱震亨才开始断定软的为石膏，且后人使用后也得以验证，长时间的疑惑才解开，那就是前人所称的寒水石，即软石膏，所称的硬石膏，为长石。石膏、理石、长石、方解石四种，性气都寒，都能去大热气结，不同的是石膏又能解肌发汗。理石即石膏之类，长石即方解石之类，都可代用。现在人们用石膏点制豆腐，这是前人所不知道的。

[性味] 味辛，性微寒，无毒。

[主治] 治中风恶寒发热、心下逆气、惊悸、喘促、口干舌焦不能休息、腹中坚硬疼痛、产乳病、金疮。（出自《神农本草经》）

除时气头痛、身热，三焦大热，皮肤热，肠胃中结气；解肌发汗，止消渴烦逆、腹胀暴气、喘息咽热，也可煎汤洗浴。（出自《名医别录》）

治伤寒头痛如裂、高热不退、皮肤如火烤。与葱同煎代茶饮，去头痛。（甄权）

治疗时疫热狂、头风眩晕，下乳汁。用它揩齿，有益牙齿。（出自《日华子本草》）

除胃热肺热，消散阴邪，缓脾益气。（李杲）

止阳明经头痛、发热恶寒、午后潮热、大渴引饮、中暑潮热、牙痛。（张元素）

【发明】成无己说，风属坤邪，寒属阴邪，风喜伤阳，寒喜伤阴，营卫阴阳，为风寒所伤，则不是单单轻剂所能发散的，必须轻剂、重剂合用而散邪，才使阴阳之邪俱祛、营卫之气调和。所以用大青龙汤，汤中以石膏为使药。石膏是重剂，而又专达肌表。又说热淫所胜，佐以苦甘。知母、石膏之苦甘，可以散热。

【实用妙方】

1. 流鼻血，头痛，心烦：用石膏、牡蛎各一两，研细，每服二钱，新汲水送下。同时用水调少量药滴鼻内。

2. 小儿丹毒：用石膏粉一两调水涂搽。

3. 热盛喘嗽：用石膏二两、炙甘草半两，共研为末，每次服三钱，用姜蜜汤送下。

又名白水石、寒水石、凌水石、盐精石、泥精、盐枕、盐根。石膏也有寒水石的名字，但与此不同。

凝水石

【医家名论】李时珍说，凝水也就是盐精石，一名泥精，过去的人叫它盐枕，现在的人叫它盐根。生长在卤地积盐的下面，精华之液渗入土中，天长日久便凝结成石，大块有齿棱，如同马牙硝，清莹如水晶，也有带青黑色的，到了暑季就会回潮，在水中浸久即溶化。陶弘景注释戎盐，说盐池泥中自然有凝盐，如同石片，打破后都呈方形，且颜色青黑的，就是这种。苏颂注释玄精石，说解池有盐精石，味更咸苦，是玄精之类。又注解食盐，说盐枕制成的精块有孔窍，像蜂窠，可以用绳封好作为礼品拜见尊长的，都是这种东西。唐宋时的各医家不识此石，而用石膏、方解石来注释是错误的，现在更正于下。

[性味] 味辛，性寒，无毒。

徐之才说，凝水石能解巴豆毒，畏地榆。

独孤滔说，凝水石制丹砂，伏玄精。

[主治] 主身热、腹中积聚邪气、皮中如火烧、烦满，煎水饮用。（出自《神农本草经》）

除时气热盛、五脏伏热、胃中热，止渴，消水肿、小腹痹。（出自《名医别录》）

压丹石毒风，解伤寒劳复。（甄权）

治小便白、内痹，凉血降火，止牙痛，坚牙明目。（李时珍）

【发明】李时珍说，凝水石秉承积阴之气而成，其气大寒，其味辛，入肾经，有活血除热的功效，与各种盐相同。古代方药中所用的寒水石就是此石。唐宋时各种方药中所用的寒水石是石膏，近代方药中用的寒水石，则是长石、方解石，都附在各条文之下，使用时要详细了解。

【实用妙方】

1. 男女转胞，小便困难：用凝水石二两、滑石一两、葵子一合，共研为末，加水一斗，煮成五升，每服一升。

2. 牙龈出血，龋齿：用凝水石粉三两、朱砂二钱，甘草、脑子各一字，共研为末，干掺。

又名鹾（音"醝"）。东方称它为斥，西方称它为卤，河东称它为咸。《神农本草经》中的大盐，就是现在的解池颗盐。《名医别录》中重新出现食盐，现在合并为一。方士称盐为海砂。

【医家名论】李时珍说，盐的品种很多。海盐，取海卤煎炼而成。现在辽宁、河北、山东、两淮、闽浙、广南所出产的都是海盐。

大盐

[性味] 味甘、咸，性寒，无毒。

[主治] 主肠胃热结、喘逆、胸中病，令人呕吐。（出自《神农本草经》）

解毒，凉血润燥，定痛止痒，治一切时气风热、痰饮关格等病。（李时珍）

治伤寒寒热，吐胸中痰癖，止心腹突然疼痛，杀鬼蛊邪疰毒气，治下部蛋，坚肌骨。（出自《名医别录》）

祛除风邪，吐下恶物，杀虫，去皮肤风毒，调和脏腑，消胃内积食，令人壮健。（陈藏器）

治霍乱心痛、金疮，明目，止风泪邪气。治一切虫伤、疮肿、火灼疮，去腐，生肌。通利二便，疗疝气，滋补五味。（出自《日华子本草》）

空心揩齿，吐水洗目，夜见小字。（甄权）

【发明】李时珍说，盐是百病之主，百病没有不用的。补肾药用盐，因咸归肾，引药气到肾脏。补心药用炒盐，因心苦虚，用咸盐补之。补脾药用炒盐，为虚则补其母，脾乃心之子也。治积聚结核用盐，是因盐能软坚。许多痈疽眼目及血病的人用盐，是因咸走血。许多风热患者用盐，是寒胜热之故。二便有病的人用盐，是盐能润下。骨病、齿病的人用盐，是肾主骨，咸入骨中。吐药用它，是盐引水聚，收豆腐与此同义。各种蛊虫和被虫伤的人用盐，是因为它能解毒。

【实用妙方】

1.龋齿：用盐半两、皂荚两个，同烧红，研细，每夜临睡前，用来揩牙。

2.病后两胁胀痛：炒盐熨之。

3.耳鸣：用盐五升，蒸热，装在袋中，以耳枕之，袋冷则换。

蛇蜕
鳞部/蛇类

又名蛇皮、蛇壳、龙退、龙子衣、龙子皮、弓皮、蛇符、蛇筋。蜕音"脱"，又音"退"，即退脱的意思。

【医家名论】苏颂说，蛇蜕在南方的木石上，及人家墙屋间多有。蛇蜕皮没有固定的时候。

[修治] 李时珍说，今人用蛇蜕，先用皂荚水洗净缠在竹上，或酒，或醋，或蜜浸，炙黄用。或烧存性，或用盐泥固煅，各随方法。

[性味] 味咸、甘，性平，无毒。

甄权说，蛇蜕有毒，畏磁石及酒。孕妇忌用。

[主治] 主小儿惊痫、蛇痫、癫疾、弄舌摇头、肠痔、蛊毒。（出自《神农本草经》）

治大人五邪、言语僻越，止呕逆，明目。烧之疗各种恶疮。（出自《名医别录》）

主喉痹。（甄权）

炙用辟恶，止小儿惊悸、客忤。煎汁敷疬疡、白癜风。催生。（出自《日华子本草》）

安胎。（孟诜）

辟恶，去风，杀虫。烧末服，治妇人乳难、大人喉风，退目翳，消木舌。敷治小儿重舌、重腭、唇紧解颅、面疮月蚀、天疱疮、大人疔肿、漏疮肿毒。煮汤，洗各种恶虫伤。（李时珍）

【附方】小儿重舌、白癜风，都取蛇蜕烧灰，用醋调敷。

根长牙，尾巴上有像佛指一样的鳞甲，长一二分，肠形如连着的珠子。蕲蛇常在石南藤上吃花、叶，人们凭此寻获它。捕捉时，先撒一把沙土，蛇就盘曲不动，再用叉来捕捉；然后将蛇用绳子挂起来，剖开腹部取出内脏等物，洗净；接着用竹片撑开蛇身，屈曲盘起捆好，炕干。生长在蕲州的蛇，即使干枯了，眼睛仍然发亮不凹陷，像活的一样，其他地方产的就不是这样。

白花蛇肉

[性味] 味甘、咸，性温，有大毒。

李时珍说，白花蛇得酒良。

[主治] 治中风湿痹不仁、筋脉拘急、口眼歪斜、半身不遂、骨节疼痛，脚软不能长久站立。突然受风邪致全身瘙痒、长疥癣。（出自《开宝本草》）

治肺风鼻塞、浮风隐疹、白癜风、疬疡斑点。（甄权）

治破伤风，小儿风热及惊风抽搐、瘰疬瘘疾、杨梅疮、痘疮倒陷。（李时珍）

【发明】李时珍说，蛇为风痹惊搐、癞癣恶疮之要药。凡服蛇酒、药，切忌见风。

【实用妙方】

驱风膏，治风瘫疠风、遍身疥癣：白花蛇肉（酒炙）四两，天麻七钱半，薄荷、荆芥各二钱半，同研末，加好酒二升、蜜四两，放石器中熬成膏。每次用温汤送一盏，一天三次。服后须在暖处出汗，十日后可见效。

白花蛇
鳞部/蛇类

又名蕲蛇、褰鼻蛇。寇宗奭说，诸蛇的鼻都向下，只有此蛇鼻向上，背上有方胜样花纹，故得名。

【医家名论】李时珍说，花蛇，湖、蜀都有，现在只以蕲州的著名。但是，蕲州出产的也不多，现在市面上出售的，都来自江南兴国州等地的山中。此蛇龙头虎口，黑质白花，胁部有二十四个方形花纹，腹部有念珠斑，口有四

蕲州二十四方胜　白花蛇

乌蛇
鳞部/蛇类

又名乌梢蛇、黑花蛇。它的背部有三条棱线，色黑如漆，尾细长，性情温和，是蛇类中入药最多的。

【医家名论】李时珍说，乌蛇有两种，一种剑脊细尾的，为上品；一种长、大而没有剑脊且尾巴较粗的，名风梢蛇，也能治风邪，但药力不及。

【药用部分】

乌蛇肉

[性味] 味甘，性平，无毒。

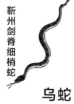

蕲州剑脊细梢蛇　乌蛇

附录：矿物药和动物药

［主治］主热毒风，皮肤生癞，眉毛、胡须脱落，疥疮等。（甄权）

功效同白花蛇，但性善无毒。（李时珍）

乌蛇胆

［性味］味苦、微甘，性凉。

［主治］治大风疬疾、木舌胀塞。（李时珍）

【实用妙方】

木舌塞胀：取蛇胆一枚，焙干后研成细末，敷舌上。有涎吐去。

乌蛇皮

［主治］治风毒、眼生翳、唇疮。（李时珍）

鳝鱼
鳞部/无鳞类

又名黄鳝。因为它的腹部是黄色的，所以人们又称之为黄鳝。

鳝鱼

【医家名论】韩保升说，鳝鱼生长在河边的泥洞中，像鳗鲡，但形体细长，也像蛇，但没有鳞，有青、黄两种颜色。

【药用部分】

鳝鱼肉

［性味］味甘，性大温，无毒。

［主治］补中益血，治疗有渗出的唇部湿疮。（出自《名医别录》）

补虚损。治妇人产后恶露淋漓、血气不调、消瘦，可止血，除腹中冷气、肠鸣及湿痹。（陈藏器）

善补气，妇人产后宜食。（朱震亨）

能补五脏，驱除十二经的风邪。（孟诜）

专贴一切冷漏、痔漏、臁疮引虫。（李时珍）

鳝鱼血

［主治］用来涂疥癣及痔漏。（陈藏器）

治疗口眼歪斜，加少量麝香调匀，左边歪涂右边，右边歪涂左边，恢复正常后就洗去。又可用来涂治赤游风。（李时珍）

乌贼
鳞部/无鳞类

又名乌鲗、墨鱼、缆鱼。干者名鲞。骨名海螵蛸。它的血液是黑色的，可以用来写字，但一年后字迹会消退，不能保存。

【医家名论】李时珍说，乌贼无鳞有须，皮黑

而肉白，大的像蒲扇。将它炸熟后与姜、醋同食，清脆可口。它背部的骨头名海螵蛸，形如樗蒲子而长，两头尖，色白，脆如通草，重重有纹，用指甲就可以将它刮成粉末，人们也将它雕刻成装饰品。

【药用部分】

乌贼肉

［性味］味咸，性平，无毒。

［主治］益气强志。（出自《名医别录》）

能益人，通经。（出自《日华子本草》）

乌贼内壳（海螵蛸）

［性味］味咸，性微温，无毒。

［主治］主女子赤白漏下、闭经、阴蚀肿痛、寒热症瘕、不孕。（出自《神农本草经》）

治惊气入腹、腹痛绕脐、男子睾丸肿痛，杀虫，令人有子，又止疮，治多脓汁而不燥。（出自《名医别录》）

能疗血崩，杀虫。（出自《日华子本草》）

炙后研末饮服，治妇人血瘕、大人小儿下痢，杀小虫。（陈藏器）

治眼中热泪及一切浮翳。将其研末，用蜜调匀点眼。（孟诜）

治女子血枯、肝伤咯血、下血，疗疟消瘿。研成末外敷，可治小儿疳疮、痘疮臭烂、男子阴疮、水火烫伤及外伤出血。与鸡蛋黄同研细外涂，治疗小儿重舌、鹅口疮。与槐花末同吹鼻，止鼻衄。与麝香同吹耳，治疗中耳炎及耳聋。（李时珍）

海马
鳞部/无鳞类

又名水马，属鱼虾类，状如马形，故名。

海马

海蛆

【医家名论】李时珍说，徐表《南方异物志》中载，海中有一种鱼，形状像马头，嘴下垂，有黄色，有青色。渔民捕得此鱼后，不作为食品，把它晒干，留作难产使用。说的就是这种鱼。

［性味］味甘，性温、平，无毒。

［主治］主难产及血气痛。（苏颂）

暖肾脏，壮阳道，消瘕块，治疗疔疮肿

毒。（李时珍）

【发明】李时珍说，海马雌雄成对，其性温暖，有交感之义，故难产、阳虚、房中术多者用它，如蛤蚧、郎君子的功效。

【实用妙方】

海马散，治阳痿、虚烦不眠、神经衰弱：海马一对（雌雄各一只），将海马炙焦，加工成粉末备用，每日睡前用温开水送服1.5克。

鳖
介部/龟鳖类

又名团鱼、神守、河伯从事，就是我们常说的甲鱼，它可以在水里生活。

【医家名论】李时珍说，鳖即甲鱼，可在水里和陆地生活，脊背隆起与胁相连，与龟同类。甲壳的边缘有肉裙。龟的肉在甲壳内；鳖的甲壳在肉里。鳖没有耳，借助眼睛来代替耳。鳖在水中时，水面上有鳖吐出的泡沫，叫鳖津。人们根据此液来捕捉它。鳖又惧怕蚊子，活鳖被蚊子叮咬后即死，鳖甲又可用来熏蚊。这都是事物间的相互制约。

鳖甲

[性味] 味咸，性寒，无毒。

徐之才说，鳖甲恶矾石、理石。

[主治] 治久疟、阴毒腹痛、食积劳伤、斑痘、烦闷气喘、小儿惊痫、妇人经脉不通、难产、产后阴脱、男子阴疮、石淋；还可收敛疮口。（李时珍）

治胸腹包块、积滞寒热，去痞块、阴疮、痔疮、恶肉。（出自《神农本草经》）

疗温疟、血瘕腰痛、小儿胁下肿胀。（出自《名医别录》）

消宿食，治虚劳瘦弱，除骨热、骨节间劳热、结滞壅塞，能下气，止妇人漏下、赤白带下，能祛瘀血。（甄权）

能去血气，破恶血，堕胎，消疮肿肠痈及跌损瘀血。（出自《日华子本草》）

能补阴补气。（朱震亨）

【发明】鳖甲为足厥阴肝经血分之药。龟、鳖

之类，功效各有侧重。鳖色青入肝，故所主的都是疟劳寒热、经水痈肿等厥阴血分之病。玳瑁色赤入心，故所主的都是心风惊热、伤寒狂乱、痘毒肿毒等少阴血分之病。秦龟色黄入脾，故所主的都是顽风湿痹等太阴血分之病。水龟色黑入肾，故所主的都是阴虚精弱、阴疟泻利等少阴血分之病。介虫属阴类，所以都主阴经血分之病。

【实用妙方】

1.劳疟：取鳖甲醋炙后研为末，用酒送服方寸匕。隔夜服一次，清早服一次，病发时服一次，加雄黄少许更有效。

2.妇人漏下：取鳖甲醋炙后研为末，清酒送服方寸匕，一天两次。

珍珠
介部/蛤蚌类

又名蚌珠、虫宾珠。

【医家名论】李珣说，珍珠出自南海，为石决明所产。蜀中西路女瓜出的是蚌蛤所产。珍珠很坚硬，要想穿孔，必须用金刚钻。

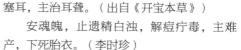

珍珠

[性味] 味咸、甘，性寒，无毒。

[主治] 镇心。点目，去翳膜。涂面，让人皮肤面色好，有光泽。涂手足，去皮肤死皮。棉裹塞耳，主治耳聋。（出自《开宝本草》）

安魂魄，止遗精白浊，解痘疔毒，主难产，下死胎衣。（李时珍）

可以去翳、坠痰。（甄权）

能止泄。与知母同用，疗烦热消渴。（李珣）

除小儿惊热。（寇宗奭）

【发明】李时珍说，珍珠入足厥阴肝经，所以能安魂定魄、明目治聋。

【实用妙方】

1.安神：取豆大的珍珠一粒研末，加蜂蜜调服，一天三次。

2.小儿中风，手足拘挛：珍珠末（水飞）一两、石膏末一钱，和匀。每次取一钱，加水七分煎成四分，温服，一天三次。

石决明
介部/蛤蚌类

又名九孔螺、决明、千里光。壳名千里光。李时珍说，称决明、千里光，是说它的功效；称九孔螺，是以其外形命名。

【医家名论】寇宗奭说，登州、莱州海边盛产石决明。人们采其肉或将干的石决明入菜。石决明的肉与壳都可用。

李时珍说，石决明形长如小蚌但略扁，表皮很粗，有杂乱的细孔；内部则光滑，背侧有一行整齐的小孔，像人工穿成的一样。石决明生长在石崖顶上的，渔人泅水过去，趁其不备就能轻易取到，否则它紧粘在石崖上，难以剥脱。江浙人以糟决明、酒蛤蜊当作美食。

石决明

【药用部分】

石决明壳

[性味] 味咸，性寒，无毒。

寇宗奭说，石决明肉的功效与壳相同。

[主治] 治目生翳障。（出自《名医别录》）

除肝肺风热、青盲内障、骨蒸劳极。（李珣）

通五淋。（李时珍）

【实用妙方】

1.畏光：石决明、黄菊花、甘草各一钱，水煎，待冷后服。

2.青盲、雀目：石决明（烧存性）一两、苍术（去皮）三两，同研末，每次取三钱，放入切开的猪肝中；将猪肝扎好，加水用陶罐煮熟，趁热熏目，待转温后，食肝饮汁。

牡蛎
介部/蛤蚌类

又名牡蛤、蛎蛤、古贲、蠔。一般蛤蚌类生物，有胎生和卵生两种形式。牡蛎却只有雄的，没有雌的，故得牡蛎之名。叫蛎，是形容它粗大。

【医家名论】李时珍说，南海人用蛎房砌墙，用煅烧的灰粉刷墙壁，吃牡蛎肉。

【药用部分】

牡蛎壳

[性味] 味咸、涩，性微寒，无毒。

[主治] 治伤寒、寒热、温疟，除筋脉拘挛，疗女子赤白带下。（出自《神农本草经》）

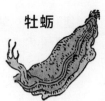

牡蛎

除留滞于骨节、荣卫之间的热邪，疗虚热、心中烦满、疼痛、气结。能止汗止渴，除瘀血，治泄精，涩大肠、小肠，止二便频繁；还能治喉痹、咳嗽、胸胁下痞热。（出自《名医别录》）

将其做成粉擦身，止大人、小孩盗汗。与麻黄根、蛇床子、干姜制成粉，可治阴虚盗汗。（陈藏器）

治男子虚劳，能补肾安神、祛烦热，疗小儿惊痫。（李珣）

去胁下坚满、瘰疬、一切疮肿。（王好古）

能化痰软坚，清热除湿，止心脾气痛、下痢、白浊，治疝瘕积块、瘿疾。（李时珍）

【实用妙方】

1.虚劳盗汗：取牡蛎粉、麻黄根、黄芪各等份，同研末，每次取二钱，加水一盏，煎成七分，温服，一日一次。

2.产后盗汗：取牡蛎粉、麦麸（炒黄）各等份，每服一钱，用猪肉汁调下。

牡蛎肉

[性味] 味甘、咸，性平，无毒。

[主治] 煮食，治虚损，调中，解丹毒，疗妇人气血病。用姜、醋拌来生吃，治丹毒、酒后烦热，能止渴。（陈藏器）

牛
兽部/畜类

牛有很多种，南方的多是水牛，北方则以黄牛、乌牛为主。

【医家名论】李时珍说，牛有牛、水牛两种。牛体小而水牛体大。牛有黄、黑、赤、白、驳杂等色。水牛为青苍色，也有白色的。牛耳聋，用鼻子听声音，性格温顺。

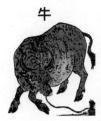

牛

【药用部分】

牛乳

[性味] 味甘，性微寒，无毒。

[主治] 补虚羸，止渴。（出自《名医别录》）

治反胃热哕，补益劳损，润大肠，治气痢，除黄疸。老人煮粥吃十分适宜。（李时珍）

牛脂

黄牛的好，炼过后使用。

[性味] 味甘，性温，有微毒。

[主治] 治各种疮癣白秃，也可以加到面脂中外涂。（李时珍）

牛髓

黑牛、黄牛、母牛的好，炼过后使用。

[性味] 味甘，性温，微毒。

[主治] 主补中，填骨髓，久服增寿。（出自《神农本草经》）

平胃气，通十二经脉。（孙思邈）

能润肺补肾，润泽肌肤，调理折伤。外搽损伤，非常好。（李时珍）

牛胆

[性味] 味苦，性大寒，无毒。

[主治] 除心腹热渴，止下痢及口干焦燥，还能益目养精。（出自《名医别录》）

除黄疸，杀虫，治痈肿。（李时珍）

牛角

[性味] 味微腥、咸，性寒，无毒。

[主治] 水牛角烧后研末，治时气寒热头痛。（出自《名医别录》）

煎汤，治热毒风及壮热。（出自《日华子本草》）

牛黄

[性味] 味苦，性凉。

[主治] 主惊痫、寒热、热盛狂痫。（出自《神农本草经》）

疗小儿诸痫热、口不开，大人狂癫，又堕胎。（出自《名医别录》）

疗中风失声、口噤、妇人血噤、惊悸、天行时疾、健忘虚乏。（出自《日华子本草》）

痘疮紫色、发狂谵语者可用。（李时珍）

驴
兽部/畜类
（阿胶）

驴，即驴。胪指腹部。马的力气在前腿，驴的力气在腹部。

【医家名论】李时珍说，驴的面颊长，额头宽，耳朵竖，尾巴长，夜晚鸣叫与更次相应，善于驮负货物。驴有褐、黑、白三色。

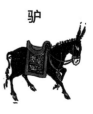

驴

驴肉

[性味] 味甘，性凉，无毒。

[主治] 治忧愁不乐，能安心气。（孟诜）

将其煮汤后空腹饮，补血益气，治多年劳损，还能疗痔引虫。（李时珍）

阿胶（驴皮）

【医家名论】李时珍说，制胶在十月到第二年三月间，用牛皮、驴皮的为上，猪皮、马皮、骡皮、驼皮的次之，旧皮、鞋等为下品。制胶时都取生皮，用水浸泡四五天，洗刮得非常干净后熬煮，不断搅动，并时时添水；熬煮至非常烂的时候，滤汁再熬成胶，倒入盆中待冷凝。靠近盆底的名垈胶。熬胶水以咸、苦的为好。古方多用牛皮，后来才以驴皮为好。假胶都掺有马皮、旧革等，其气浊臭，不能入药用。当以色黄、透明如琥珀色，或者黑而光亮如漆的为真品。

[性味] 味甘，性平，无毒。

[主治] 主心腹痛、内出血、腰痛、四肢酸痛、女子下血，能安胎。（出自《神农本草经》）

疗男子小腹痛、虚劳羸瘦、脚酸而不能长时间站立，能养肝气。（出自《名医别录》）

坚筋骨，益气止痢。（甄权）

疗吐血、衄血、血淋、尿血、肠风下痢、妇人血痛、血枯、月经不调、不孕、崩中带下、胎前产后诸病。还能治男女一切风病、骨节疼痛、水气浮肿、虚劳咳嗽喘急、肺痿唾脓血及痈疽肿毒。还能和血滋阴、除风润燥、利小便、调大肠。（李时珍）

【发明】李时珍说，阿胶主要是补血与液，所以能清肺益阴而治诸证。

【实用妙方】

吐血不止：阿胶（炒）二两、蒲黄六合、生地黄三升，加水五升，煮取三升，分三次服。